やさしい腰ヘルニア物語

見松健太郎 ●編著
足立　忍
島本麻希
吉田　徹

風媒社

口絵　MRI とは何か
　　A　MRI シリーズ（説明される画像の理解のために）

A1　MRI　正常の腰椎部 MRI（26 歳、男性）
A2　MRI　腰椎椎間板ヘルニアの初期（小小、腰椎捻挫、32 歳、男性）
A3　MRI　腰椎椎間板ヘルニア　小（39 歳、男性）
A4　MRI　腰椎椎間板ヘルニア　中（47 歳、男性）
A5　MRI　腰椎椎間板ヘルニア　大（31 歳、女性）
A6　MRI　腰椎椎間板ヘルニア　造影（68 歳、男性）
A7　MRI　腰椎椎間板ヘルニア　脱出縮小（54 歳、男性）
A8　MRI　腰椎椎間板ヘルニア　消失（81 歳、女性）
A9　MRI　腰椎椎間板ヘルニア　超外側ヘルニア（48 歳、男性）
A10　MRI　腰部脊柱管狭窄症（78 歳、男性）
A11　MRI　XP　CT　腰　成長期脊椎分離症（椎弓の疲労骨折、9 歳、男性）
A12　MRI　腰背部筋肉の脂肪変性　高齢で運動をしない人（70 歳、女性）
A13　MRI　腰背部筋肉の高度発達　筋肉モリモリ ゴルフを行う人
　　　　　　　　　　　　　　　　　　　　　　　　（66 歳、男性）
A14　MRI　腰背部筋肉の高度発達　筋肉モリモリ　スポーツマン
　　　　　　　　　　　　　　　　　　　　　　　　（35 歳、男性）
A15　MRI　腸腰筋の高度萎縮　歩けなくなった人（74 歳、女性）
A16　MRI　腰椎椎間板ヘルニア　縮小、消失例（52 歳、男性）

MRIとは何か

レントゲン（X線）像は、レントゲン線を人に照射して人の影をみますが、MRI（磁気共鳴画像）はH^+（プロトン）の濃度をみます。従ってH_2O（水）の多い所はT_2強調画像（T_2W）で高信号（白）に撮像されます。椎間板（d）が白いということは水々（瑞々）しいということで正常の椎間板です。変性（老化）すると水分が減って白さが減少し、やがては信号がなくなり、黒くなります。

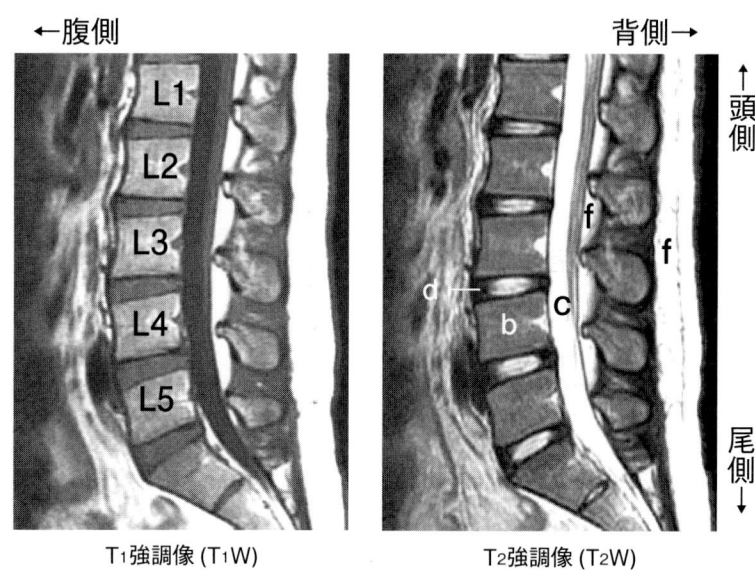

図A1　26歳　男性　正常の腰椎部MRI
体を横からみた像（矢状断像）

bは脊骨の椎体です。cは脊柱管（T_2Wの白は脊髄液、黒い縦の線は馬尾の神経、T_1Wでは脊髄液は黒く描出される）です。dは椎間板です。fは脂肪です。

i

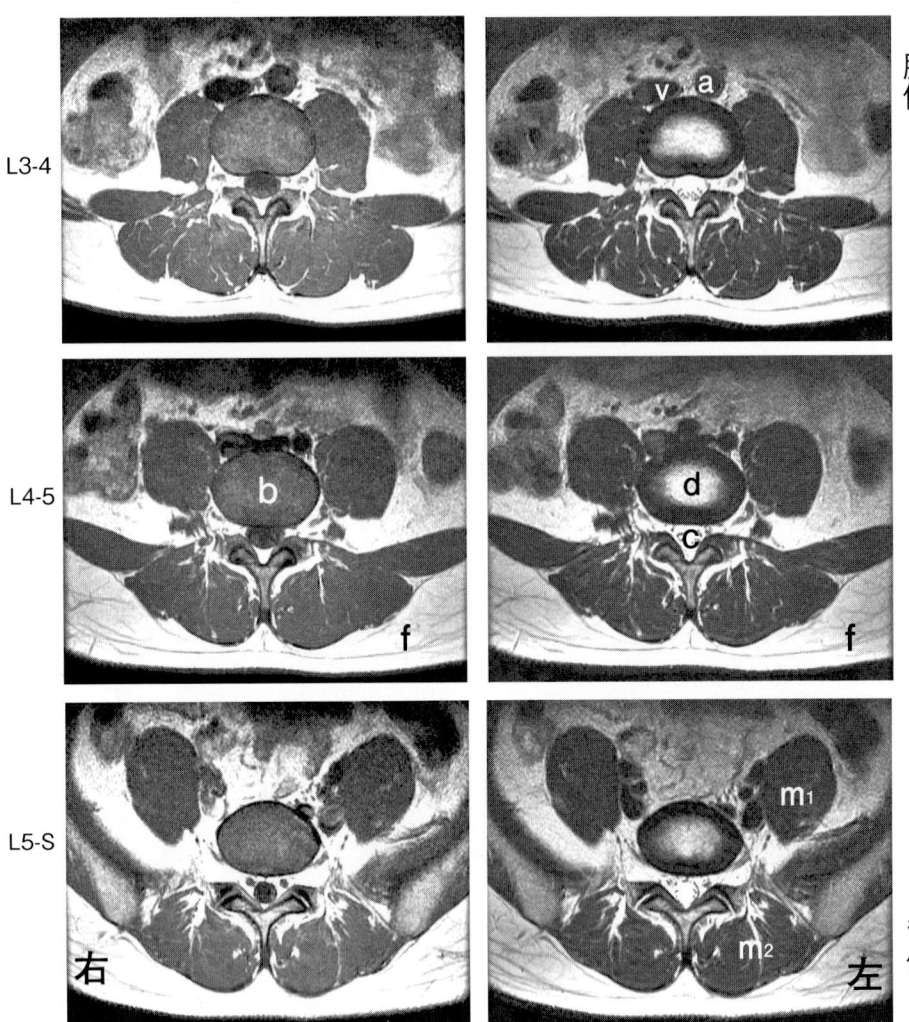

図 A1-2　26歳　男性　正常の腰椎部 MRI　体の横断像（水平断像）

じっと座っていられないという訴えで来院。悪い所は見つからず。レントゲンもMRIも正常で、体が運動を要求していると結論づけ運動を勧めました。MRIでは椎間板の老化（変性）もなく、従ってヘルニアもなく、全く正常でした。この画像は横断像で、上を向いてねている像です。上から第3-4腰椎椎間板のレベル（L3-4）、第4-5腰椎椎間板のレベル（L4-5）、第5腰椎-仙骨間レベル（L5-S）です。m₁は腰筋です。立ったりしゃがんだりする時に使います。m₂は脊柱起立筋です。背骨をまっすぐにのばします。aは腹部大動脈です。vは腰部（下）大静脈です。fは背中の脂肪です

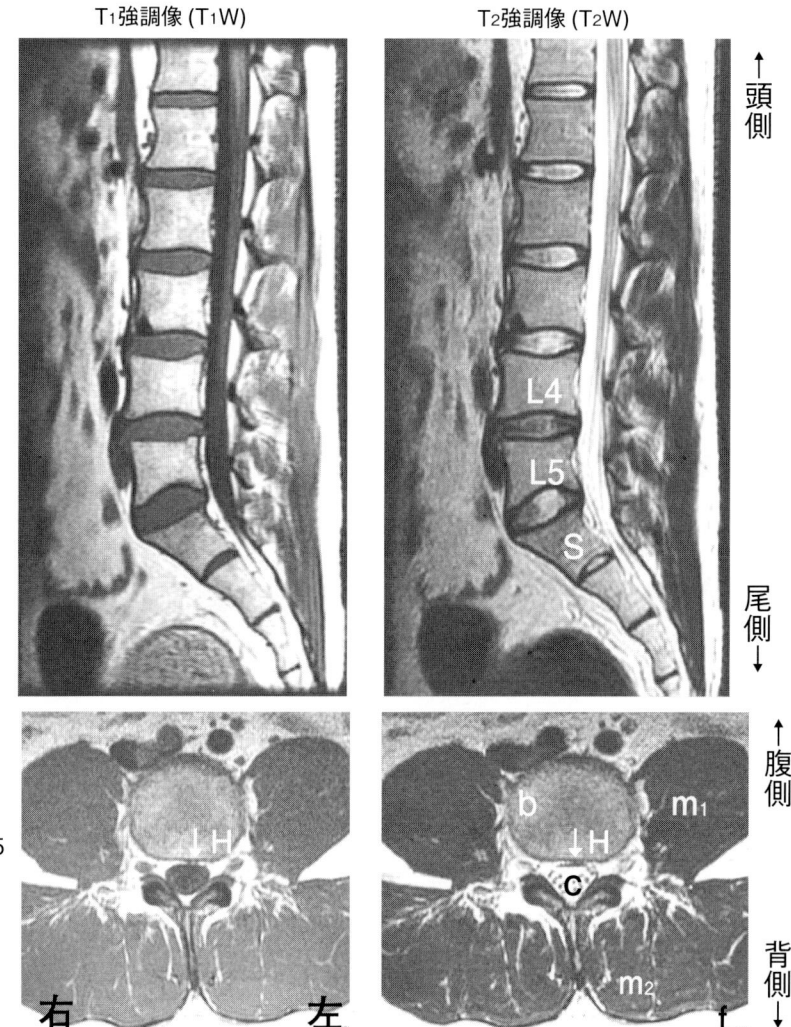

図A2 32歳 男性 腰椎椎間板ヘルニアの初期（小小）（線維輪の断裂）

ギックリ腰にて受診しました。左側に腰痛があります。精密検査希望でMRIをとりました。L4-5の椎間板の軽度の変性（T₂Wで正常椎間板の白さ、水分量の減少がみられる）が少しあります。下の横断像では正中よりも左側に軽度の信号の変化（↓H）がみられます。線維輪の小さな断裂があったものと判断しました。そのために椎間板内の水分がもれ出て信号の変化をきたしたのでしょう。ヘルニアの初期で小小と表現しました。簡単にいうと腰の捻挫ということでしょう。長くても2-3週間で安静にしておれば痛みがとれます。この人は初診より2週間後にMRIを撮像しました。この時には腰痛はほとんどありませんでした。

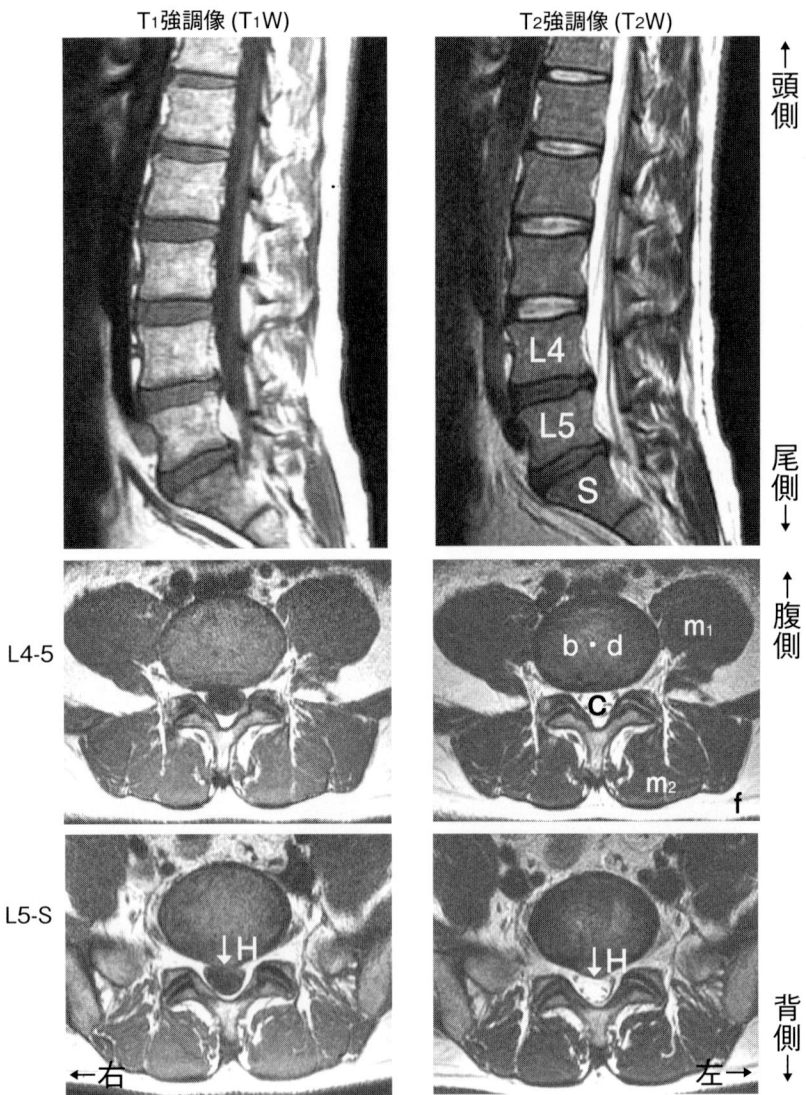

図A3 39歳 男性 腰椎椎間板ヘルニア 小

訴えは腰痛、両下肢の背部痛でした。MRIではL4-5とL5-Sの椎間板の老化（変性）でした。L5-S少し左寄りに椎間板の線維輪が破れて小さいヘルニアが出ていました（矢印H）。これは訴えと合うと考えました。L4-5の椎間板は古いヘルニアのあとと判断しました。入院してL5-Sに椎間板内注射（ディスコ＝5章6, 85頁）をして症状は軽快し、退院しました。L4よりも頭側の椎間板は正常です。bは脊骨の椎体です。cは脊柱管です。fは脂肪です。m₁は腰筋です。m₂は脊柱起立筋です。Hはヘルニアです。

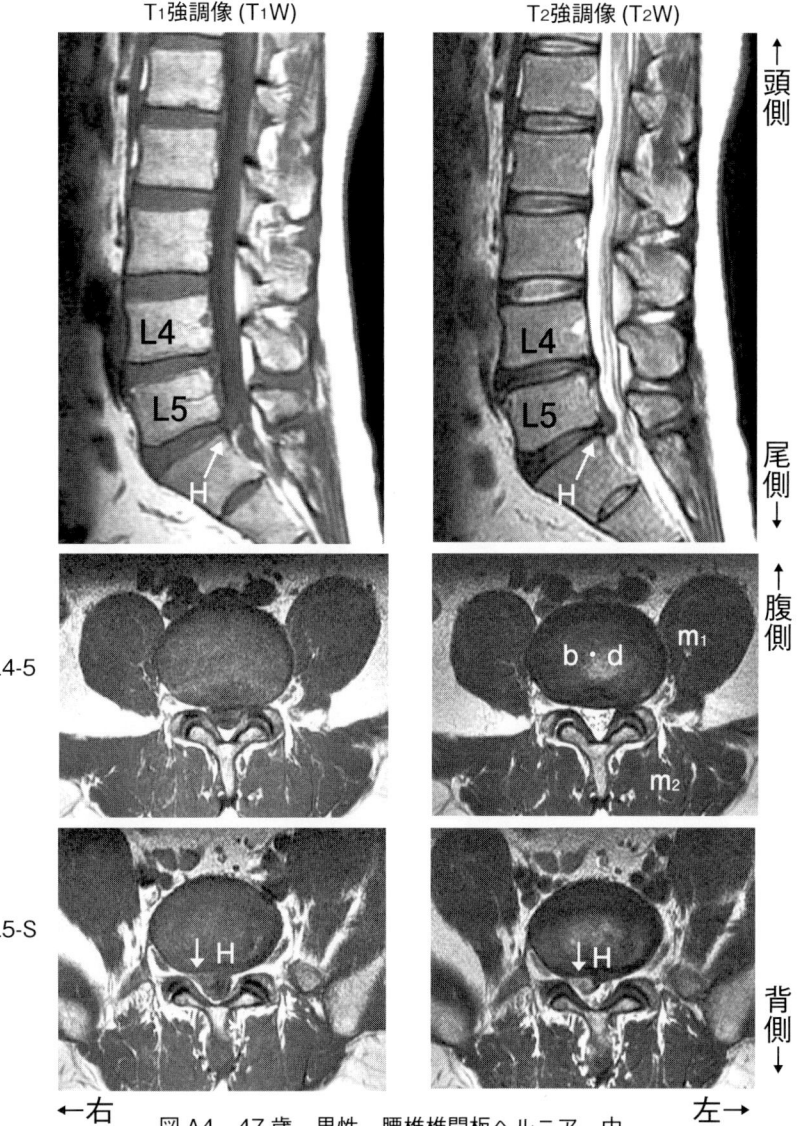

図A4　47歳　男性　腰椎椎間板ヘルニア　中

腰痛と右下肢背側の痛みの訴えでした。MRIではL4-5の椎間板の変性とたれ下がり型の軽度左寄りの小さいヘルニアがありました。L5-Sには中等度で右側に突出した円型のヘルニアがあります（矢印H）。今回の訴えは神経の配線図から考えて、ここL5-Sからの痛みと考えました。痛みはVASチャート（図1-13-1, 42頁）で6〜7/10くらいで硬膜外注射（5章9：87頁、7章8：120頁）では十分な効果がありませんでした。入院し、このヘルニアを後方より刺して注射をしましたら痛みは少し痛い（VASで2/10）くらいに改善しました。L4より頭側の椎間板は正常です。bは脊骨の椎体です。dは椎間板です。fは脂肪です。m₁は腰筋です。m₂は脊柱起立筋です。Hはヘルニアです。

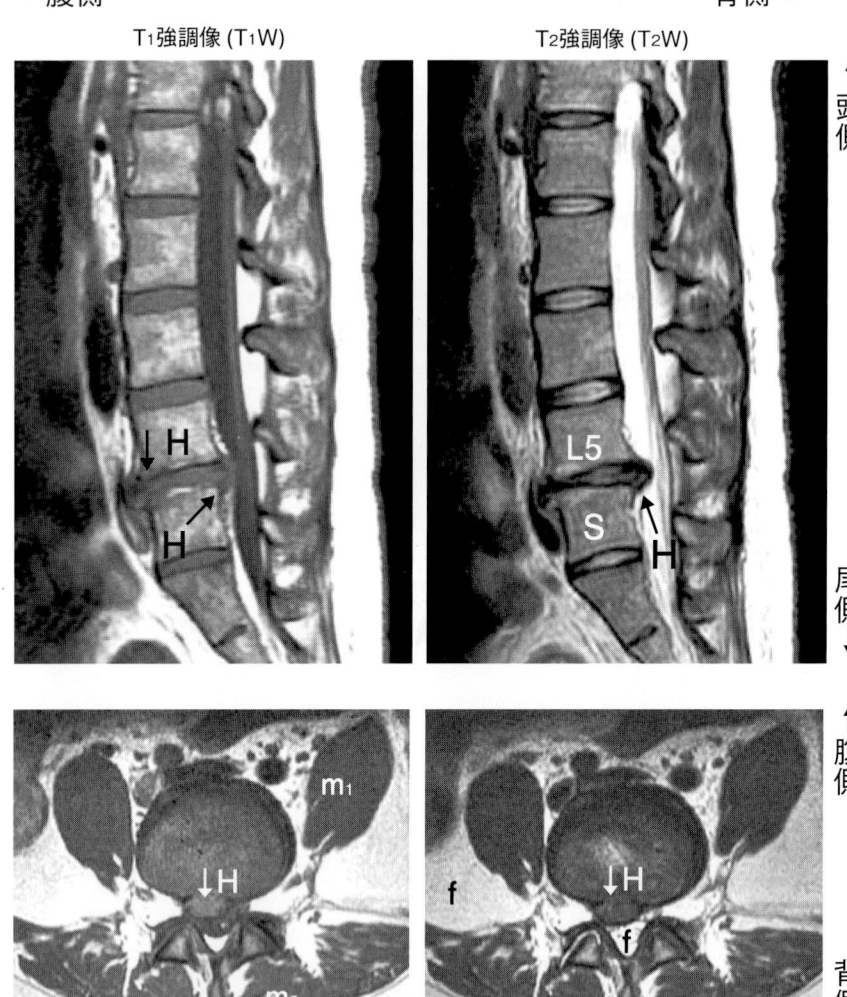

図A5　31歳　女性　腰椎椎間板ヘルニア　大

腰痛と右下肢痛の訴えにて来院しました。他医にて保存療法（7章：115頁から）をしていましたが十分に症状がとれず、手術を勧められ当院に紹介されました。MRIではL5-Sの巨大なヘルニアがあり右寄りです。この巨大なヘルニアは保存療法では治療困難と判断しました。手術はL5椎弓切除、ヘルニア摘出、椎弓形成術（9章5：150頁）を行いました。手術後の経過は順調でした。L5より頭側の椎間板は正常です。fは脂肪です。m1は腰筋です。m2は脊柱起立筋です。Hはヘルニアです。

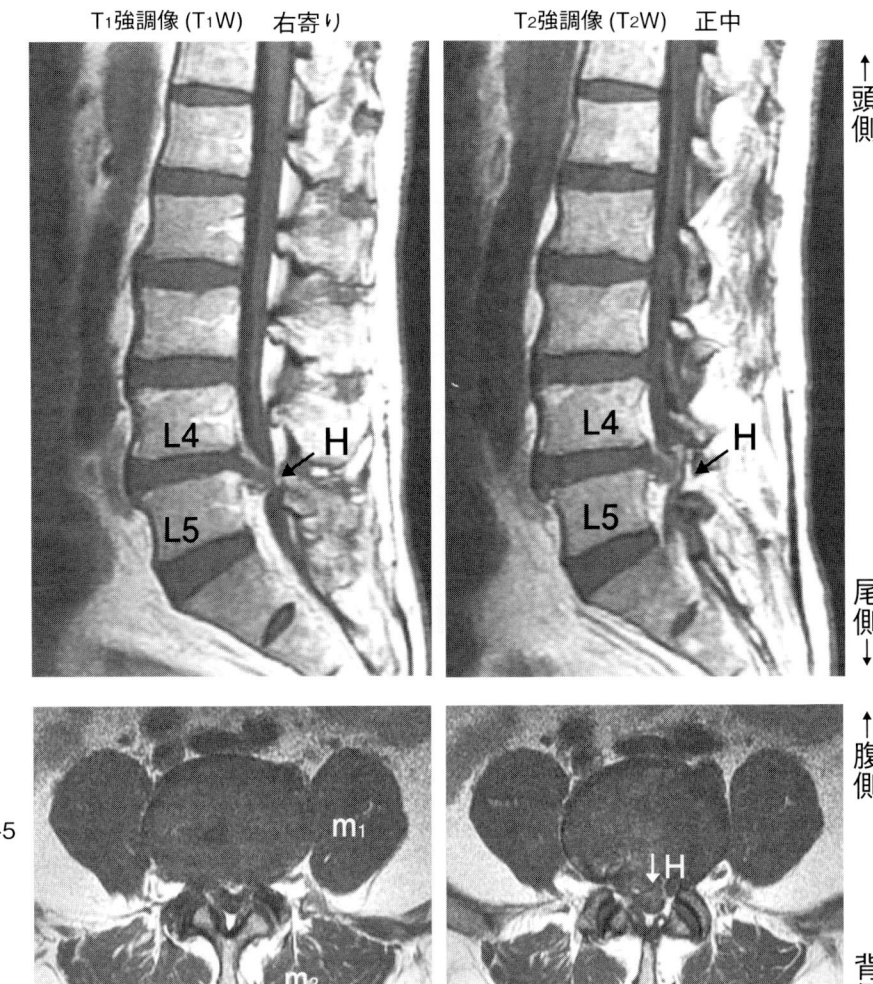

図A6　68歳　男性　腰椎椎間板ヘルニア　造影

腰痛、左下肢の後部（背部）痛にて来院しました。足のつっぱりも出現しました。MRIではL4-5にヘルニアがあり、右寄りで中等度の大きさです。造影をしますとヘルニアの周辺に造影用のヨード剤（Ga-DTPA）が輪状に集積しました（矢印H）。この集積がありますとヘルニアが食細胞により食べられて消失する可能性があります。fは脂肪です。Hはヘルニアです。

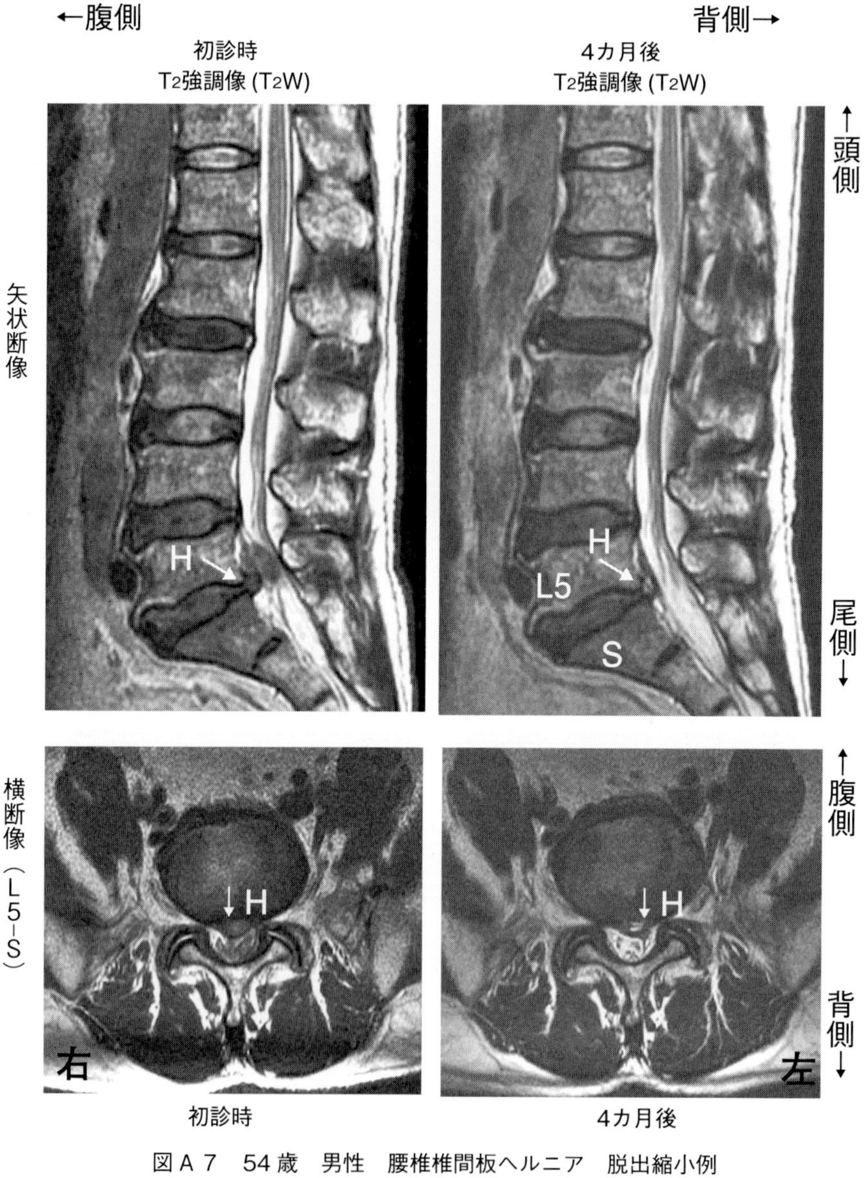

←腹側　　　　　　　　　　　背側→

初診時　　　　　　　　　　4カ月後
T2強調像 (T2W)　　　　　　T2強調像 (T2W)

↑頭側

矢状断像

↓尾側

横断像（L5-S）

↑腹側

↓背側

右　　　　　　　　　　　　左

初診時　　　　　　　　　　4カ月後

図A7　54歳　男性　腰椎椎間板ヘルニア　脱出縮小例

腰痛、左大腿外側のズキズキとする痛みで来院しました。15〜20kgの重い物を持ったとのことでした。MRIではL5-S正中にヘルニアがありました（矢印H）。
4カ月後にはヘルニアは小さくなっていました。

viii

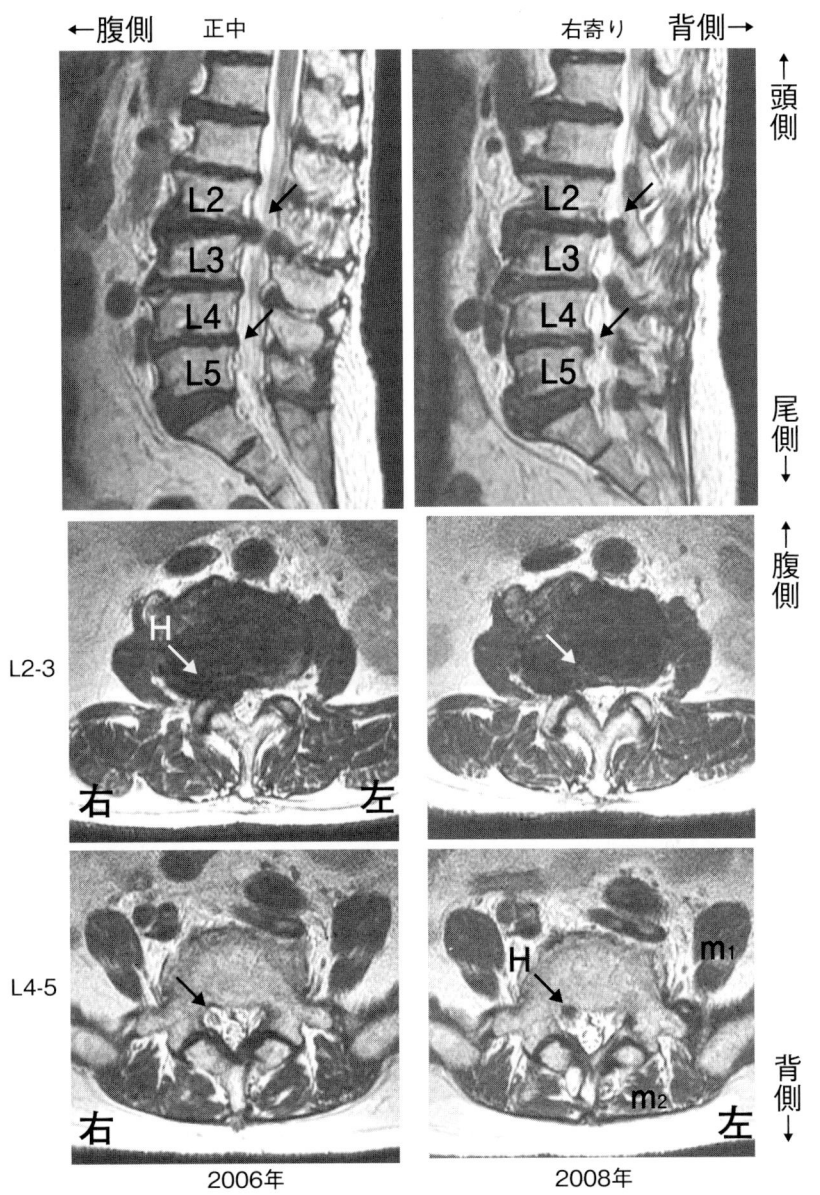

図A8 81歳 女性 腰椎椎間板ヘルニア消失

2年前には右大腿前面部痛がありました。2006年6月のMRIではL2-3の右の中等度のヘルニアでした。椎間板内注射（5章6：85頁）をして症状は消失していました。2008年1月に入って右足背部の疼痛、シビレが出現しました。腰MRIではL2-3のヘルニアは消失していました。新しくL4-5右に神経根を圧迫するヘルニアが発生していました。L4-5の下垂型の小さいヘルニアです。腸腰筋（m_1）は高度衰え（萎縮）、小さくなっています。脊柱起立筋（m_2）はまだ残っています。

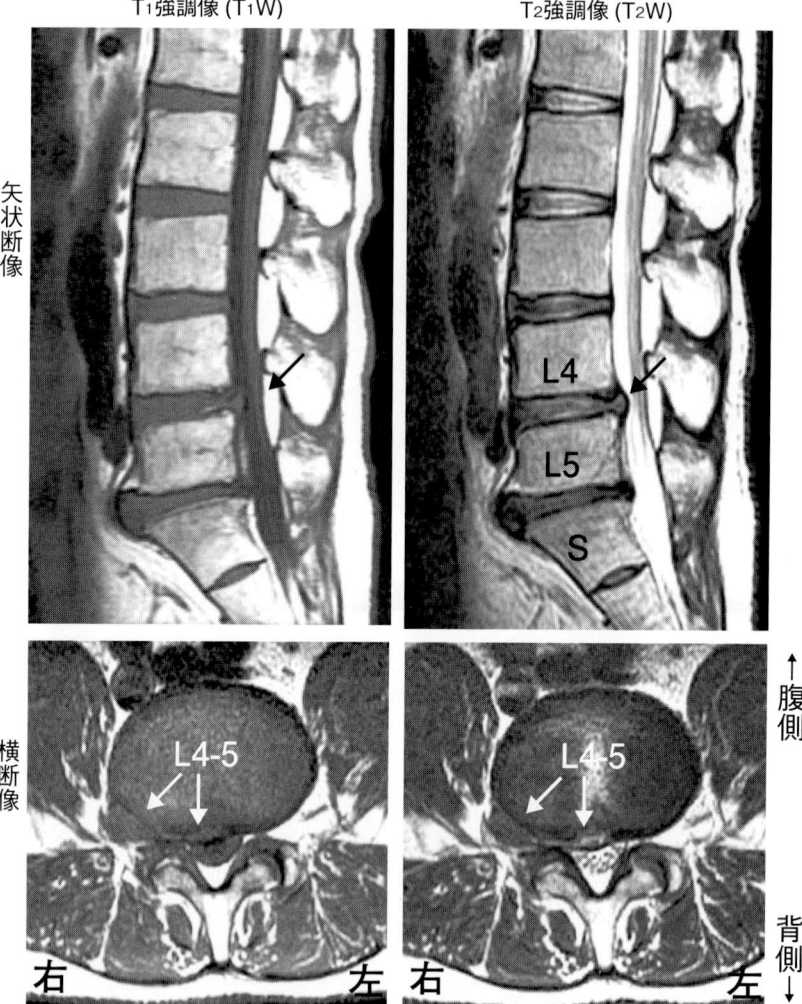

図 A9　48 歳　男性　腰椎外側ヘルニア

矢状断では L4-5 の正中のヘルニアがあります。L5-S にも正中のヘルニアがあります。この L5-S では腹側にも椎間板は大きく膨隆しています。横断像では L4-5 は正中、右寄りのヘルニアです。脊柱管の外側右側にもヘルニアが大きく膨隆しています。L4-5 のレベルだとこの外側ヘルニアでは L4 の神経根が圧迫されることになります。

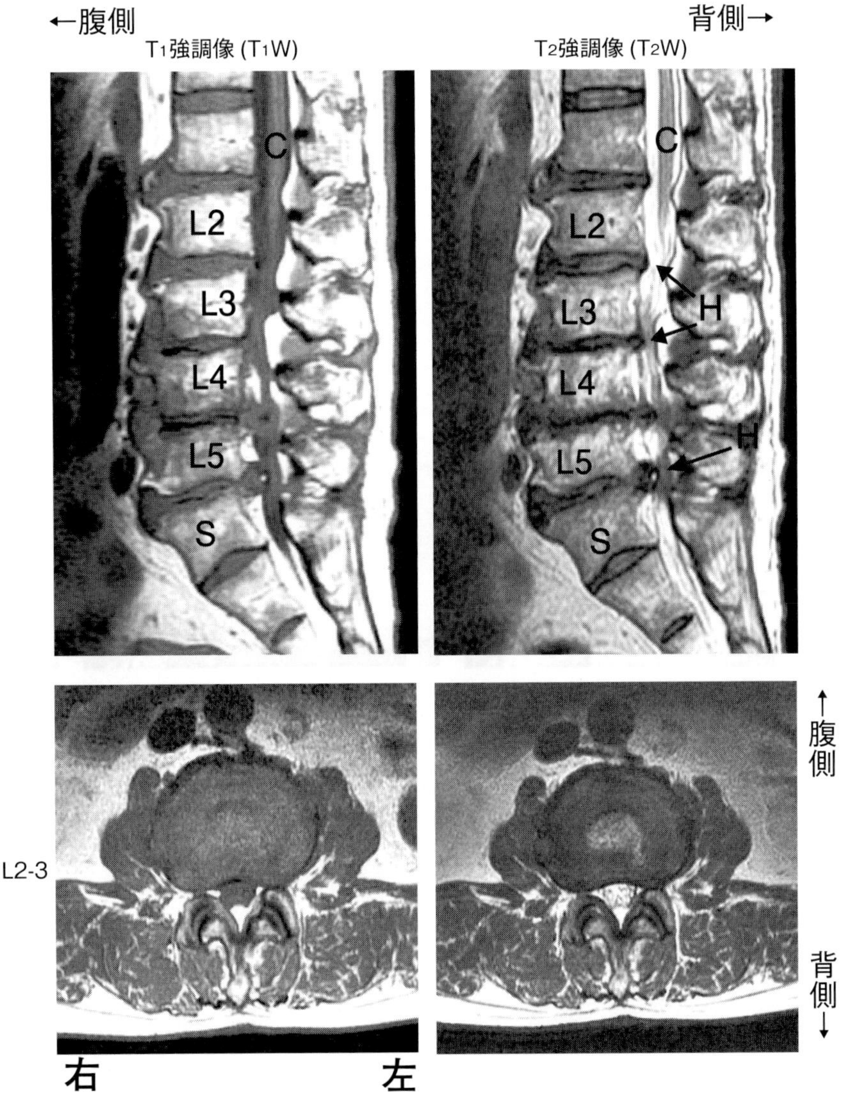
←腹側
背側→
T1強調像 (T1W)
T2強調像 (T2W)
C
L2
L3
L4
L5
S
C
L2
H
L3
H
L4
H
L5
S
L2-3
↑
腹側
背側
↓
右
左

図 A10-1　78 歳　男性　腰部脊柱管狭窄症

腰痛、両下肢痛があり、大腿部は前も後もシビレているとのことです。100 メートル歩くと痛みやシビレが強くなり歩けなくなるという訴えです。踵で歩くのは困難でした。MRI では L3 から S1 にかけて高度の脊柱管狭窄状態です。手術を勧めていますが運動療法で今のところ満足されています。C は脊柱管です。H は椎間板ヘルニアです。椎体の前方（腹側）には大きな骨棘があります。腰椎全体に後方だけではなく前方にも大きなヘルニアがあります。この症例の腰椎のレントゲンは図 2-5-1：54 頁にあります。

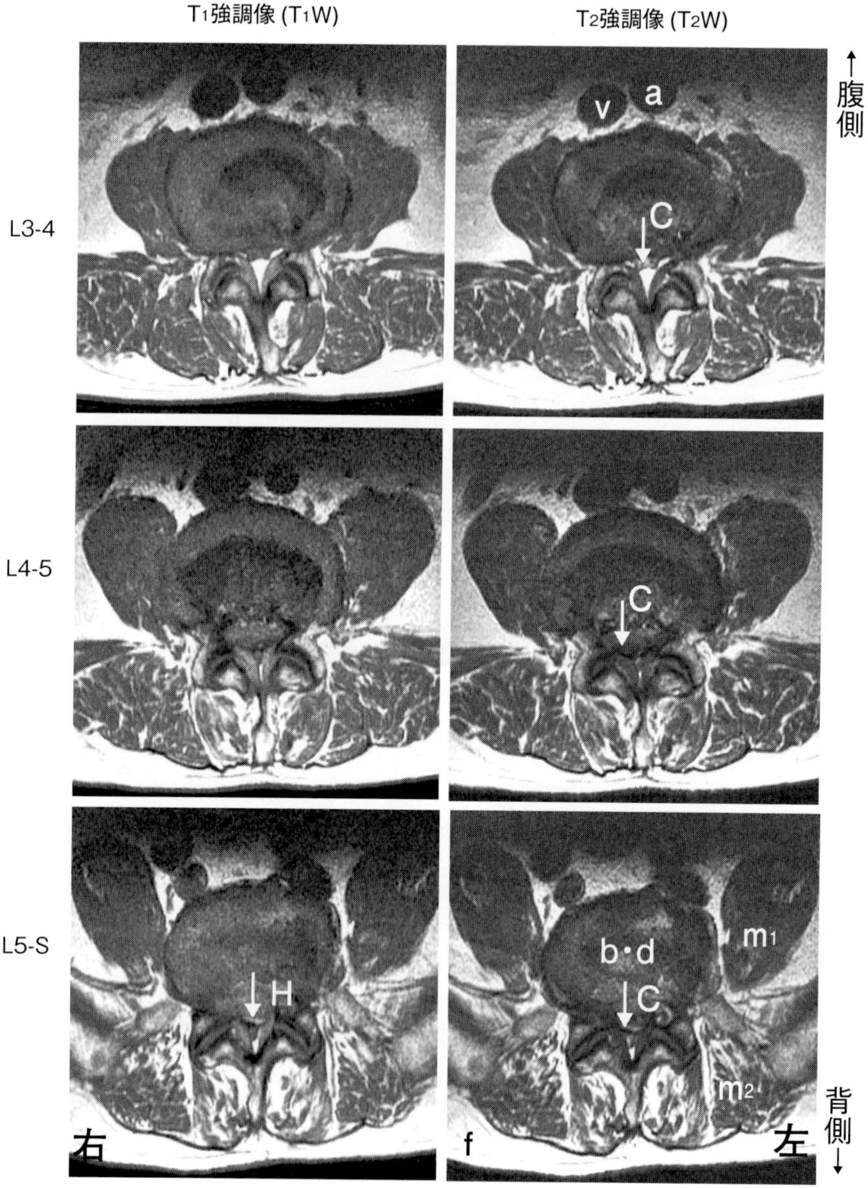

図A10-2　78歳　男性　腰部脊柱管狭窄症

A10-1の横断図です。aは腹部大動脈です。vは下大静脈です。bは椎体、cは脊柱管、dは椎間板、fは脂肪です。Hはヘルニア、m₁は腸腰筋、m₂は脊柱起立筋です。

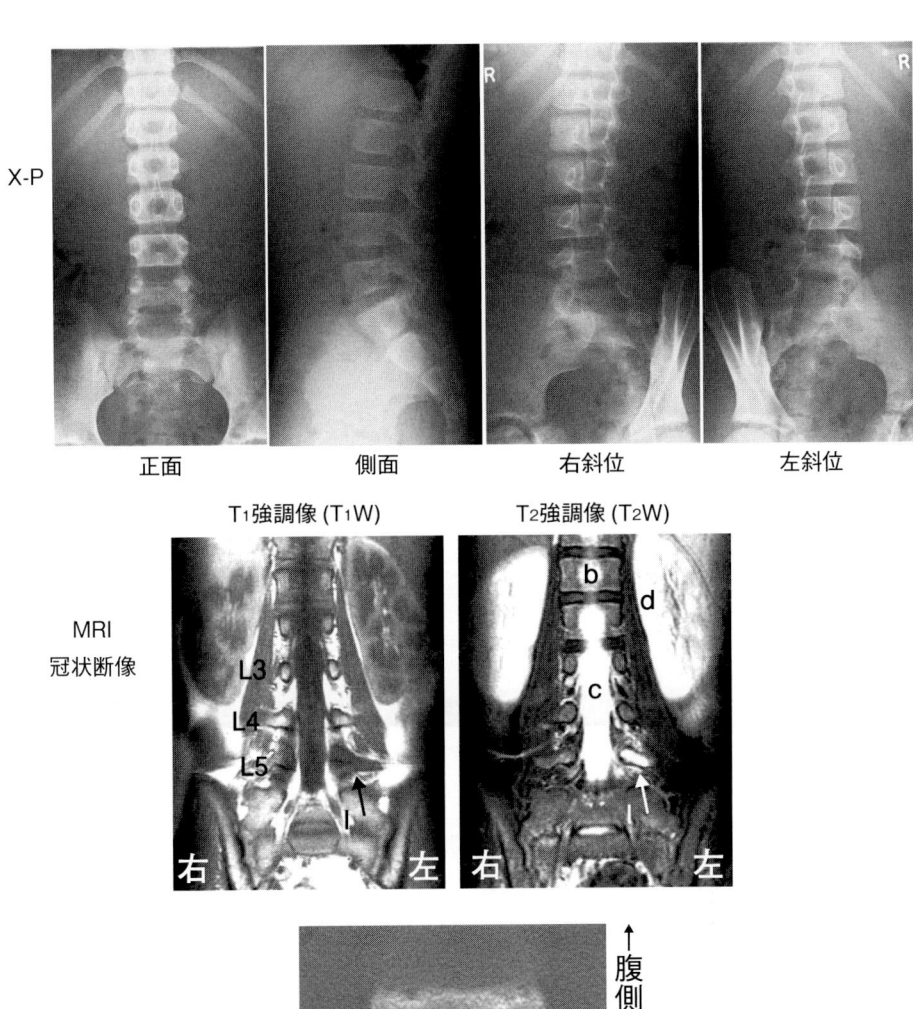

図A11 9歳 男子 成長期脊椎分離症（椎弓の疲労骨折）

腰痛を訴え来院。野球のクラブに入り毎日練習をしています。特に土日は1日中練習です。腰のレントゲンでは異常ありません。椎弓の疲労骨折を疑ってMRIを撮像しました。L5椎弓左側に信号の変化がありT_1強調像（T_1W）で低輝度（黒）、T_2強調像（T_2W）で高輝度（白）を示しました。この信号は椎弓の骨折の初期像です（矢印）。CTを撮影してみると左側に骨折線が現れました（矢印Ⅰ）。

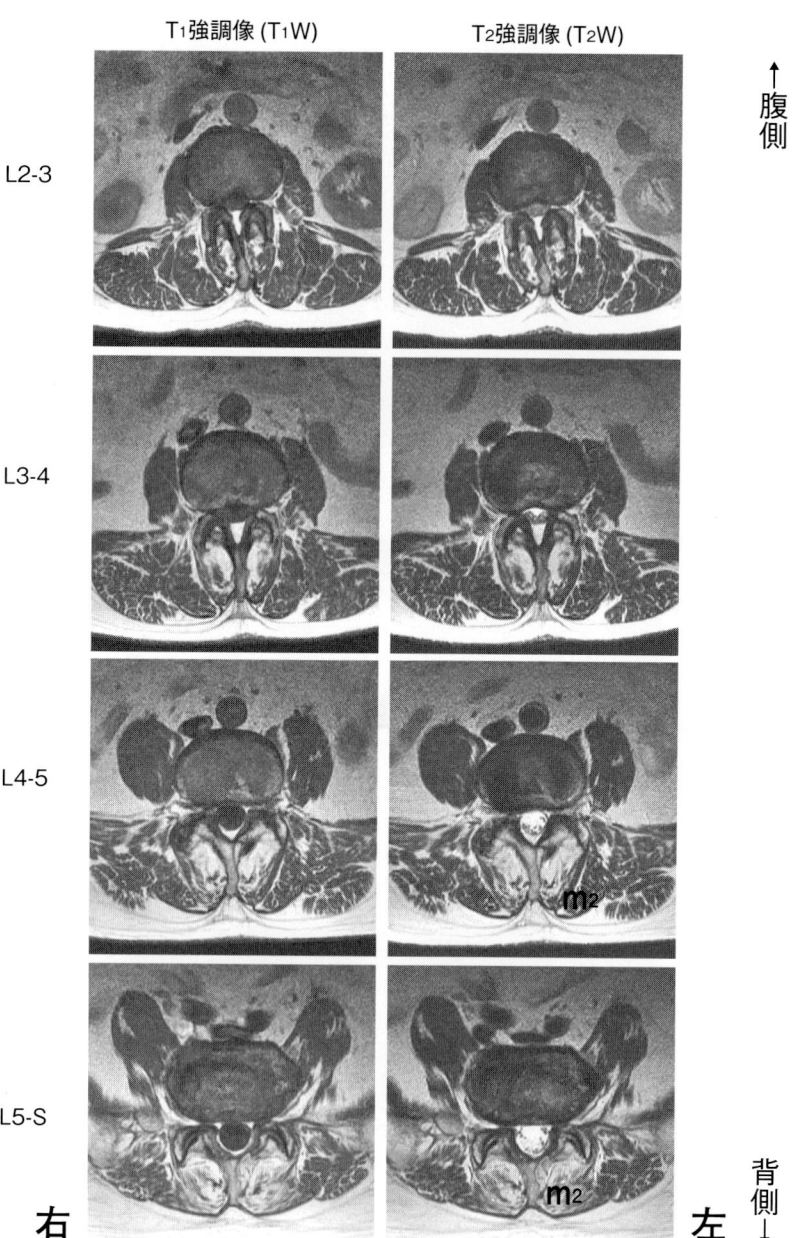

図 A12 腰部 MRI 腰背部筋肉の脂肪変性

70歳、女性。十分な歩行ができず行動が大変制限されています。運動は全くしていません。背部の筋肉（m2）はいわゆる霜降り様で筋肉内には脂肪がいっぱいくっついています。筋肉の実質量は半分くらいになっています。長い間立っていられない、座っていられない、などの訴えです。姿勢の保持力が低下しています。また腰痛の訴えがあります。図 A10-2 の症例も脊柱起立筋（m2）は高度の脂肪変性です。

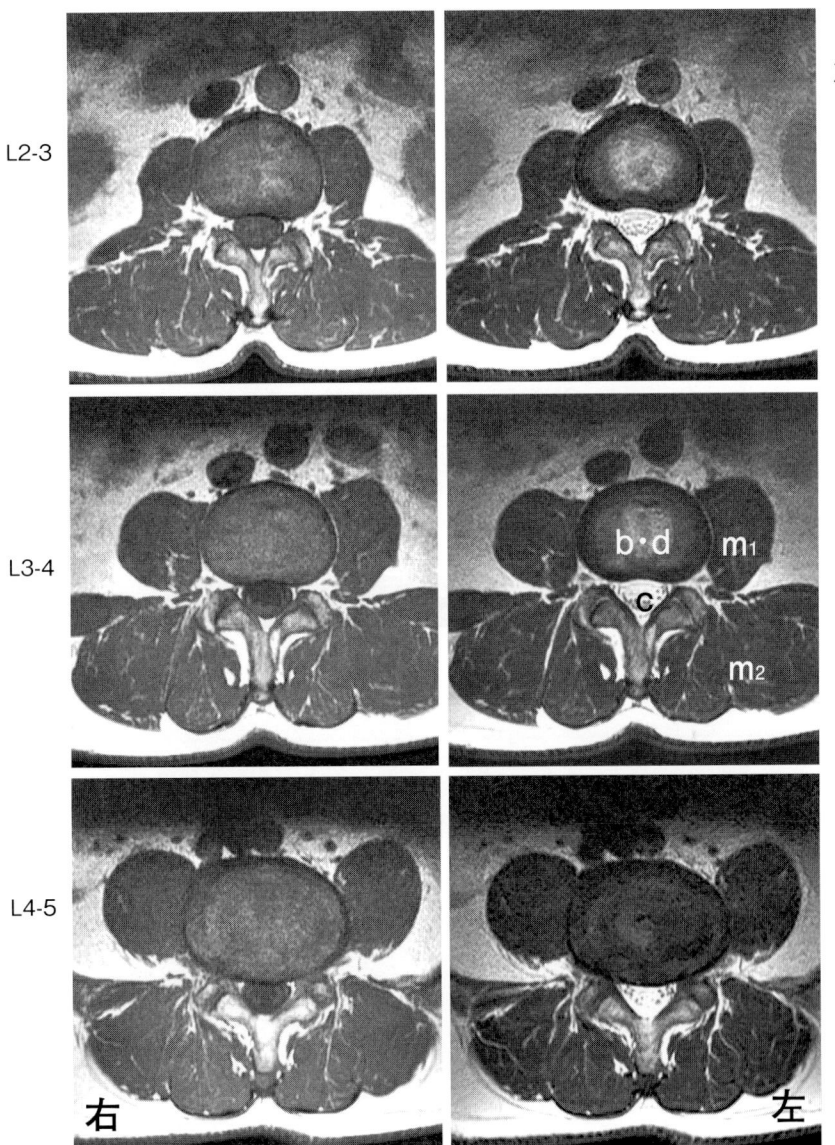

図 A13　腰部 MRI　腰背部筋肉の高度発達

66歳、男性、毎日ゴルフ等のスポーツをしている人です。筋肉、すなわち、腸腰筋（m_1）も背部の脊柱起立筋（m_2）もまだモリモリでたくましい像です。脂肪変性もありません。A12の症例と比べ年齢差が少しありますが、スポーツの有無の違いも大きいと考えます。

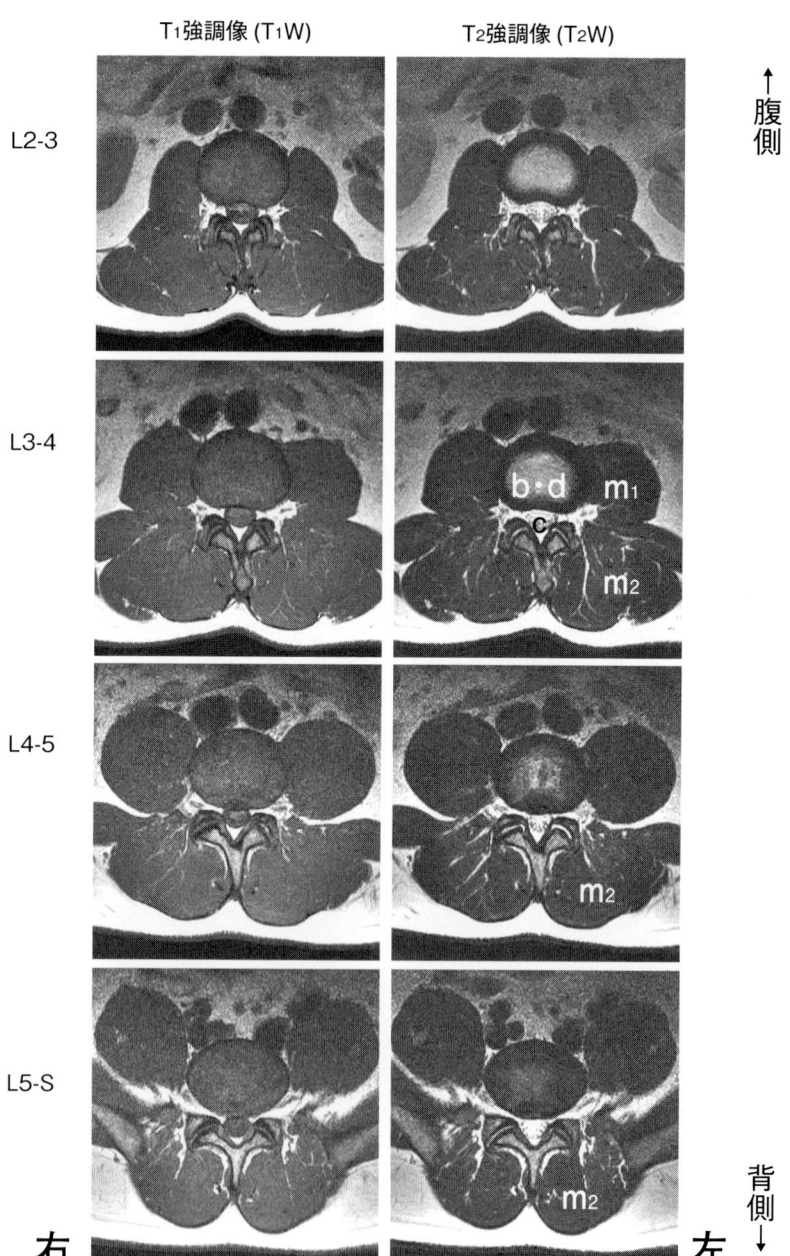

図 A14　腰部 MRI　腰背部筋肉の高度発達

35歳、男性、毎日スポーツをしています。腸腰筋（m_1）、腰の背部筋（m_2）はよく発達し、背骨（椎体）の2倍ほどにもなります。もちろん筋肉（m_1、m_2）の脂肪変性は全く見られません。b、d は椎体及び椎間板、c は脊柱管です。

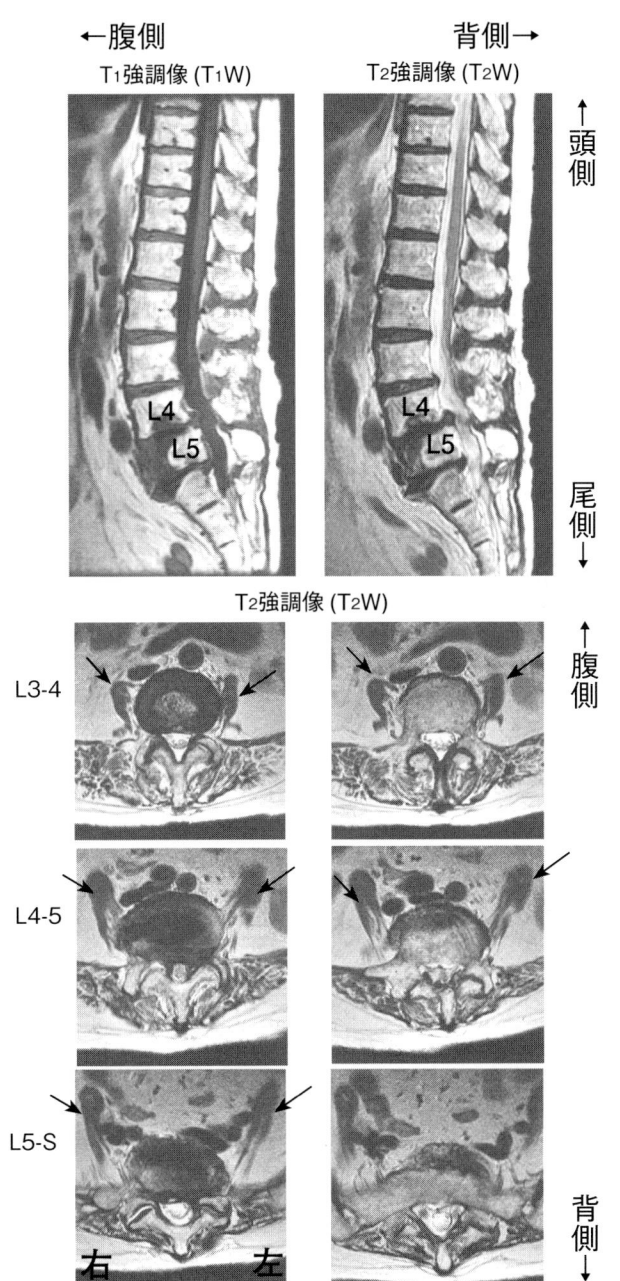

図 A15 74歳 女性 腸腰筋の高度萎縮例 腰の筋肉の脂肪変性

右の股関節痛が数年前よりありました。腰も10年来痛く、第4腰椎のすべり症です。MRIではしゃがんだり立ったりする腸腰筋はほとんどない状態です（←印）。歩けないから病院に来たということでした。この MRI をみて、高齢だし今までも歩く意欲に乏しいということで今後も歩行困難と判断しました。これほどまでに筋肉がなくなるとよほど本人の意欲が変わらないと歩けません。

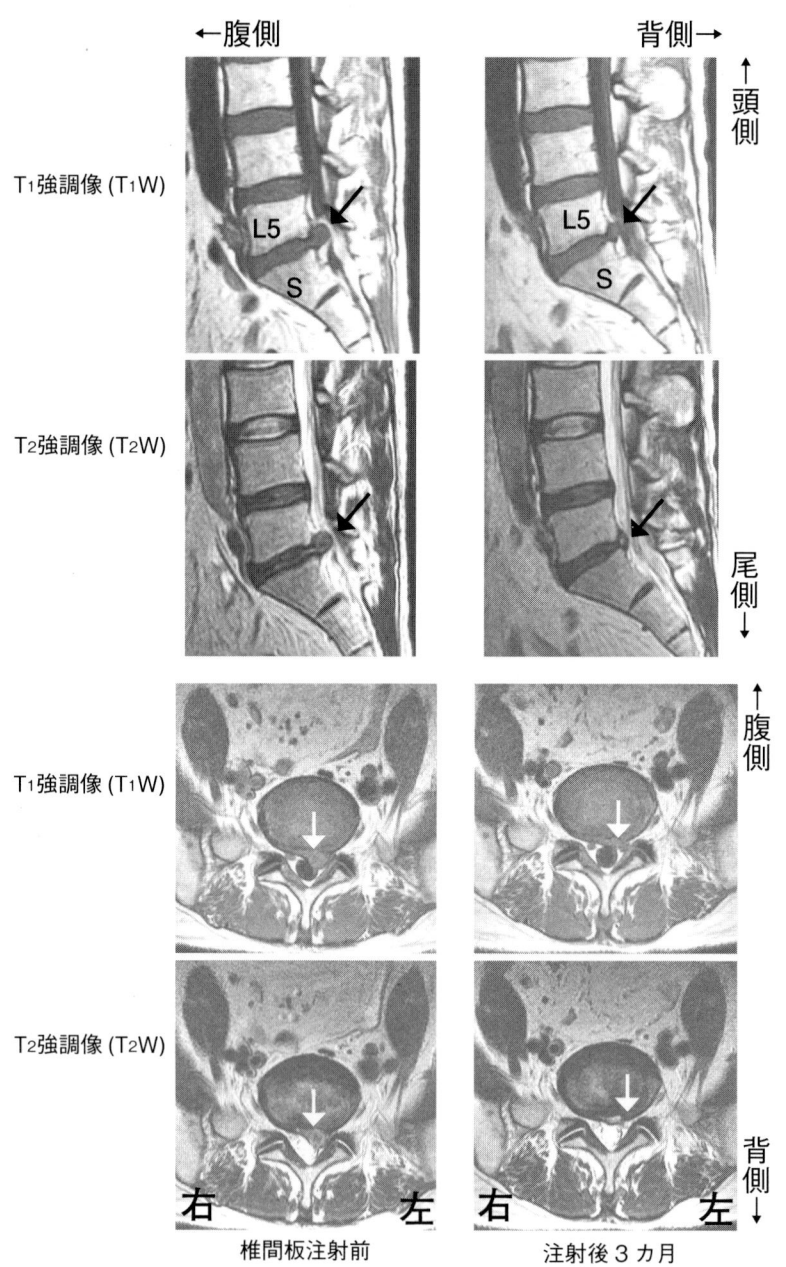

図A16　52歳　男性　腰椎椎間板ヘルニア縮小、消失例

腰痛、左下肢痛にてVAS 7〜8/10で入院となりました。MRIではL5-S左に大きなヘルニアがありました（矢印）。椎間板造影注射をしたところ3カ月後には縮小し、消失といえるほど小さくなりました（矢印）。すっかり症状もとれ、働けるようになりました。

はじめに　〜この本の目的〜

　10年以上も大学で脊椎・脊髄の診断や手術、研究をしてきました。必要に迫られて、大学では難しい手術、すなわち脊髄神経を縦に割って入り、手足の麻痺のおこりそうな危険な手術をしてきました。危険な手術ができることで、医者としては大変満足をしていました。しかし一般の病院では、腰痛、特に腰の椎間板が突出したり脱出することによって生じる腰のヘルニアが大変多いことに、今さらながら改めて気づきました。皆さんの悩んでおられる腰のヘルニアについて、医者の読む本には、今までたくさん書いてきました。しかし、皆さんがこれらの本を読んで理解するのは大変なことでしょう。私達の研究成果を主体に腰のヘルニアのすべてについてわかりやすいことばで皆さんに説明できたら良いと思ってこの本を作りました。
　腰椎椎間板ヘルニアに関して、今までにわかったことや行われてきたこと、今行われていること、これから行われようとしていることなど、とにかく腰椎椎間板ヘルニアのすべてを、義務教育を受けた人なら誰にでもわかるようにお話ふうに書くことに努力しました。
　学問の研究の進歩には、その分野の仲間にだけわかることばで発表したり、討論をしたり、論文を書いたりしていますが、それも一つの方向でしょう。しかし、皆さんのための学問でもあるはずです。身体障害者が一般の人と同じような生活ができるようにという配慮で、最近ではバリアーフリー（障害物のない）の環境が叫ばれています。学問の世界も同じでなければならないことでしょう。バリアーフリーの学問の必要性です。学問

の成果を一般の人々にもわかりやすいようにする努力が研究者にも必要であるということです。

　3時間待って3分の診察では、聞きたいことも聞けないでしょうし、医者も説明したくてもできない環境に日本の医療はなってしまいました。少なくとも腰椎椎間板ヘルニアに関しては、ここにやさしくお話しをしますので、わからなければ何度も読みなおしてみて下さい。そしてよく理解をしていただけたらと思います。世の中の腰の痛い人の相談や治療のお手伝いができれば良いと思います。ただし、第14章は少し難解に思われる方があるかも知れません。この章は飛ばして読んでいただいてもさしつかえありません。腰の痛みを上手に抑えて毎日ご活躍でき、幸せな人生をおくることができる人がたくさん増えることを願っております。

　　　　　　　　　　2009年　さくらんぼの実の熟す頃
　　　　　　　　　　　　　　　　　　　　著　者

やさしい腰ヘルニア物語　目次

口絵　MRIとは何か　i–xviii

はじめに　19

第1章　腰の痛みについて ── 29

1　腰とはどこですか　(29)
2　なぜ痛いのですか、痛みのメカニズムは？　(29)
3　腰痛の原因はどこですか　(30)
4　腰痛の発生する部位は　(31)
5　足のつけね（鼡徑部）の痛みはどこからくるのでしょうか　(33)
6　腰痛の予防は　(33)
7　腰痛体操をしたら治りますか？　(36)
8　痛い時はどうしますか　(36)
9　痛みをとるには　(37)
10　家でできること　(38)
11　病院ですること　(38)
12　小中学生の腰痛　(40)
13　痛みの表現、程度の伝え方　(42)
14　運動をしないと腰はどうなりますか　(44)
15　腰の筋肉を鍛える方法、腰痛体操の仕方　(45)
16　夜間腰が痛くて目が覚めるのはどうしてですか。朝方も腰が痛いんですが？　(48)

第2章　腰椎椎間板ヘルニアについて ── 49

1　ヘルニアとは何ですか、何のことですか　(49)
2　ヘルニアは火山？　(50)
3　ヘルニアの出る場所は　(52)
4　ヘルニアの症状は　(52)
5　レントゲンでわかることは　(55)
6　ヘルニアのわかる写真は　(55)
7　びっこをひくわけは　(55)
8　足が痛いのはどこが悪いのですか　(56)
9　お尻が痛いのはどこが悪いのですか　(56)

10　腰が立たなくなる理由は　(57)
　11　足がシビレるのは　(58)
　12　椎間板ヘルニアの出る（膨隆する）位置と方向と症状　(58)
　13　椎間板ヘルニアが治ったかどうかの評価は
　　　　　　何で（どんな方法で）しますか？　(63)
　14　腰痛治療成績判定基準とは何ですか　(64)
　15　椎間板ヘルニアに対する注射療法　(66)
　16　ヘルニアの再発症状　(67)
　17　ヘルニアの再発はなおせますか　(67)
　18　ヘルニアの再発の病態、治療、手術　(68)
　19　ヘルニアは遺伝しますか　(69)
　20　急に出た正中の巨大ヘルニアはどうしますか　(70)
　21　腰椎椎間板ヘルニアの予防
　　　　　〜どうしたら腰痛は防げますか　(70)

第3章　シビレについて ──────────── 72
　1　シビレとは何ですか　(72)
　2　シビレはどうしておこりますか　(72)
　3　シビレの原因は　(73)
　4　シビレは治りますか　(73)
　5　シビレや痛みの走る方向は　(74)

第4章　診察法について ──────────── 75
　1　足をあげるのはなぜですか、何がわかりますか　(75)
　2　足をあげると痛いわけは　(75)
　3　つま先立ち、かかと立ち　(76)
　4　足の親指（母趾）の力を測る方法　(77)
　5　足の親指の力を測るわけは　(78)
　6　おしっこが出にくくなるのは　(78)
　7　足を叩くと、とび上がるのは　(79)

第5章　ヘルニアの画像の読み方など ──────── 81
　1　単純のX線像　(81)
　2　コンピューターによる横断像（CT）　(82)

3　磁気共鳴画像（MRI）　(82)
　　4　脊髄造影像（ミエログラフィー）　(83)
　　5　ミエログラフィー後のCT（CTM）　(83)
　　6　椎間板造影像（ディスコグラフィー）　(85)
　　7　椎間板造影後のCT（CTD）　(85)
　　8　神経根造影像（ラディキュログラフィー radiculography）　(85)
　　9　硬膜外造影像（ペリドログラフィー）　(87)
　10　ヘルニア直接注射後の像（ヘル注像）　(88)
　11　骨のかけらとヘルニア（辺縁偶角分離症に伴うヘルニア）　(90)
　12　腰椎分離症とヘルニア　(90)
　13　椎間板終板のくぼみ（シュモール結節）とヘルニア　(90)
　14　メタボリックな体（肥満）とヘルニア　(92)
　15　スポーツ選手と腰椎椎間板ヘルニア　(93)

第6章　腰痛をひきおこす原因の病気は ──────── 94

　　1　ギックリ腰（急性腰痛症）　(94)
　　2　腰椎椎間板ヘルニア　(95)
　　3　背骨（脊椎）の骨折、圧迫骨折、破裂骨折、横突起骨折　(95)
　　4　腰椎すべり症　(97)
　　5　腰椎分離症　(98)
　　6　腰椎分離すべり症　(98)
　　7　腰部脊柱管狭窄症　(99)
　　8　筋、筋膜性の腰痛　(99)
　　9　背骨（脊椎）の腫瘍　(100)
　10　脊髄（神経）の腫瘍　(100)
　11　変形性脊椎症　(102)
　12　骨粗鬆症　(102)
　13　脊椎の炎症　(103)
　14　脊椎カリエス　(104)
　15　胸椎黄色靭帯骨化症　(105)
　16　脊柱側弯症　(106)
　17　内臓からの腰痛症　(108)
　18　腰椎椎間関節症（腰椎ストレイン）　(108)

19　梨状筋症候群（坐骨神経絞扼症）　(111)
　　20　仙腸関節炎（症）　(111)
　　21　腰痛外来の実態　(112)

第7章　手術以外の治療方法について ——————————— 115
　　1　なぜ骨盤をけん引しますか、けん引するとどうなりますか　(115)
　　2　けん引で効かないときは　(116)
　　3　なぜ温めますか　(117)
　　4　どういう時に温めますか　(118)
　　5　なぜ冷やしますか、どういう時に冷やしますか　(118)
　　6　温めるのか冷やすのかどちらが良いですか　(118)
　　7　痛い時腰がのびないわけは　(120)
　　8　硬膜外造影、硬膜外ブロック　(120)
　　9　椎間板造影、椎間板内注射療法　(121)
　　10　神経根造影、神経根（ルート）ブロック　(123)
　　11　ヘルニア押し出し法とは　(124)
　　12　ヘルニア押し出し法は安全ですか　(124)
　　13　ヘルニア注射とは何ですか　(125)
　　14　ヘルニア注射は安全ですか　(127)
　　15　脊髄造影、ミエログラフィーの歴史　(127)
　　16　ステロイドの注入　(128)
　　17　ステロイド注入後の副作用は？　(129)
　　18　キモパパインて何ですか？　(129)
　　19　コンドロイチナーゼABC　(130)
　　20　わけのわからない腰痛には
　　　　　　第2腰椎（L2）の神経根ブロックが効くことも　(130)

第8章　手術について ————————————————— 131
　　1　どんなときに手術になりますか　(131)
　　2　どんな手術をしますか　(132)
　　3　手術は大変ですか、大丈夫ですか　(132)
　　4　手術では何日ねていますか　(133)
　　5　つきそいは必要ですか　(134)

6　いくらかかりますか　(134)
　　7　何日入院しますか　(134)
　　8　手術後はどうなりますか、退院日は？　(136)
　　9　コルセットはつけますか　(136)
　10　どんなコルセットをつけますか　(137)
　11　通院日は　(138)
　12　コルセットはいつまでつけますか　(138)
　13　寝ている時もつけますか　(139)
　14　風呂はいつから入れますか　(139)
　15　セックスはいつから可能ですか　(140)
　16　運動はいつからしてもよいのですか
　　　　―歩くのは、走るのは、水泳は、スポーツは―　(140)
　17　いつになったら働けますか　(140)
　18　再発はしますか　(141)
　19　また手術をしなければならない時は？　(142)
　20　手術をすることによって受けるダメージは？　(142)
　21　家族が気をつけなければならないことは？　(143)

第9章　ヘルニアの手術方法について ———— 144

　　1　経皮的椎間板髄核摘出術　(144)
　　2　Love法（椎間板髄核摘出術）　(147)
　　3　部分的椎弓切除術（開窓術）　(148)
　　4　椎弓切除術　(149)
　　5　椎弓切除、神経除圧（ヘルニア切除）、椎弓形成術　(150)
　　6　後側方からの脊椎固定術（PLIF）、
　　　　インスツルメントを用いた手術　(153)
　　7　椎間関節固定術　(154)
　　8　再発ヘルニアの手術方法　(154)
　　9　叩きん棒とは何ですか　(155)
　10　ヘルニアの手術のコツ　(157)
　11　人工椎間板はできましたか　(157)

第10章　手術の合併症 ─────────────── 159
　　1　死亡事故　(159)
　　2　神経根の引き抜き損傷　(159)
　　3　肺の塞栓症　(160)
　　4　脳の塞栓症　(161)
　　5　血管の塞栓症　(161)
　　6　手術をする椎間板レベルのあやまち　(162)
　　7　神経の障害　(163)
　　8　手術後の血腫による神経麻痺　(164)
　　9　インスツルメントによる神経の障害　(164)
　　10　術後感染症　(164)
　　11　硬膜損傷、脊髄液のもれ　(165)

第11章　椎間板の科学 ─────────────── 167
　　1　椎間板の構造　(167)
　　2　椎間板を作っているもの　(167)
　　3　椎間板の微細構造　(167)
　　4　椎間板のメカニズム　(169)
　　5　正常の椎間板　(169)
　　6　椎間板の年齢による変化　(170)
　　7　椎間板の中（内）の圧力　(172)
　　8　高齢者の椎間板　(173)

第12章　ヘルニアの自然経過（椎間板の一生、変性過程） ── 174
　　1　ギックリ腰　(174)
　　2　小さいヘルニアから大きなヘルニアへ　(175)
　　3　ヘルニアの消失　(177)
　　4　脊柱管狭窄状態　(177)
　　5　高齢者の腰部脊柱管狭窄症に伴うヘルニア　(177)
　　6　分離すべり症に伴うヘルニア　(178)

第13章　坐骨神経を引っぱるテスト（Tension sign）の ——— 180
　　　　いろいろ

　　1　足を挙げるテスト（ラセグー氏テスト、SLRテスト）　(180)
　　2　足首を急に反らす（背屈する）テスト（Bragard氏テスト）　(181)
　　3　膝の裏の神経を押すテスト（Cram氏テスト）　(181)
　　4　大腿神経をひきのばすテスト（FNSTテスト）　(182)
　　5　腰椎の第4神経根（L4ルート）の知覚の部位とはたらき　(183)
　　6　腰椎の第5神経根（L5ルート）の知覚の部位とはたらき　(185)
　　7　仙骨第1神経根（S1ルート）の知覚の部位とはたらき　(187)
　　8　年齢によるハムストリング筋の緊張（Hamstring tightness）　(187)

第14章　腰ヘルニアへの科学的追求 ——————————— 188

　　1　坐骨神経引っぱりテスト（Tension sign）　(188)
　　　a：SLR（straight leg raising）テスト
　　　　　ラセグー（Lasegue　人名）テスト
　　　b：ブラガード（Bragard　人名）テスト
　　　c：クラム（Cram　人名）テスト
　　　d：股関節内転・外転テスト
　　　e：ブルジンスキー（Brudzinski　人名）テスト
　　　f：大腿神経伸長（FNST）テスト
　　2　母趾筋力テスト　(195)
　　3　膝蓋腱反射（膝を叩くと足が飛び上がる反応PTR）とは　(199)
　　4　アキレス腱反射（ATR）とは　(202)
　　5　休み休み歩く（間欠性跛行）のは何がおこっているのか　(209)
　　6　おしっこが出にくくなるとは（膀胱内圧曲線）　(211)
　　7　いろいろな動作と腰椎椎間板内圧　(215)

参考文献・参考資料　　225

附図1　腰痛疾患治療成績新評価基準　　235

第1章　腰の痛みについて

1　腰とはどこですか

　腰といっても人によって思う場所がさまざまですので、大半の人が頭に描く腰の部分を示しておきましょう。通常、背中全体の下の方を腰といいます（図1-1）。お尻の部分も一部入りますが、肛門に近いところや下方は除きます。

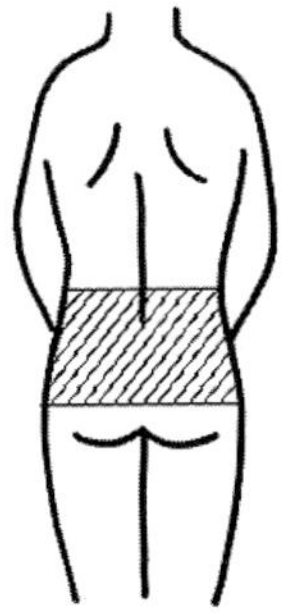

図1-1　腰の部分
ことばは人によってイメージするものが違います。腰というと大多数の人は図のような部分を示します。人によっては背中の上の方まで、またお尻に近い所まで、また足のつけ根に近い所まで腰に入れてしまう人もいます。

2　なぜ痛いのですか、痛みのメカニズムは？

　痛みを感じる感覚器すなわちセンサーは、自由神経終末といいます（図1-2）。この自由神経終末の部分に刺激が加わりますと、痛いと感じるわけです。痛みは、人間社会の犯罪に対する防衛の警備網と同じ役割で、外からの刺激や外敵に対して、体に警告を知らせるものです。痛みのセンサーは、体の中に網の目にはりめぐらされています。特に、痛みのセンサーが豊富な部分は、皮膚、筋膜、骨膜というような臓器と臓器との境界です。刺激や外敵を感知するのは、境界が大切だからです。特に腰の痛みのセンサーは、上下左右、あちこちにはりめぐらされています。ですから、単に腰が痛いといっても痛みの原因がいろいろなところにありますので、

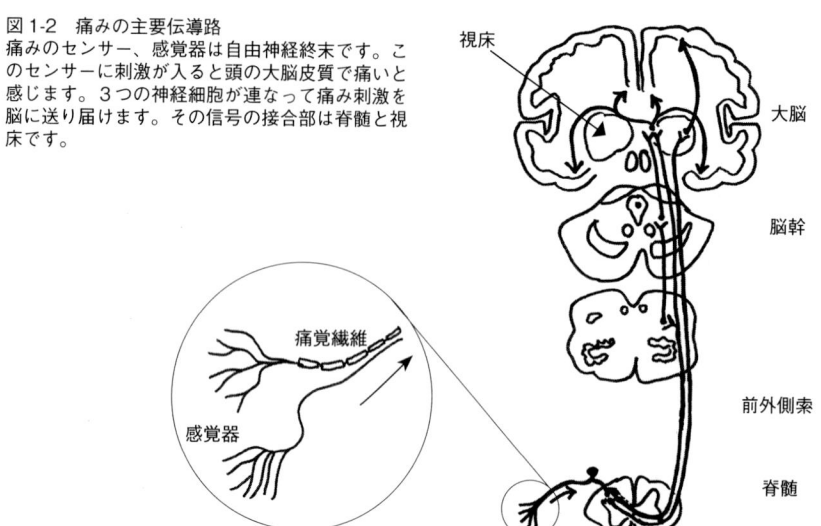

図1-2 痛みの主要伝導路
痛みのセンサー、感覚器は自由神経終末です。このセンサーに刺激が入ると頭の大脳皮質で痛いと感じます。3つの神経細胞が連なって痛み刺激を脳に送り届けます。その信号の接合部は脊髄と視床です。

その原因がどこにあるのか探すのは大変やっかいなことです。

3　腰痛の原因はどこですか

　痛みのセンサーは、腰では全ての部分にあるといっても言い過ぎではありません。骨膜・靱帯（前縦靱帯・後縦靱帯・黄色靱帯）・椎間関節・筋・筋膜などです（図1-3）。"魔女の一撃"といわれるギックリ腰では、椎間関節の関節を包む袋（関節包）からつながる小さな関節の中の唇状のもの（関節唇）の位置の異常で痛みが生じるとも考えられています。

　この場合には、整体（カイロプラクティック）でグイグイと力を入れて体をひねってもらうとすぐに治ってしまうこともあるでしょう。
　ギックリ腰では、あとで椎間板ヘルニアがみつかる場合があります。この時には、背骨の真ん中にあるすじ（椎間板の輪状靱帯）が一部断裂して中味の椎間板が押し出されたことによります。すなわち椎間板ヘルニアの初期です。この場合は、簡単にいうと腰の捻挫です（図A2：巻頭MRI頁）。

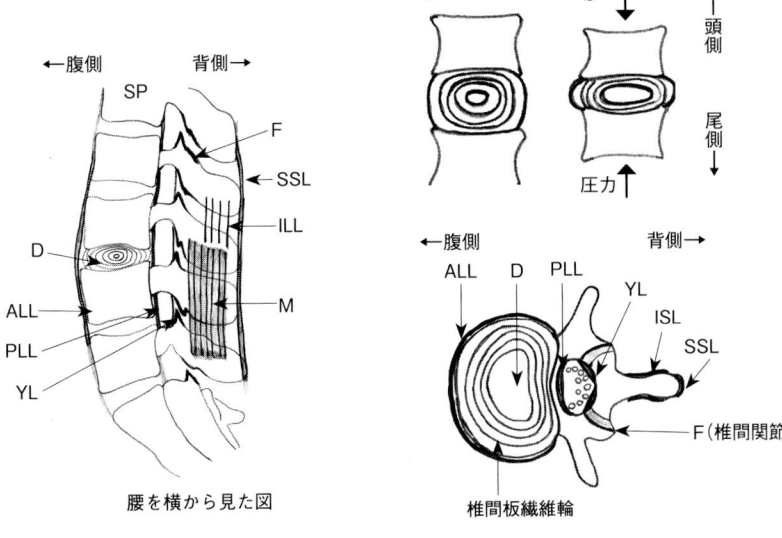

図1-3 腰椎部の構造、椎間板の構造と機能
腰椎は通常5つの脊椎骨（SP）からなっています。椎骨と椎骨の間には前方には椎間板（D）、後方には椎間関節（F）があります。またこの骨と骨をすじ（靭帯）でつないでいます。腹側から前縦靭帯（ALL）、後縦靭帯（PLL）、黄色靭帯（YL）、椎弓間靭帯（ILL）、棘上靭帯（SSL）です。これらの腰椎を立てるように力を入れているのが脊柱起立筋（M）です。
椎間板は中心がドロドロとした軟骨（髄核）から成ります。周囲は線維輪で囲まれています。これに上下からの圧力が加わると圧迫されて横に広がります（a、b）。何度も圧が加わると周囲の線維輪が破れてひびが入ります。これが繰り返されると中味の髄核が押し出されてきます。これをヘルニア（脱出）と呼んでいます（図1-6-1）。

4 腰痛の発生する部位は

　上で述べたように、腰の痛みはいろいろな部位から生まれますので、どこの痛みのセンサーが刺激されたかが問題になります。痛みは本人にしかわかりませんから、それがどこかということは大変難しい問題です。レントゲン写真（図2-5-1、第5章の1）、脊髄を造影した写真（脊髄造影・ミエログラフィー）（図1-4-1、図2-10-2、第5章の4）やその横断像（CTM）（図1-4-2, 5-5）、磁気共鳴画像（MRI）（巻頭MRI頁）などで、他人がみてもなるほどここかという部位がはっきりわかれば簡単ですが、いろいろなところから痛みが出ますので、そう簡単ではないのです。

31

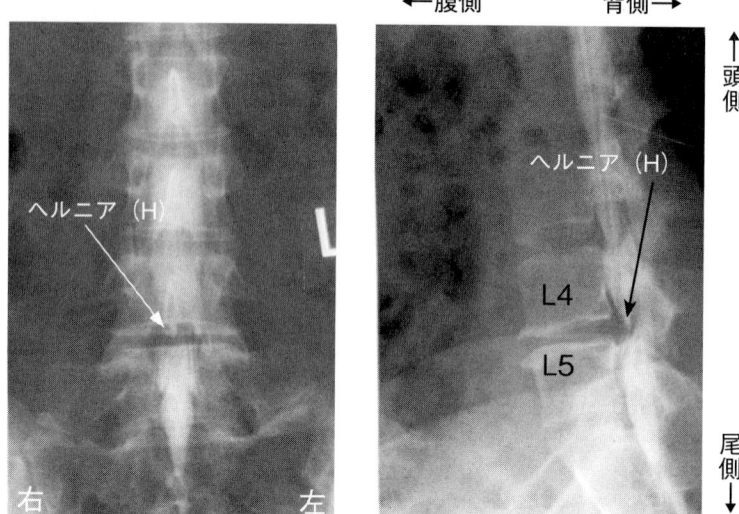

図 1-4-1　脊髄造影像（ミエログラフィー）
31歳、女性。腰痛及び右下肢の高度の痛みで受診しました。L4-5 右に大きなヘルニア（H）がありました。子供がほしく、妊娠出産予定でしたので早めの手術となりました。

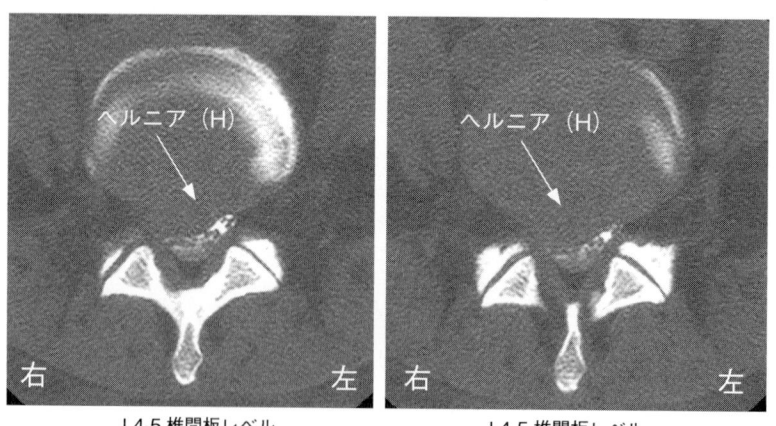

図 1-4-2　脊髄造影像（ミエログラフィー）後の CT

5 足のつけね（鼠径部）の痛みは
　　どこからくるのでしょうか

　足のつけねの痛みにはいろいろな原因が考えられます。整形外科の分野では3つの原因があります。このソケイ部の皮膚の感覚は第12胸椎～第1腰椎（T12-L1）の辺から神経が来ます（図13-5）。従って、第1にその辺の脊髄腫瘍、黄色靭帯骨化症、椎間板ヘルニアなどを考えます。

　第2には第4腰椎と第5腰椎の間（L4-5）の椎間板のヘルニアを考えます。皮膚感覚とは違うのですが、体の中の構造では第5腰椎の神経(L5)の領域になります。第3には股関節の病気を考えます。変形性股関節症、化膿性股関節炎、大腿骨頭壊死、骨盤辺のガンなどです。また、腸腰筋炎も考えねばなりません。

　他の分野では、下腹部痛を伴うものなどで腸のソケイヘルニア、膀胱結石、尿管結石、虫垂炎、ガンの転移などでしょう。

　この本のテーマで重要なのは、第4-5腰椎（L4-5）の椎間板ヘルニアも考える必要があるということです。

　さらにこのL5の神経根の走行には注意が必要です。腰からおしりの辺が痛くなる、そして下腿の外側が痛くなり、足の背側から母趾にかけて症状が出るというのはL5の神経根の領域です（図13-5：184頁）。このL5の神経根の領域の症状はなかなかのくせもので上の方からL4-5のヘルニア、第5腰椎と仙椎の間（L5-S）の外側ヘルニア、L5-Sの椎間孔の狭窄による骨性の圧迫、坐骨神経の出口の梨状筋部（図6-19：111頁）の圧迫などを考えねばなりません。これらの所をよく調べてもらいましょう。

6 腰痛の予防は

　簡単に予防といっても、年齢や腰の状態、すなわちヘルニアがないか、骨折がないか等、その人の腰の状態によっても予防方法は変わってきます。

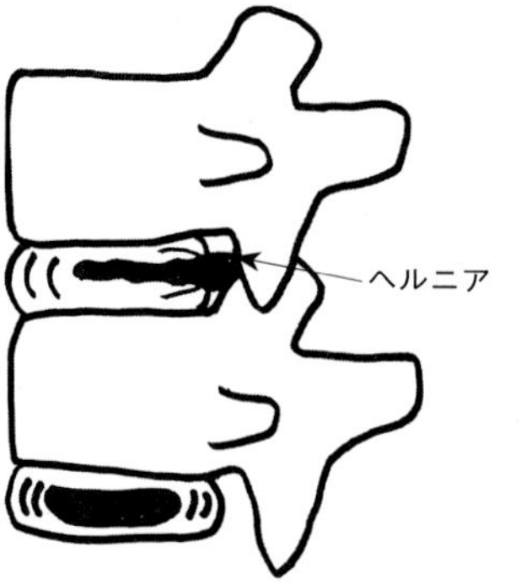

図 1-6-1　椎間板ヘルニア

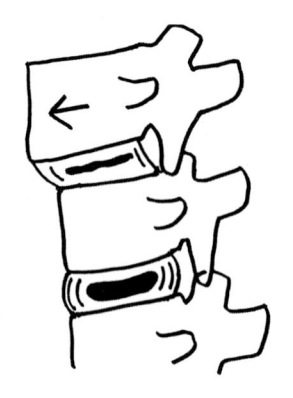

図 1-6-2　すべり症
矢印のように背骨のずれ（すべり）があります

　若い人で、腰のヘルニア（図A4～A7、図1-6-1）や分離症（第6章の5）やすべり症（図1-6-2、第6章の4）がない人であれば、運動をして鍛えればよいのです。ヘルニアや分離症・すべり症のある人は、無理に運動をすると腰痛がひどくなることがありますので要注意です。この時には、予防方法を医師とよく相談して下さい。
　中年以後の人では、癌がないか、ヘルニアがないか、やはりよく調べてもらってから予防方法を決めて下さい。
　壮年期以後の人では、骨がもろくないか（骨粗鬆症）（図1-6-3）、腰部脊柱管狭窄症（図A10、第6章の7）や腰椎椎間板ヘルニア（図A3, A4, A5, A6, A7）がないか、よく調べてもらってから決めて下さい。
　用心すればこれらのことが必要ですが、昔覚えたラジオ体操や最近のテレビ体操、その他の柔軟体操から、まずゆっくり運動を始めてみて下さい。体操くらいで何ともなかったら、次には歩いたり走ったりしてみて下さい。これで何ともなかったら、これらをしばらく続けてみて下さい。続けていると、骨やすじ（靭帯）や筋肉が鍛えられて、腰も強くなり、柔軟性も増加します。この続けるということが大変大切なことです。通常は痛みが出てから精密検査をしても遅いということはありません。

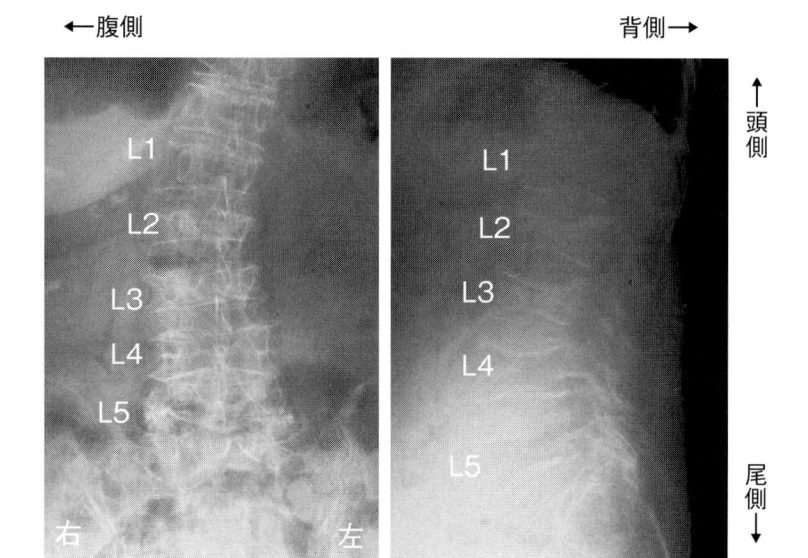

図 1-6-3-1　脊椎骨粗鬆症
78歳、女性。レントゲン写真をとっても骨はしっかり撮影されません。骨塩量が不足し、骨はもろく、弱くなっています。L1、L2、L3、L4、L5に圧迫骨折がみられます。

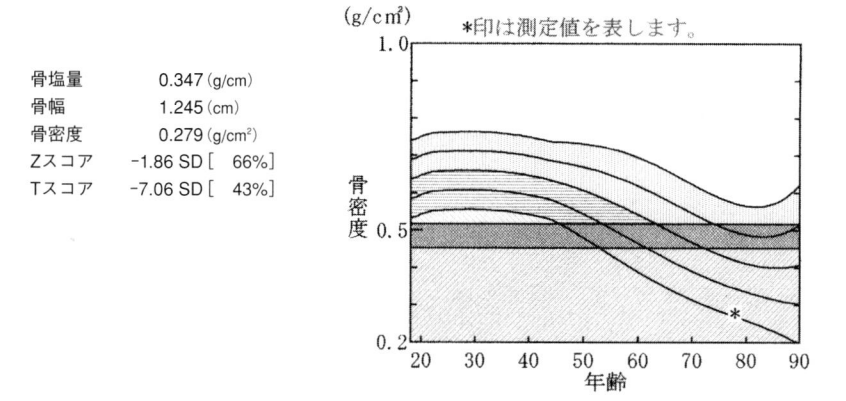

骨塩量	0.347 (g/cm)
骨幅	1.245 (cm)
骨密度	0.279 (g/cm^2)
Zスコア	−1.86 SD [66%]
Tスコア	−7.06 SD [43%]

図 1-6-3-2　骨密度
78歳の女性の骨密度は同級生の線（縦にひいた線）の一番下になります。骨は大変もろく、いつ折れても不思議ではないくらいです。

7　腰痛体操をしたら治りますか？

まず体操をしてみて下さい。先に述べたように、ラジオ体操やテレビ体操などの柔軟体操を基本とします。腰痛体操は、その次に行う体操です。なぜかというと、腰痛体操は腹筋や腰筋を鍛える体操ですから、筋肉ばかりが鍛えられます。急に腰痛体操ばかりやりすぎると使った筋肉が痛くなります。

体は全体のバランスで動いていますから、全体を鍛える必要があるのです（図1-7）。

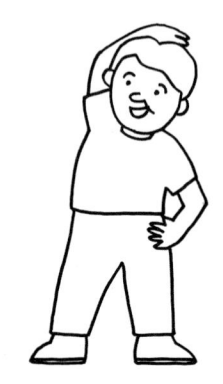

図1-7　軽い腰痛にはラジオ体操、テレビ体操などの柔軟体操がよい

8　痛い時はどうしますか

腰痛は、静かに休むと痛みがとれます（図1-8）。高度の痛みのヘルニアでも、どこか痛みのない姿勢があるはずです。探してみて下さい。寝た姿勢では、椎間板に加わる圧も大変小さくなります（図11-7：172頁）。はみ出した椎間板ヘルニアもひっこみます。背骨（脊椎）にも大きな力が加わらなくなります。骨折があったとしても痛みがへります。椎間関節にも大きな力が加わらなくなります。静かに寝ていればギックリ腰も4～5日で大変楽になります。

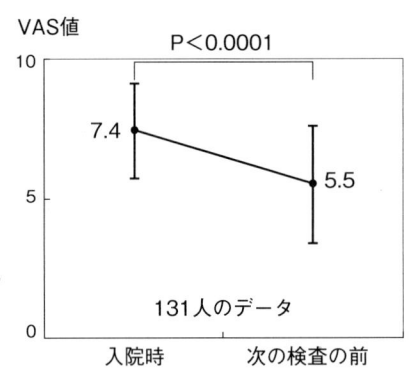

図1-8　安静による効果
入院した131人でVAS 5/10以上の人を観察しました。理学療法、内服薬、湿布であとは静かに寝ていてもらった結果です。4～5日後に次の検査や注射の前に痛みを再評価しました。平均では7.5から5.5にVAS値が2/10くらい下がり、痛みが改善していました。ここのVAS値というのは痛みを「ものさし」のように考えて、考えられる最高の痛みを10とし、痛みのないのを0とした場合です。詳しくは図1-13-1を参照して下さい。

寝た姿勢でも痛みがとれなくてズキズキするようでしたら（安静時痛）、細菌などにおかされた炎症や癌によるものを疑います。また内臓からくる病気を疑います。例えば尿管結石、胆石、胃癌、子宮内膜症、背骨や腰の癌などです。医師とご相談下さい。

9　痛みをとるには

まずは症状に応じて痛み止めをのんでみることになります。痛み止めには、口から飲む薬（内服薬）、肛門から入れる薬（坐薬）、痛いところに貼る薬（湿布・パップ薬・はり薬）、ぬり薬（軟膏・クリーム・ローション）、注射薬などたくさんあります（図1-9）。通常は内服薬が選ばれますが、痛みが強いと坐薬や注射となります。これでも痛みがとれない場合には、いろいろな検査が必要です。痛みの原因を調べて根本的な対策をとらないと痛みがなかなかとれません。

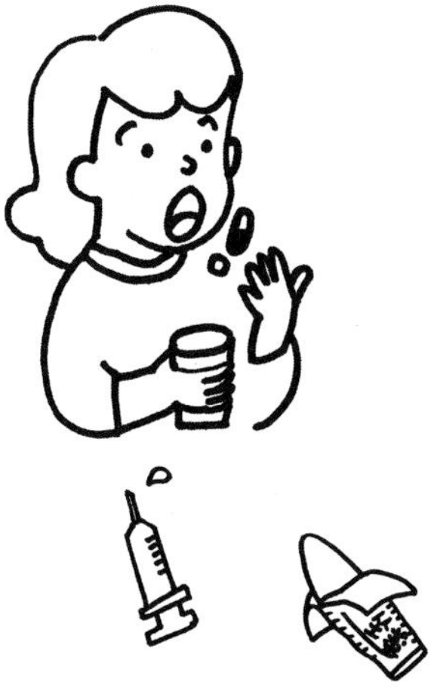

```
外来では
    安静
    内服薬　消炎鎮痛剤
    湿布
    ぬり薬
    坐薬
    局所注射
    理学療法（けんいん、温熱、電気）
    硬膜外注射
MRI検査後
入院では
    椎間板内注射
    神経根ブロック
```

図1-9　痛みをとる方法
　　　　内服薬、坐薬、注射など

10 家でできること

　前（第1章の8）に述べたように、まず横になって休むことです。これでおおかた痛みがとれると思います。これでも痛みがとれなければ、腰をまるめてみます（図1-10）。腰をまるめると、すじ（靭帯）は引っぱられて伸び、椎間板ヘルニアは少しひっこみます。これでヘルニアが押している神経の圧迫がとれますし、輪状靭帯からの痛みのセンサーも刺激が少なくなって痛みがとれます。

　痛みがとれたら、しばらくその姿勢でいて下さい。動いて痛いようであればじっとしていて下さい。内服薬・坐薬・湿布があれば使ってみて下さい。数日間たっても痛みがおさまらないようでしたら医師にご相談下さい。

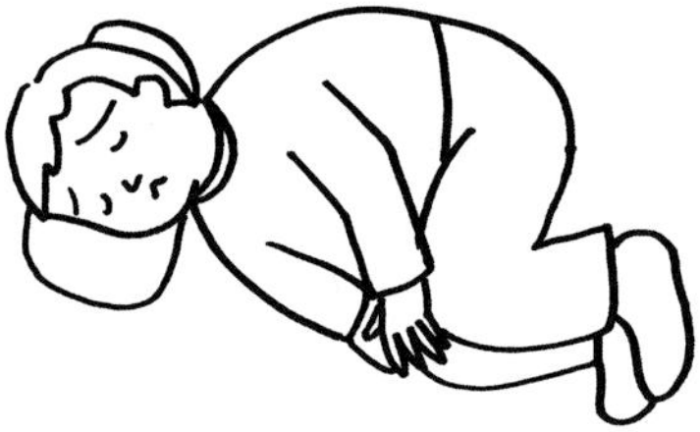

図1-10　腰をまるめて横になる
高度に腰痛のある場合は自然と図のようにしていると思いますが、腰をまるめて痛くない姿勢で寝ていることです。痛みがとれたら徐々に動かしてゆきます。

11 病院ですること

　病院では、内服薬・坐薬・湿布を、まず試みます。これでも効果がなければ痛み止めの注射を打ってみます。簡単な痛み止めで効果がなければ、麻薬に近い痛み止めを打ちます。

　一方で、骨盤にベルトをつけ、けん引をします。左右5kgくらいずつ、合計10kgくらいです。このように腰を足の方に引っぱることによって痛みが止まるかどうか試みるわけです。同時に安静の役割もあります。骨盤のけん引は、腰を曲げるようにして引っぱります。理由は、先に述べたとおりです。90-90腰けん引というのもあります（第7章の1, 2、115頁）。もっと腰を曲げてみようというものです。これを何回もやってみます。何

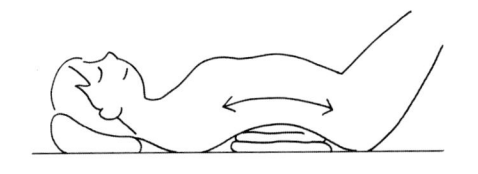

図1-11-1　腰をのばす（腰椎伸展）方法
臥位で上向きにねます。腰の下に枕かタオルを敷きます。高さの調節は、その下に雑誌か本を入れて行います。

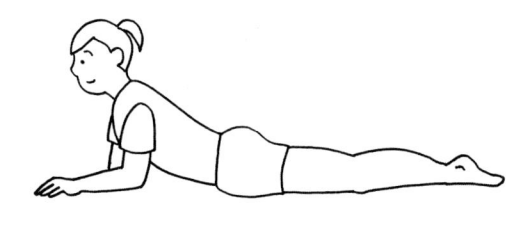

図1-11-2　腰をのばしてみる（伸展・後屈）
腰痛の原因によっては腰をのばすと痛みがとれることもあります。椎間関節性の痛みや靭帯性の痛みの場合です。痛いでしょうがゆっくりじわじわとのばしてみて下さい。耐えられるある一定の角度になったら10分くらいその姿勢を保ちます。ベッドから足をたらして行う先生（次の土居法）もあります。

図1-11-3　土居式伸展位下肢
　　　　　自重けん引療法
ベッドの端におしりをおいて両下肢を図のようにたらします。股関節は伸展し、腰は伸びた状態（伸展位、後屈位）になります。可能なら5分くらい行ってみます。

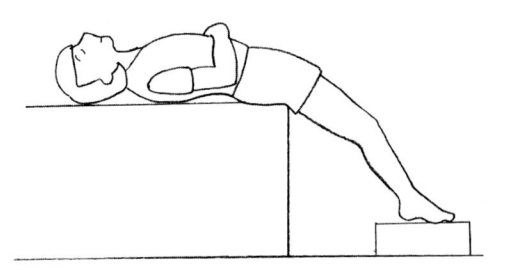

回やっても治らなければ、逆療法をしても良いでしょう。

　医師によっては逆療法も真なりと思ってやっている人もいます。すなわち、腰を伸ばした格好にしてしばらくじっとしているわけです。通常、腰痛のある人は腰をのばすと腰痛が強くなり、より痛くなります。したがってじわじわとゆっくり腰をのばしてゆくのです。腰をのばす方法はいろいろです（図1-11）。簡単には、上向きに寝て、腰の下に枕を敷く方法です。小さな枕を敷いたら、その枕の下に雑誌を1つ、また1つと入れて高くします。こうすれば容易に腰がどんどん伸びてゆきます。当然、痛みがあり

ますのでじわじわとゆっくり行います。

　また、腰を温めることもします。人間の体は、80％以上は水でできています。温めると、水の分子も活発な運動をしますし、組織も活発になります。従って循環が良くなります。気持ちが良くなり、感受性が低く（閾値が高く）なります。痛みもとまります。しかし、強い炎症がある場合には痛みが高度になることもあります。

　これでも痛みがとまらなければ、いろいろな注射療法をします。神経の入っている袋（硬膜）の外へ麻酔薬を入れてみます（硬膜外仙骨ブロック）（第7章の8）。また、椎間板の中へ薬を入れてみます（椎間板造影・ディスコグラフィー・椎間板経由薬剤注入療法）（図1-11-4、第7章の9）。

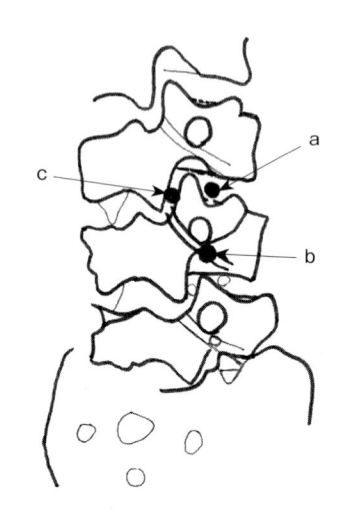

図1-11-4　椎間板造影ブロック・神経根造影ブロック・椎間関節造影ブロック
レントゲンの透視の台の上に乗って45度斜めになりますと、図のように腰椎がうつります。椎間板への針の刺入はa、神経根への刺入はb、椎間関節への刺入はcの各部位です。この3つの検査やブロック注射の位置はわずかな部位の差で決まります。造影剤を入れてレントゲン写真をとれば、造影写真になります。追加して局所麻酔剤やステロイドを注入すれば、それぞれのブロック治療になります。

　これでも効果がなければ神経根の周囲に薬剤を入れてみます（神経根造影・神経根ブロック）（図1-11-4、図5-8：87頁、第7章の10）。さらに症状がとれなければ、経皮的椎間板髄核摘出術（PN）等を行います（第9章の1）。治らないときには最後には手術となります。

12　小中学生の腰痛

　小学生の高学年や中学生の腰痛が時々あります。動かすと痛い、腰を曲げると痛い、後ろにそると痛い、腰と骨盤の境をぐいぐいと押さえると痛いというものです。スポーツをしている子供に多くみられます。

レントゲンをとって、はっきり原因がわかるものもあります。すべり症（第6章の4）、脊椎分離症（第6章の5）、分離すべり症（第6章の6）です。寝た姿勢で他人が足をゆっくり上げてゆき、痛みが強ければ（SLRテスト・ラセグーテスト）（図13-1：180頁、図14-1-a-1：189頁）椎間板ヘルニアが疑われます。診断には、磁気共鳴画像（MRI）が有用です。椎間板ヘルニアがあればすぐに画像にうつります。ヘルニアがない場合には医師と相談して腰のMRIで椎弓根部の冠状断（顔に平行の面）をとってもらって下さい。背骨（脊椎）に骨折がおこっていることが多いのです（図A11）。

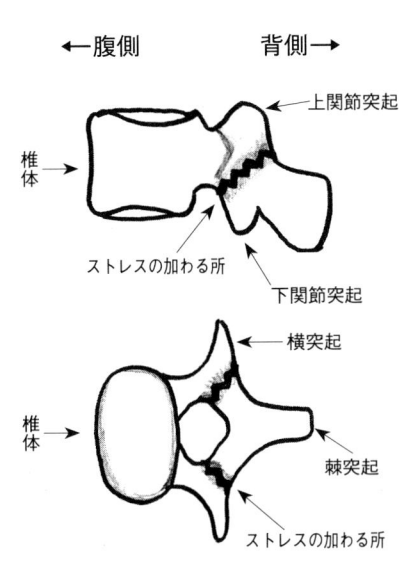

図1-12　腰椎へのストレス
上は側面像、下は上（下）から見た像です。腰椎は前方の椎体、椎間板の所と後方の上下の関節突起の所で動きますので、激しいスポーツを成長期に行いますとストレスの加わる所で骨折が生じます。

　この骨折は、椎弓が椎体につく所、上関節突起と下関節突起の間におこります。なぜかというと、背骨にかかるストレスが一番大きい所だからです（図1-12）。骨が折れると出血がおこります。それでMRIで最初に察知することができるのです。レントゲンでは最初はわかりません。あとになって脊椎分離症（図A11、第6章の5）としてわかります。レントゲンでわかった頃には遅いのです。

　骨が折れた最初の頃はギブスを巻けば治りますが、レントゲンでわかるようになった頃には、もう手術をしないと骨のくっつきが悪くなるのです。早期に発見して早期にギブスを巻くことが必要です。

13 痛みの表現、程度の伝え方

大変痛い、ちょっと痛い、ねむられないほど痛い、と表現されても他人の痛みは十分な理解ができません。この痛みがどの程度か把握する方法に数値化するチャート（VAS）があります。学問的には長さ10cmの線に0…10と表示し、痛みの程度を本人に指さして（印を入れて）示してもらうものです。この印をものさしで何mmあるかを測って、最高に痛いと考えられる所を100とした場合、何％（mm）くらいになるかを表現するものです。

もちろん、最高に痛いといっても人生経験（体験）から考えられる痛みですから、人によって差があります。しかしある程度訴えた人の痛みが理解しやすくなります。

この方法は学問的といわれていますが、本人が良くなったと表現した時でも、実際は前のデータがないと同じ痛みでも値がばらつきます。そこで誰にでも容易に見てわかる、また時間経過もわかる痛みのVAS(Visual Analog Scale：図式物指）チャートを作りました（図1-13-1）。自画自賛ですがこのチャートは子供から80歳以上の高齢者まで使用できる、人にやさしいバリアーフリーのチャートだと思っています。

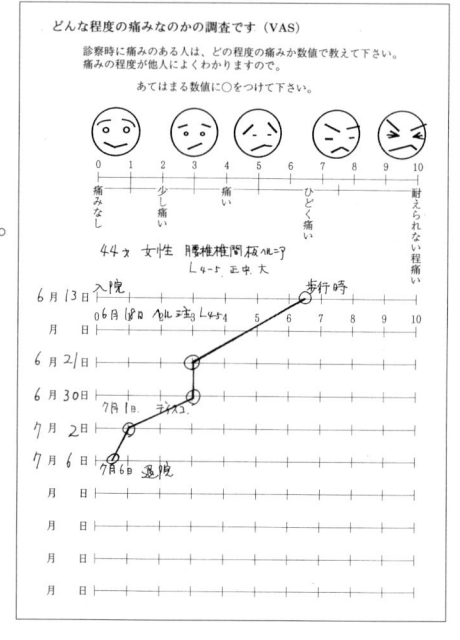

図1-13-1　VASチャート
44歳の女性で高度の腰痛の訴えです。このVASチャートでは入院時の歩行時には6.5くらいでした。ヘルニア注射（5章の10）でVAS 3/10にまで低下しました。さらに椎間板内注射（ディスコ）でVAS 1/10になりました。痛みはほとんどなくなり退院しました。このVASチャートではその経過がよくわかります。

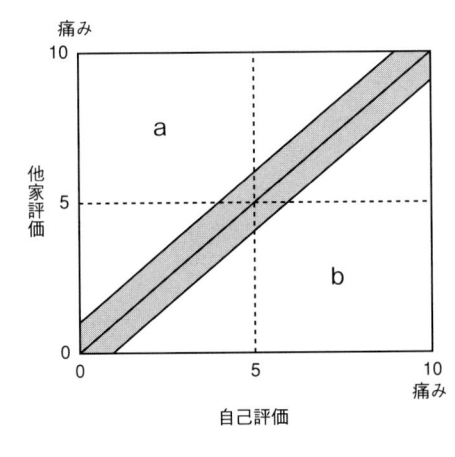

図1-13-2 自家評価、他家評価
▨の部分は自分の評価と他人の評価とがぴったり合致した領域で、▨の部分内では自他ほぼ同じ評価と考えられます。aの領域は動作から他人の方が痛みが強いと評価し、この領域に入る人は痛みに強い人か、痛みをコントロールできる人または鈍感な人です。bの領域は訴えがオーバーな人か、痛みに感受性の高い敏感な人です。

また実際に10年間使ってみてそう感じます。

このチャートの使用時には、10の最高の痛みを死ぬほどの高度の痛みと、著者は表現しています。この痛みのチャートを使って本人の痛みの評価だけではなく、検者(本人を診ている人)の評価も記入しておくと痛みを訴えた人の性格までもが読みとれます(図1-13-2)。

この痛みのチャートに、どのくらいの時間痛いのかという時間軸を入れて3次元にするともっと詳しくわかりますが、大変煩雑になりますので忙しい毎日の臨床では実用的ではありません。研究用には良いように思います。このチャートを使って腰ヘルニアの痛みやその治療効果、脊椎椎体の圧迫骨折の治りぐあい、交通事故で追突されたあとの頸の痛みなどに実際に応用してみました。他人(第三者)への訴えや治りぐあいがとてもよくわかりました。またこのチャートは、痛みだけでなくシビレの程度や、恋人や夫婦間の愛情の程度、政治家の適性度、人との信頼関係の程度など通常評価しにくいものを数値化するのに大変便利です。すなわち、アナログ的なものをディジタル化するAD変換器なのです。AD変換は工学的、電気的なものだけでなく、人の行動や感情、思考もくふうすればディジタルな世界に変換することが容易にでき、コンピューターで処理できる評価につながります。

14 運動をしないと腰はどうなりますか

　それでは運動をしている人の腰と、運動をしていない人の腰を比較してみましょう。

　図A13、A14はよく運動をしている66歳と35歳の男性のMRI横断像です。図A12は運動をしていない70歳の女性のMRIです。図A15（巻頭MRI頁）は歩けなくなってしまった人のMRIです。年齢や男女差が違うので比較は科学的ではありませんが、目で見ただけで無視できないくらいの大きな差があります。運動をしている人の腰では、しゃがんだり立ったりする時の重要な腸腰筋が黒く隆々としています。筋の横断面積は椎体の2倍近くもあります。この筋肉は股関節を曲げる時にも使います。運動をしていない人の腰では、同じ筋肉はやせて少し脂肪が入って、椎体の半分くらいしかありません。

　この差は、運動をしていない人を分母にすると、隆々とした筋は2〜3倍の太さになります。大きな違いです。太さでみれば太い大根とゴボウみたいな関係の大きさです。後方の脊柱を立たせるために使う筋肉（脊柱起立筋、多裂筋など）は、図A13、A14では黒く太くたくましいとなりますし、図A10-2や図A12では脂肪が入ってしもふりになっています。筋肉は細い、小さいという表現になります。牛肉でいうと運動をしている人はアメリカの原野で放牧されている牛の肉、運動をしていない人は三重県松阪の牛舎の中で飼育され、おいしい物をどっさり食べさせているしもふりの松阪牛のようです。日本人が食べておいしいというのは筋肉繊維の多いすじばったアメリカ牛よりも、仕事も運動もしなくてぜいたくしている脂肪の乗った松阪牛の方でしょう。食用の牛の肉はそれで良いでしょうが、活躍し、たくましく生きるのにはどちらの筋肉が良いでしょうか。こう考えてくると運動の大切さが目に見えてわかります。運動を絶えず心がけましょう。日常生活の中に運動を組み込みましょう。

運動していない人はちょっとしたことで腰痛にもなりやすいのです。筋肉を鍛えないと腹筋や背筋を含めた腰全体で外圧を受けられず、背骨に力が集中して腰がこわれやすくなります。高齢者ではもろい骨が折れやすく、若い人ではヘルニアになりやすいのです。ヘルニアになる前には椎間板の線維輪（せんいりん）が破れます。これが腰痛になります。またヘルニアの初期となります。もう一度いいます。運動を絶えず心掛けましょう（図1-14）。

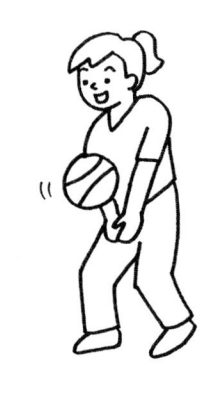

図1-14　運動をしましょう

15　腰の筋肉を鍛える方法、腰痛体操の仕方

　人間は動物ですが、この"動く物"という分類の中に入らなくなるほど最近は自分のエネルギーを使って動かない人が多くなりました。水道、下水道、電気、ガス、ガソリン、電話、インターネット、車等の整備、発達とともに本当に動かなくても、生活できるようになってしまったのです。

　たった50年前はまだ水汲み、人糞の処理、掃除、洗濯、風呂の水入れ、薪割り、火おこし、畑、田んぼの耕作、歩いての移動、重量物の移動等、全て人の力が頼りでした。このためやり過ぎて体をこわすようなことがある場合もありましたが、その当時の人間の心も体も丈夫でした。耐える力がありました。今の時代は文明が発達し過ぎて体を使わなくなり、腰も弱ってきています。50年前の人が耐えてできたことが全くできません。その象徴的なことばが"運動をしていますか"という問いに対して"ウォーキング（Walking）している"という回答です。"ウォーキングは運動ですか"という疑問にもなります。確かに自分の体重を運ぶために動くのですから"運動ではない"と否定することはできませんが、歩くのは人間にとっての全くの基本的動作なのです。これさえもできない人が増

加しています。

　ではどうするのが良いかですが、忙しい日常生活の中に運動を入れるとしたら、まずできるだけ歩いて移動しましょう。麻薬のような"車"に頼らないようにしましょう。次にはできるだけ速く、他人を抜くように歩きましょう。階段も速足で登ったり下りたりするか、2段ずつ登りましょう。これだけでも心掛けてすると体が鍛えられます。この段階が過ぎたら、散歩で歩いている時に時々"走り"をいれましょう。走ったり歩いたりすると心臓などの循環系も鍛えられます。インターバルをもうけながらトレーニングをすると良いでしょう。

　次の段階では、その場で30回、60回、100回と跳んで（ジャンプして）みましょう。1秒間に1回跳べるはずです。1回当たりの回数を減らして1日に何回も跳んでみましょう。300回／日も跳べれば体力は維持できるでしょう。1度に100回跳んでも2分以内で短時間で終わります。この跳ぶ時に手を上にまわして肩も大きく動かしましょう。忙しい事務仕事やパソコンの間に1時間に1度、50回も肩を大きくまわして跳んだらパソコン疲れもよく回復すると思います。この1分間休むことが大切です。

　以上の基本的な運動はお金をかけなくてもできます。また体の柔軟性を維持するにはラジオ体操、テレビ体操をしましょう。これを習慣にすると、小学生時代を思い出していつまでも心も若々しくなります。

　自分のエネルギーを使わないためリッチ（Rich・肥満）になった人には陸上の運動は勧められません。水の中での運動をお勧めします。膝を悪くする可能性が大きくなるからです。水の中でまず歩いてみましょう。次第に速く歩くようにしましょう。泳げる人はゆっくり、海の動物マンタの如く泳いで下さい。60分も休まず泳ぐと1kgくらい減量できます。減量したい人はまず間食をやめましょう。次には食事量を減らしましょう。おなか（腹）が満足しなければ、ご飯なら増量（お湯を入れると3倍に増量できる）したり、何にでも低カロリーの寒天を入れたりして食事をしましょ

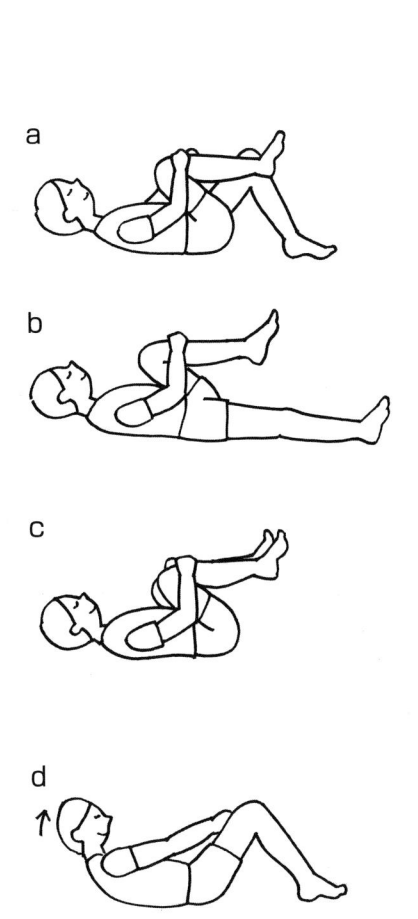

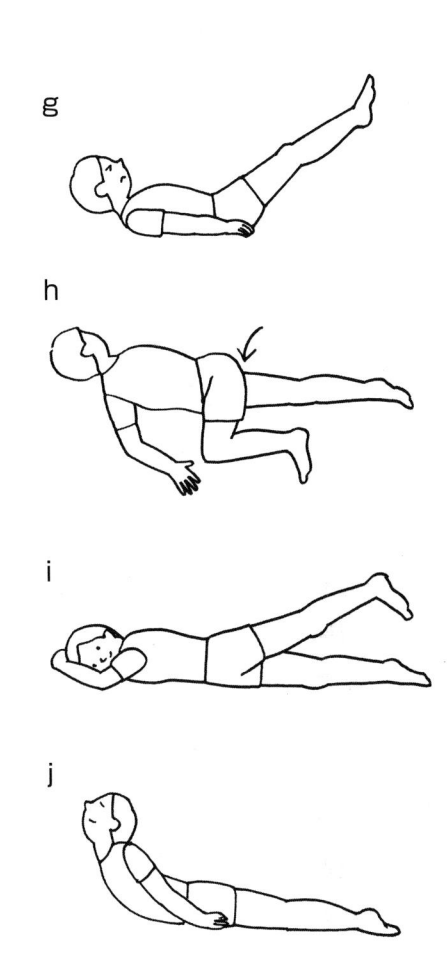

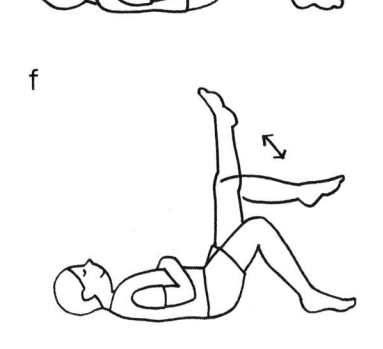

図1-15 腰痛体操
　a、b、c：膝を自分の手で力を入れて抱きかかえる。右足、左足、両足とする。各5〜10秒保つ。
　d：上体を途中まで起こして5〜10秒間保つ。
　e：そしてまっすぐになる。力をゆるめる。
　f：片足を持ち上げる、膝を曲げ伸ばしする。
　g：両足を持ち上げる。数秒間保つ。
　h：体をひねる。左右交互に数回行う。
　i：腹這いで片足を上げる。数秒間続ける。左右交互に数回行う。
　j：腹這いで上体を反らす。数秒間保つ。数回行う。

う。心掛けが続けばやせられるはずです。毎日浴室で体重計に乗ってはかりましょう。以上は著者も行っている体の鍛え方です。若い人は好きなスポーツをして下さい。しかし、急激にやり過ぎないように心掛けて下さい。

　以上の基本動作や運動ができて、さらに腰を鍛えようという人には図1-15のような運動を追加してみましょう。軽く何回もするように心掛けるのが体力増進のこつです。ことわざにあるように、続けること（継続）が力になります。

16　夜間腰が痛くて目が覚めるのはどうしてですか？　朝方も腰が痛いのですが

　この症状はたぶん腰にヘルニアがあるのでしょう。または、神経を圧迫するものがあるのでしょう。神経を圧迫するものがあると、じっと同じ姿勢で寝ている時にあたって、神経根の血行が悪くなることが考えられます。たぶんその時には寝返りをうっていると思います。痛くなるのは、ぐっすり眠ってしまって寝返りが十分ではなかったからでしょう。日常の経験では正座をしてじっとしていると足がシビレてきて痛くなります。そのまま足腰の姿勢を変えずに正座を続けますと、足がシビレすぎてマヒします。つねってもさわってもわからなくなりますし、立とうと思っても力が入らず、よろけてすぐには立てません。ふらつきます。足腰の位置を少し変えれば血行が良くなって症状は回復します。じっと寝ている時にも、これと同じことが神経におこっていると考えます。朝方痛いというのも同じ原理でしょう。夜間痛くなって目が覚めたら、起きて腰を中心に体をいろいろ動かして（ラジオ体操、テレビ体操などして）また寝ると良いと思います。朝方痛い時も起きてすぐに腰を曲げたり伸ばしたりしてみて下さい。神経根の血行がよくなって症状がとれることを期待しましょう。休み休み歩く間欠跛行（第14章の5）も同じように神経への圧迫が原因で生じるのですが、間欠跛行はありませんか？

第2章 腰椎椎間板ヘルニア

1 ヘルニアとは何ですか、何のことですか

　ヘルニアとは、日本語では"脱"という意味です。物があるところにはなく、そこから脱出した状態をいいます。腸のヘルニアといえば脱腸のことです。椎間板ヘルニアといえば、それは脱椎間板ということです。学生が講義をさぼって授業に出ない場合には"ヘルニアしてる"という使い方も造語としておもしろいでしょう。腰椎椎間板ヘルニアというのは、椎間板の中の中心の髄核が周囲の線維輪という囲みを破って出かかっている状態や出てしまっている状態をいいます。出ている状態によって、医学上は4つに分類されています。膨隆型・突出型（線維輪型）・脱出型・脱出遊離型です（図2-1）。

図2-1　腰椎椎間板ヘルニアの程度、大きさ
腰椎椎間板線維輪の破壊によってヘルニアの髄核の出かたに違いがあります。Macnab（1990年）は次の4つに分類しています。
a：膨隆型（disc protrusion）
　輪状靭帯内にとどまるもの。
b：突出型（subligamentous extrusion）
　輪状靭帯を破ったもの。
c：脱出型
　（transligamentous extrusion）
　さらに後縦靭帯を破ったもの、しかし中とつながっているもの。
d：脱出遊離型（sequestration）
　中とのつながりがなくなって脊柱管内を移動しているものです。

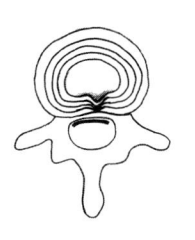

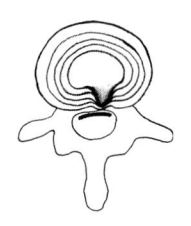

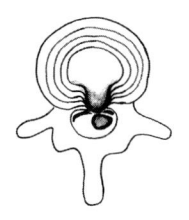

a：膨隆型　　b：突出型

c：脱出型　　d：脱出遊離型

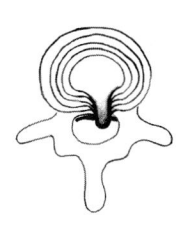

2 ヘルニアは火山？

ヘルニアということばは耳なれぬ人にはわかりにくいでしょう。脱腸といえば腸が出ることとわかりますね。これもヘルニアといわれています。では脱椎間板髄核ということばはどうでしょう。一般には使われていませんので、これもわかりにくいでしょう。ヘルニアとは"脱"ということです。脱腸、脱椎間板髄核です。

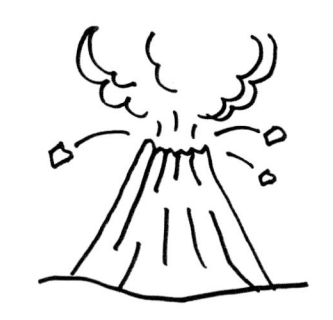

図2-2-1 ヘルニアは火山のようなもの

ヘルニアを知らない人にわかりやすくたとえると、地球のマグマが噴き出してくる火山を考えれば良いと思います（図2-2-1）。火山は地表が割れて出てきます。腰のヘルニアでいえば線維輪の断裂（腰部捻挫：図A2）です。火山のマグマはどうして噴き出してくるのでしょうか。それは宇宙の太陽や月や他の星たちの引力による地球への圧力でしょう（図2-2-2）。海の潮の干満の差を見れば宇宙の引力、圧力の大きさがわかります。とても人間の力が及ぶところではありません。

では腰のヘルニアはどうして出てくるのでしょうか。腰椎の椎間板にもいろいろな力が加わってきます。椎間板の内圧を測定したデータ（第14章の6：215頁）をみればよくわかります。特に腰を曲げて重い物を持ったりした時には圧力は最高になります。何度も腰に圧力を加えると椎間板の線維輪が破れて中味の髄核が顔をのぞかせるようになります（図A2）。火山で噴出してくるマグマは火の玉です。熱を持っていて人間も動物も近づくことはできません。植物も焼けてしまいます。人間のヘルニアも破れ出た時には炎症反応が生じます。火の玉と同じと考えていただければわかりやすくなります。近くの神経も炎症細胞に刺激されて悲鳴をあげます。す

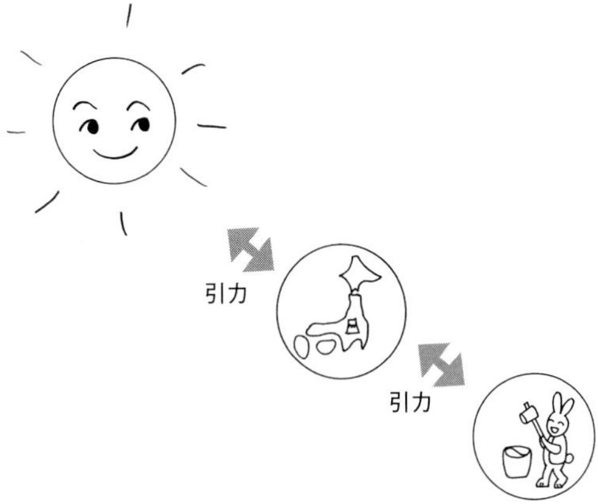

図 2-2-2　地球にかかる引力と腰のヘルニア
腰に加わる力によりヘルニアができます。太陽と月と地球のように。また、他の星との宇宙の引力の関係により地球内のドロドロとしたマグマは火山となって噴き出してきます。腰の椎間板髄核も外からの力（労働、スポーツ、力を入れる作業等）によって椎間板線維輪が破れて弱い所ができると噴き出して（ヘルニアとなって）出てきます。

なわち、痛みとして訴えてきます。火山の火の玉も4年も経てば次第に冷え、おさまるように、腰のヘルニアも炎症がおさまって痛みが減少します。火山も地球の中へ引っこむことはありません。ヘルニアも椎間板の中に引っこむことはありません。

　病院で行う治療を考えてみましょう。安静、静かにベッド上で寝ているのは、このヘルニアに力が再度加わらないようにしていることになります。腰のけん引も主として安静です。引っぱってヘルニアが椎間板の中にもどることはありません。引っぱると筋肉や靭帯がのびますので椎間板の内圧が減少し、少しはヘルニアを引っこめるような神経に当たりにくくする力は作用します（図14-7-5, 219頁）。理学療法の温熱や電気はどうでしょうか。これも体の中の循環を良くして痛みをおさえてくれますが、ヘルニアが引っこむことはありません。薬や湿布や注射はどうでしょうか。消炎鎮痛作用のあるものは炎症を抑え、痛みをとるように働きます。ヘルニアへの注射は火の玉に直接水をぶっかけるように熱（炎症）を下げる作用があります。

　手術というのは火山のマグマを地下から全て取り除いて、火を噴く山をおさめてしまおうとすることと同じです。次にマグマが上昇してこな

ければ火山もおさまるでしょう。ヘルニアも切除してしまえば一時的にはおさまります。

3　ヘルニアの出る場所は

　椎間板の髄核は、線維輪によって囲まれています（図2-3）。しかしここに強大な力が加わると線維輪は破れて中味の髄核が飛び出します。

　外からの強大な力に線維輪が耐えられるかどうかといった点が問題になります。どうしても弱い所は負けます。理論的にはどこへ飛び出しても良いはずです。その証拠に、椎間板ヘルニアは、腹側の前方にも側方にも後方にも、時には骨のある上・下にも飛び出しているのです（図A9、図2-12）。

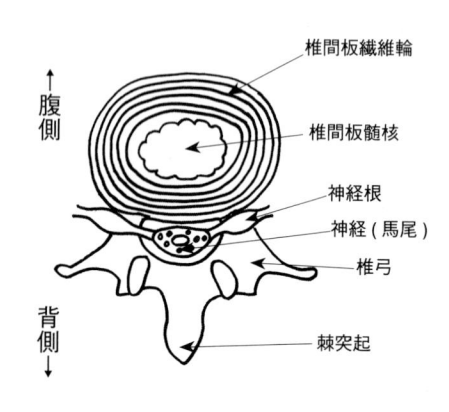

図2-3
腰椎の横断像（椎間板レベル）

　前や側方に飛び出してもさほど問題になりません。神経のある後方や後側方に飛び出して神経に当たった時に一番問題になります。後方に飛び出すことが一番多いように思われます。よく目立つからでしょうか、それともそこが一番線維輪の弱い所だからでしょうか、未だ謎です。

4　ヘルニアの症状は

　前方や側方に出て線維輪を破った時には痛みとして感じます。この場合には、MRIでよく注意して観察しないと見逃してしまいます。腰痛があっても原因がわからないという例には、この辺りに飛び出した例が多いためでしょう。ひどく困った例はないので、このことを研究したという発表は見たり聞いたりしたことがありません。

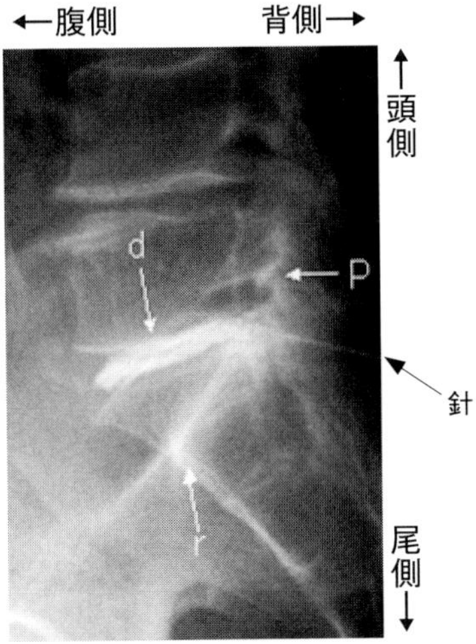

図 2-4-1　ヘルニア押し出し法（吉田法）
55歳、男性。この方法は髄核がヘルニア（脱出）になった状態にある時、さらに椎間板の中の圧を注射で高圧にしてヘルニアを押し出してしまおうという方法です。椎間板造影（図5-6：86頁）に続いて行うこともできますし、後方からの椎間板内注入（図5-10：89頁）からも行うことができます。しかしよほどの圧を加えないと髄核は十分には脱出しません。造影剤はd：椎間板内、P：硬膜外、r：L5神経根を描出しています。

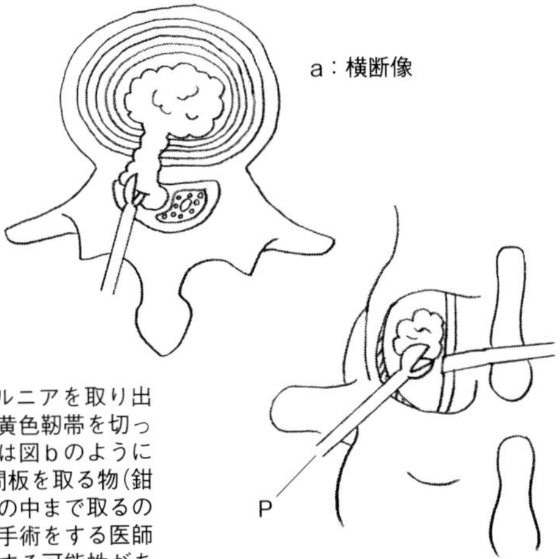

a：横断像

b：背中より見た図

図 2-4-2　椎間板ヘルニア摘出術（Love法）
Loveという人が考え出した方法で椎間板ヘルニアを取り出すオリジナルな方法です。椎弓と椎弓の間の黄色靭帯を切って脊柱管の中に入ります。この穴が狭い時には図bのように椎弓を一部削って穴を大きくします。Pの椎間板を取る物（鉗子）でヘルニア部分を取り出します。椎間板の中まで取るのですが、どこまで椎間板を壊して取るのかは手術をする医師の考え方で違います。小さく取ればまた再発する可能性があります。大きく取ると椎間板の高さが早くから狭くなってしまいます。適度に取るのが良いということでしょう。

　後側方に飛び出して神経根を圧迫しますと、強い痛みが出ます。神経節が圧迫されているからでしょう（第2章の12）。この場合には、椎間板経由で薬を入れてヘルニアを押し出してしまうか（吉田法）（図2-4-1、第5章の10、第7章の13）、手術でヘルニアを取り出さなくてはなりません（図2-4-2）。

　後方にヘルニアが膨隆した場合には、神経根や神経の束を圧迫します。大きくヘルニアが脱出しますと神経の束を強く押（圧迫）します。おしっこが出なくなること（排尿障害）も時にはあります（第2章の20）。

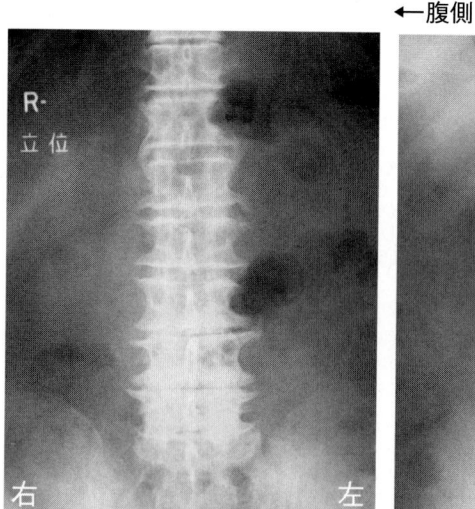

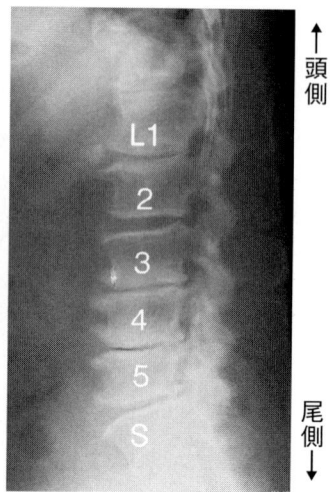

図2-5-1 レントゲン（X線像）でわかることは
78歳、男性。レントゲン（X線像）でわかることは骨がどうなっているかという情報です。この人は78年間よく腰を使って働いてきました。L1-2、L2-3、L3-4、L4-5、L5-Sと大きな骨の棘があります。機械でいうとすり切れてできるバリに相当します。背骨は変形したということです。変形性腰椎症といいます。本当に働き者の腰です。この人のMRIはA10にあります。参考にして下さい。

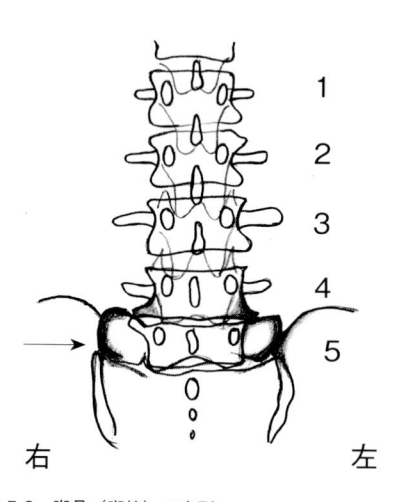

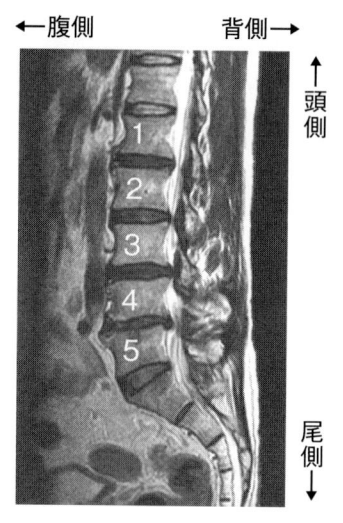

図2-5-2 脊骨（脊柱）の奇形
左のレントゲンを描いた図は第5腰椎（L5）の横突起が大きく（矢印）、下の仙骨（S）に近い形をしています。腰仙部（L5-S）がはっきり分かれて成長しなかったことを示します。このためL5-S間の動きが少ない分、一つ上のL4-5間の椎間板に動きが集中して変形（骨棘）が進み、右のMRIでみると椎間板ヘルニアとなり椎間板の高さが減少しています。

5　レントゲンでわかることは

　正直いってレントゲンでは情報は大変少ないのです。それでも無いと困ります。レントゲンは、骨の診断には最適です。腰をよく使ってきたかどうかは、腰にできたとげ（骨棘）でわかります。このとげができるということは腰の骨をよく使ってきた、すなわち椎間板も相当消耗（変性）していることを示します（図2-5-1）。椎間板の高さが低くなっている場合には、中の椎間板が上下から押されて周囲に飛び出していることになります。椎間板の膨隆があるか脱出していることになります（図A10-1）。

　他には背骨（腰椎）の奇形（図2-5-2）や分離症（第6章の5）やすべり症（第6章の4）がわかります。

6　ヘルニアのわかる写真は

　レントゲンでは、椎間板の高さが低くなっているから椎間板がはみだしているのであろうとか、ヘルニアがありそうだとか、想像はできます。しかしあくまでも想像にすぎません。磁気共鳴画像（MRI）では、このヘルニアが出ているかどうかがはっきりと確認できます（図A3,4,5）。T_1強調画像といって、比較的短い時間で撮像するとヘルニアが脱出している像がわかります。T_2強調画像といって、比較的長い時間で撮像しますと、今度は神経の入っている袋（硬膜）が圧迫されているのがわかります。

　椎間板ヘルニアは、MRIが出現してから誰にでも脱出しているのか膨隆だけなのかはっきりわかるようになりました。

7　びっこをひくわけは

　びっこになるのは、足に体重をかけると痛いからです。痛みを少なくしようと体が避けるためです。足をまっすぐにのばさないようにして膝を少し曲げ、足に体重をかける時間を短くして歩くことになるわけです。その

ために外から見ているとびっこ（跛行(はこう)）にみえるのです。足を伸ばして体重をかけると、椎間板ヘルニアが少し膨らんで神経根を圧迫するからです。痛みが出るために体重をかけることができなくなります。

8　足が痛いのはどこが悪いのですか

　腰から足へは、坐骨神経と名付けられた神経が走っています。足の親趾(ゆび)へ行く神経はどこを通ってどこへ行くのか、神の作った配線図があるのです（図13-5：184頁）。10人の内9人がこの配線図通りに作られています。
　ときどき一部分違いのある配線を持っている人があります。この神の作った配線図（解剖図）によれば、第5腰椎と第1仙椎（椎間孔）から出た神経根は坐骨神経となりお尻の外側から足に下り足の親指（母趾）を上に上げる（背屈する）筋肉を支配しています。また、下腿の外側から足背の母趾側にかけて感覚神経を出しています。従って足の親指（母趾）へ痛みが走るという感じがあれば、この第5腰椎神経根がヘルニアによって圧迫されているということが推定（診断）できます。このヘルニアの位置の確認にはMRIが必要です（図A5、A6）。

9　お尻が痛いのはどこが悪いのですか

　大変難しい質問です。足へ行く神経は、ほぼ解剖の図のようですので見当をつけやすいのですが、お尻の部分へ行く神経はなかなかわかりにくいのです。解剖学では感覚（知覚）の図は決まっている（図13-5：184頁）のですが、必ずしもこれだけでは痛みの神経はどこから来ているのか解決はできません。脊椎のあちらこちらに注射をして刺激をしてみますと、お尻の部分が痛くなるからです。まだ十分研究して調べていないところからも、お尻の部分に痛みを感じるところがあるかも知れません。局所では坐骨神経の出口、すなわち梨状筋部（図6-19：111頁）、仙腸関節部（図6-20：112頁）を調べる必要があります。

10　腰が立たなくなる理由は

　椎間板ヘルニアがあると腰が立たなくなる、すなわち腰をのばして立っていられなくなることがあります。腰をのばすとヘルニアが後方へより膨隆して神経を圧迫し痛みが出るからです（図2-10）。

図2-10-1
背中をのばす（背屈・伸展）と椎間板ヘルニアが後方に突出しやすくなる

←腹側　　　　　　　　　　　　　　　背側→

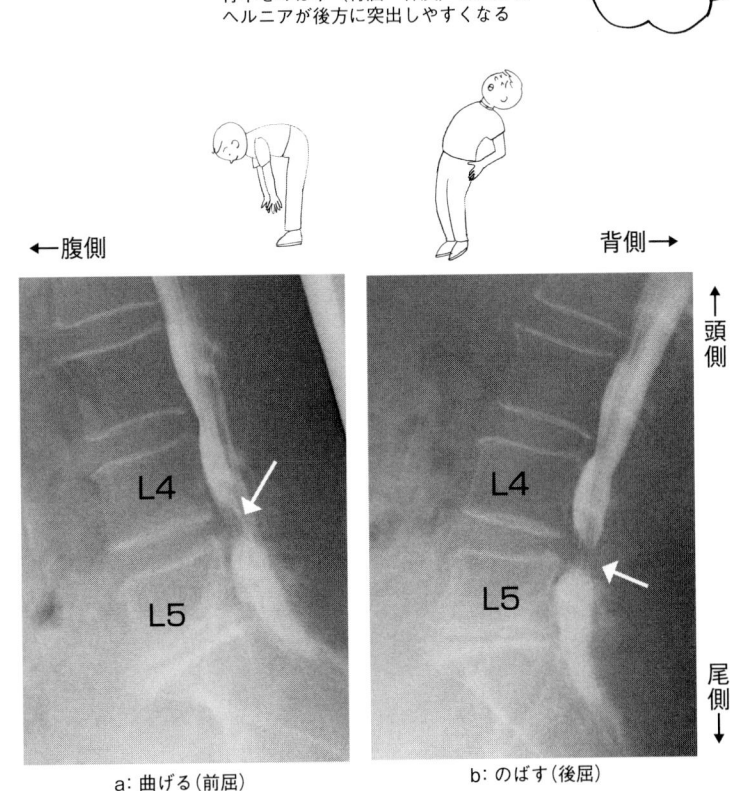

L4

L5

↑頭側

尾側↓

a: 曲げる（前屈）　　　　　　b: のばす（後屈）

図2-10-2　腰をのばすとヘルニアが神経を押す
77歳、女性、腰のヘルニアで腰痛があります。腰をのばすと痛みがひどくなり下肢までひびく（放散痛）という訴えです。造影剤を入れて（b）腰をのばす（後屈）と、造影剤（神経）が押されて細くなります（矢印）。腰を前に曲げている場合には圧迫がとれて造影剤が広がります（矢印）。前屈した方（a）が神経への圧迫も少なくなり痛みがとれる、という症状が理解しやすくなります。

腰を曲げていると、ヘルニアは線維輪やすじ（後縦靱帯）によって前方に押され、痛みがとれ、治ったかのように錯覚することがあります。

11　足がシビレるのは

　ヘルニアが神経を圧迫して押すと、神経の血液循環が悪くなってきます。神経へ行く血行が悪くなるとシビレとして感じるようになります。圧迫が強く長引くとシビレもどんどん強く悪くなってきます。最後には神経が麻痺するため、痛みを感じなくなりますし、足も動かなくなります。
　この現象は、正座をしてみれば容易に理解できます。正座では、膝を極端に曲げ、そこへ体重をかけて圧迫しますので、両下肢の血行が悪くなりシビレを感じます。がまんをしているとどんどんシビレが強くなり、やがて感じなくなります。しかし感じなくなってから急に立とうとしても、筋肉にも力が入らず体のバランスをくずして倒れやすくなります。皆さんの経験するところです。
　この血行が悪くなる現象が、腰の神経根のところで生じていると神経根の支配している部分がシビレるのです。

12　椎間板ヘルニアの出る（膨隆する）位置と方向と症状

　椎間板ヘルニアは椎間板の中味（髄核）が出てきたものです。その出てきたヘルニアは出た場所（位置）とそのヘルニアの大きさによって症状が少しずつ変わってきます。またその運命もいろいろと違います。しかし運命は定まったものではありません。治療によっていろいろ変わります。

イ：真中（正中）の小さいヘルニア

　急に腰が痛くなった。重い物を持ったら腰痛が出た。ギックリ腰になった。腰の真中（正中）が痛い。という場合にはこのヘルニアの初期も考えます。椎間板の線維輪が破れて椎間板の中味（髄核）が少し顔を

出した状態になります。初期には痛みが強くても、通常は2週間くらい、長くても4週間くらいで痛いことをしなければ治るはずです。腰MRIでは異常を読めないくらいのものもありますが、病初期には線維輪がT2強調像で白く描出されます（図A2, 7, 9）。

ロ：真中（正中）の中位のヘルニア

　　小さいヘルニアが出た後しばらくして、また椎間板に大きな圧が加わりますとより大きく破れてヘルニアが顔を出してきます。この時にはMRIで誰がみてもヘルニアと気づくくらいになります。少し治りにくくなりますが、内服薬、湿布、安静、硬膜外注射、椎間板内注射等での保存療法で長くても4ヵ月くらいで症状がおさまります。この段階で手術になる人は少ないのですが、このヘルニアが何らかの外圧で大きくなって、治りにくくなった場合には手術が必要なこともあります。

ハ：右（左）寄の小さいヘルニア

　　正中の小さいヘルニアと同じく腰痛が出ますが、小さくても神経根の出口に近い所にヘルニアが膨隆しますと殿部から右（左）足の方へ症状が広がります。正中の小さいヘルニアよりも症状が少し長引くことが多いのですが、それでも保存療法で治ってきます。

ニ：右（左）寄の中位のヘルニア

　　少しヘルニアが大きくなりますと症状が治りにくくなります。下肢への痛みも強くなります。下肢の坐骨神経けんいんテスト（テンションサイン）（図13-1, 2, 3：180-182頁、図14-1-a, b, c, d：188-193頁）も出ます。前に述べた保存療法に神経根ブロック療法（図1-11-4：40頁、第7章10）が追加されます。これでもなかなか良くならない時には手術が必要となります。

ホ：ルートスリーブのヘルニア

　　ノースリーブのシャツといいますのは腕なしの肩を露出するシャツのことです。スリーブといいますのは袖の所を指します。ルートスリーブ

といいますのは、神経根が脊柱管より出て行く所を指します（図2-12-1）。このルートスリーブの所はもともと狭い所ですが、さらに構造上、骨で狭くなっている人がいます（図2-12-1）。このルートスリーブの狭窄状態はMRIではなかなか発見が困難で見落としがちです。このため単純のCTかミエログラフィー後のCTが必要です。このルートスリーブの狭い人は神経がちょっとしたことで圧迫されやすくなります。また椎間板ヘルニアがこの部分の近くに膨隆したり脱出した場合には、神経の逃げ場がないためにヘルニアが小さくても痛みなどの症状が強く出ます。神経根と椎弓根との癒着もよくみかけます。また症状がとれにくく治りにくい人では手術になる可能性の高い所です。

へ：椎間孔内のヘルニア

　神経根が通って脊柱管から出てゆく所が椎間孔です。ホのルートスリーブの続きで上の脊椎と下の脊椎の間にできたすき間です。ここは狭い所で海峡を船が通るような所です。この部分にヘルニアができると小さくても神経根にとっては大変じゃまになりやっかいです。椎間板内に注射をして圧を加えてもヘルニアも他へ出ようがありませんし、神経根もさけようがありません。幸いここのヘルニアは数（頻度）が少ないので助かりますが、この部分にヘルニアが出た場合には通常手術が必要です。

ト：椎間孔より外のヘルニア （Far lateral hernia）

　椎間孔より外にもヘルニアは出ます（図A9）。脊柱管から遠いのでMRIで見落とされがちになります。ひたい（額）と平行にスライスする方法（冠状断）でとったMRI（図A11）だとよくわかりますが、通常は省略されていますので見つけにくいのです。ひとつ上のレベルの神経根を圧迫して下肢の症状が出ますので要注意です。ヘルニアに直接注射する方法で治せることもあります。また椎間板内に注射をして圧を加えてヘルニアを破裂させるか、神経根との位置を換えることができれば症

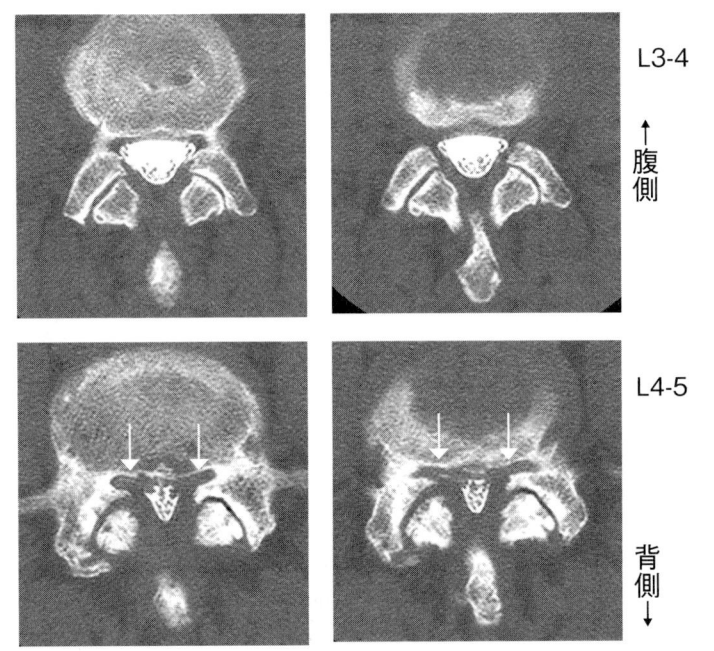

図2-12-1　ルートスリーブの狭い所（狭窄）
60歳、女性でL4のこり症あり。腰痛、下肢痛、間欠跛行がありました。脊髄造影では脊柱管の硬膜内の面積はL3-4に比べて1／4位になっています。ルートスリーブも大変狭く（矢印）、ここを広げるためもあり手術（椎弓切除、形成術：第9章5参照）をしました。手術後は大変広くなり、症状もとれました。

状がとれます。症状がいつまでもとれない時には手術が必要です。内視鏡下での手術が勧められています。

チ：神経根の節（ガングリオン）への圧迫

　神経根には硬膜から出てすぐの所に少し太くなった神経節があります。この神経節には感覚（知覚）神経の細胞があります。この細胞は足（末梢）の方にまた、脊髄の方にと枝を出します。この神経節は神経細胞があるため圧迫に対して大変敏感な所です。この部位に椎間板ヘルニアが膨隆して圧迫しますと、痛みは大変強く出ます。注射等ではなかなか治らない所です（図2-12-2）。

リ：脱出したヘルニアの自然経過

　椎間板ヘルニアは脱出すると消えてなくなるといわれています。本当

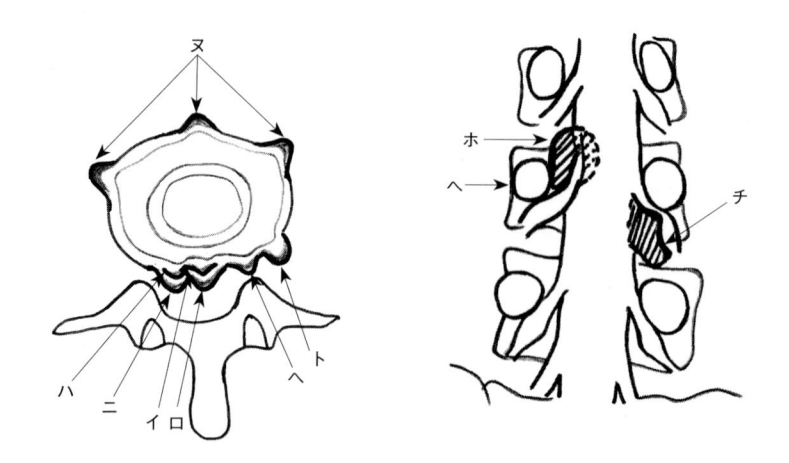

図2-12-2　椎間板の出る位置と方向
イは正中の小さいヘルニア、ロは中位のヘルニアです。ハは右寄の小さいヘルニア、ニは中位のヘルニアです。ホはルートスリーブのヘルニア、ヘは椎間孔内のヘルニア、トは椎間孔より外のヘルニアです。チは神経節への圧迫、ヌは腹側や側方に出たヘルニアを示します。

　なのでしょうか。実は一部ですがヘルニアが消えてなくなった例があるのです。椎間板は線維輪を破って出てきます。この線維輪を破っても次には後縦靭帯が背側にはあります。この靭帯まで大きく破ったら硬膜外に脱出します。このヘルニアが靭帯を破って顔を少しでも硬膜外に出したところで、体の方はこのヘルニアを細菌のように自分の体と違う物、すなわち"異物"と判断します。この異物を人の免疫系が認知しますと、この異物をやっつける細胞群団が来ます。椎間板ヘルニアは人の一成分（組織）なので異物ではありませんが、免疫系はいつもない所に変な物がある、すなわち"異物"と判断するのでしょう。

　認知されて片付け役の細胞群団、喰食細胞が来るとヘルニアは徐々に食べられて吸収されてしまいます。早ければ4カ月でヘルニアは消えてなくなります。消えてなくなれば神経を圧迫する物はなくなります。神経の働きはまだ生きていればもとにもどります。ラッキーというわけです。この消えてなくなるかどうかという判断には造影MRIといって造影剤（ヨード剤）を血管に注射してからMRIを撮像します（図A6）。

ヘルニアの周囲に造影剤が集まるようであればヘルニアが消えてゆく確率が大きくなります（図A8）。ヘルニアの周囲が造影されるということは、そこに毛のように細かい血管が集まってきていて血行がよくなっていることを示します。喰食細胞が到達しやすくなっているのです。

ヘルニアの出方には種々の種類がありますので一様にはヘルニアが消えてなくなるという期待はできませんが、ヘルニアの周囲が造影されれば消えてなくなる可能性が高くなります。

ヌ：腹側（前方）や側方へ出たヘルニア（図A9、A10）

椎間板ヘルニアは神経のある後方だけではなく四方八方に出ます。腹側にも横にも出ます。椎間板の線維輪が破れるわけです。横や前に出た椎間板ヘルニアは破れた時には一時的には痛みがあるでしょうが、すぐに治ってしまうようです。いまだにこの前方（横）のヘルニアで痛いのだと診断できた医師があるという報告は見たり聞いたりしたことがありません。しかしMRIでははっきり出ていますし、本人も腰痛があったことがあるといえば、このヘルニアによるものと考えた方が理にかなっています。症状は早くおさまりますし、他に神経症状もなければ全く問題にもなりません。前方、側方にある前縦靭帯（図1-3：31頁）や血管が圧迫されるくらいで済んでしまいます。前方や側方に出たヘルニアで手術になった話も聞いたことはありません。

13　椎間板ヘルニアが治ったかどうかの評価は何で（どんな方法で）しますか？

椎間板ヘルニアの最も多い訴えは痛みです。痛みさえなければヘルニアが出ていようと通常は日常生活に何ら支障はないのです。痛みがない人で時に神経麻痺のある人を見ますが、びっこをひきながらも歩行障害があっても割合に平気です。麻痺があるから手術をしましょうといっても、「いや必要性を感じない」という人もいます。しかし、痛い時にはその痛みか

ら何とか逃れようと手術も辞さないという人がほとんどです。ヘルニアが治ったかどうかという一番良い評価方法はこの痛みだと思います。

　痛みは人によって敏感性（感受性）がさまざまです。同じ針を刺しても、その時の心理状態によっても違うのでしょうが、痛い痛いという人から、がまんできる人、ほとんど痛くないという人までさまざまです。この状態を記録するために物指で測定できない物を数値化する方法 VAS（Visual Analogue Scale）があります（図1-13-1：42頁）。これを利用して評価するのが一番良い方法と考えます。このスケールはAD変換器であるといえるでしょう。アナログの信号をディジタル化する電子機械と同じ役割をはたします。先にも述べましたが、痛みだけではなく、愛情、嫌悪など数値化が困難なものを数値化することができます。ただし、あくまでも本人の感受性、意見（主観）の表現といえます。しかし、臨床では患者さんの満足が大切なのです。そういう意味では大切なチャートです。この主観的表現に第三者の客観的意見をこのチャートに盛り込むとまた評価の価値が大きくなります。すなわち主観で表現した人の性格まで読みとることができ、評価の質まで変わってきます。大変有用なのです。

14　腰痛治療成績判定基準とは何ですか

　日本整形外科学会が作製した腰痛を評価するチャートです（図2-14）。学会発表では主として手術前と後の治療をした成績評価に使われています。この評価表のできる前は各医師が勝手に評価方法を決めて発表していました。その時には他人との手術などの成績の比較評価が大変困難でした。このチャートができてからは比較が容易になりました。しかし、評価する人によっても多少評価が違うことがあります。このチャートをつけてみて下さい。15点以下では手術が必要なくらいです。16～20点では入院治療が必要なくらいです。21～25点では外来での治療が必要です。26点以上ではほぼ正常の人の類に入ると考えていただいてよいでしょう。最近では患

	日本整形外科学会　　腰痛治療成績判定基準			年月日				
Ⅰ 自覚症状（9点）	A．腰痛に関して 　a．全く腰痛はない　　　　　　　　　　　　　3 　b．時に軽い腰痛がある　　　　　　　　　　　2 　c．常に腰痛があるかあるいは時にかなりの腰痛がある　1 　d．常に激しい腰痛がある　　　　　　　　　　0							
	B．下肢痛およびシビレに関して 　a．全く下肢痛、シビレがない　　　　　　　　3 　b．時に軽い下肢痛、シビレがある　　　　　　2 　c．常に下肢痛、シビレがあるかあるいは時にかなりの下肢痛、1 　　シビレがある 　d．常に激しい下肢痛、シビレがある　　　　　0							
	C．歩行能力について 　a．全く正常に歩行が可能　　　　　　　　　　3 　b．500m以上歩行可能であるが疼痛、シビレ、脱力を生じる　2 　c．500m以下の歩行で疼痛、シビレ、脱力を生じ、歩けない　1 　d．100m以下の歩行で疼痛、シビレ、脱力を生じ、歩けない　0							
Ⅲ 日常生活動作（14点）		非常に困難	やや困難	容易				
	a．寝がえり動作	0	1	2				
	b．立ち上がり動作	0	1	2				
	c．洗顔動作	0	1	2				
	d．中腰姿勢または立位の持続	0	1	2				
	e．長時間坐位（1時間位）	0	1	2				
	f．重量物の挙上または保持	0	1	2				
	g．歩行	0	1	2				
Ⅳ 膀胱機能（-6点）	a．正常　　　　　　　　　　　　　　　　　　　0 b．軽度の排尿困難（頻尿、排尿遅延）　　　　－3 c．高度の排尿困難（残尿感、失禁）　　　　　－6							
Ⅱ 他覚所見（6点）	A．SLR(tight hamstringを含む) 　a．正常　　　　　　　　　　　　　　　　　　2 　b．70°以下あるいはそれ以上でも左右差の明らかなもの　1 　c．30°以下　　　　　　　　　　　　　　　　0							
	B．知覚 　a．正常　　　　　　　　　　　　　　　　　　2 　b．軽度の知覚障害を有する（患者自身が認識しない程度）　1 　c．明白な知覚障害を認める（患者自身が認識している　0 　　　　　　　　　　　　　　又は完全脱出）							
	C．筋力　　　　　被検筋を問わない 　　　　　　　（より障害度の強い側で判定する） 　a．正常　　　　　　　　　　　　　　　　　　2 　b．軽度の筋力低下（筋力4程度）　　　　　　1 　c．明らかな筋力低下（筋力3以下）　　　　　0							
カルテNo. 氏　名				総合点 検　者				

図2-14　日本整形外科学会腰痛治療成績判定基準（1986年）

者さんの視点を入れた別の評価方法も作られました（新評価基準、附図1：235頁）が現在まだ試行の段階で、調査研究中です。

15　椎間板ヘルニアに対する注射療法

　ヘルニアへの注射は4方向から行うことができます。これは山の頂上に登る登山ルートを決めるようなものです。東西南北4ルートがあると考えるとわかりやすいでしょう。山の上、すなわちヘルニアの部位へ薬剤が到達するように種々の方向から注射をするのです。まず尾側仙骨裂孔からの硬膜外注射（第7章の8）があります。手軽に外来で行えるため、最初に行われることが多い注射です。

　次には椎間板内注射療法があります（第7章の9）。レントゲンで透視をして針を刺す必要があります。外来でも可能ですが、安静用のベッドや痛みが出た場合の看護者が必要なため入院で行います。また、痛みが減少したら数日間静かにしていた方が痛みがおさまりやすいので入院をしていた方が治療効果があがります。

　次には脊柱管外からの神経根ブロック療法があります（第7章の10）。圧迫されている神経根の尾側に注射をしてヘルニアのある方向に薬剤を注射します。痛みはヘルニアより頭側に伝わってゆきますが、そのヘルニアより尾側に注射しても効果があるのはなぜでしょう。十分にはわかりませんが、神経根を包む鞘や神経根内を通って薬剤がヘルニアの頭側（中枢側）へ流れてゆくからでしょう。流れていった薬剤は根やヘルニア周辺の炎症を抑える作用をするのでしょう。また、神経節に薬剤が入り、何らかの作用があるのでしょう。痛みを抑えることができます。

　次には後方から椎間板ヘルニアそのものに注射をするものです。これはヘルニアに直接ミサイル攻撃をするようなものです。L5-Sの椎間板ヘルニアか、その頭側では脊柱管外のヘルニアに行います。後方より神経根をさけるようにしてヘルニアの中に注射します。ヘルニアが爆破されれば良

い効果が得られます（第7章の13、図5-10：89頁）。

16 ヘルニアの再発症状

　ヘルニアが再発するということは、一度手術をして治った部位にまた同じような症状が出て、MRIで調べると同じ所にヘルニアがあるらしいということです。どうしてまた再発するのでしょうか。ヘルニアの手術というのは、神経を圧迫しているヘルニアがあり、本人が痛みや神経麻痺で困っているその状態を治すのが目的です。この時壊れた椎間板をどの程度さらに破壊して、神経を圧迫している髄核をどの程度切除するかという壊し方（手術方法）が手術を担当する外科医の間では問題となります。出たところだけを切除すれば良いという人から、いや椎間板の中まで切除して再発を予防するのだという人まで切除の程度はいろいろです。通常は出ている所はもちろんヘルニア鉗子でできるだけ中まで切除しています。ただ中味をたくさん切除すると、中味がなくなったために椎間板の高さが減少してしまいます。それだけその椎間板は老化することになります。従って、適度なところで椎間板の切除は終了して手術を終えます。

　手術後、若い人では椎間板はまた部分的に再生します。残した椎間板もあります。メスで切った所は線維輪に穴が開きますが、ある程度は修復されます。しかし、再生された椎間板や残した椎間板に圧が加わり、修復された線維輪が弱くて破れると再発ヘルニアになります。

17 ヘルニアの再発は治せますか？

　以前にヘルニアがあったところへ、またヘルニアができることを再発ヘルニアといいます。手術がしてありますと、その手術をしたところには、神経根の周囲に何らかのくっつき（癒着）があります。従ってヘルニアが小さくても神経が動かないため、痛みやシビレが出やすくなります。待っていてもヘルニアは固くていっこうに小さくなりません。また、いつもの

ようにその部分に注射をしてもなかなか良くなりません。

　ヘルニアの周辺がくっついたりしていますと、検査で造影剤も入りにくく、MRIでもヘルニアが小さいと病気の原因がとらえにくいという特徴があります。検査をしてくっついている神経根に麻酔剤が入り、症状がとれ、また症状が再発するようであれば、そこを大きくあけて手術をする必要があります。椎弓切除をして、ていねいにくっつきをはがし、不要な物を焼いて切除し、骨を削って十二分に圧迫をとり、最後にその神経根の周囲に皮下脂肪をばらまく手術が必要です。すなわち再癒着しないくふうが必要です。

18　ヘルニアの再発の病態、治療、手術

　ヘルニアが生じた所を切って手術をしますと、どうしてもそこには神経根の癒着が生じます。癒着によって神経根の動きは大変制限されます。手術前の椎間板の残りか、新しく作られた髄核が前方から出てくると神経根を押す（圧迫する）ことになります。するとヘルニアは小さくても、神経が動かない時には強く圧迫されることになります。従って高度の痛みとなります。前の手術で切られた椎間板線維輪がしっかり修復されますと、ヘルニアは手術をした椎間板の線維輪の弱い方に出ます。従って手術をした右側を避けて左側（反対側）に出るとか、時には外側に出ることもあります。

　この場合、症状が軽ければ通常のヘルニアの治療で対応します。治らなければ椎間板内注射療法（第7章の9）や神経根ブロック療法（第7章の10）をします。それでも退院できないとか、就労できないくらいの症状があれば再手術が必要です。手術は先に行われた小さい皮膚切開のLove法（第9章の2）では困難です。大きく皮膚切開をして椎弓を切除し（図2-18）、前回の手術でメスの入っていない所から手術を進めることが肝要です。

椎間関節

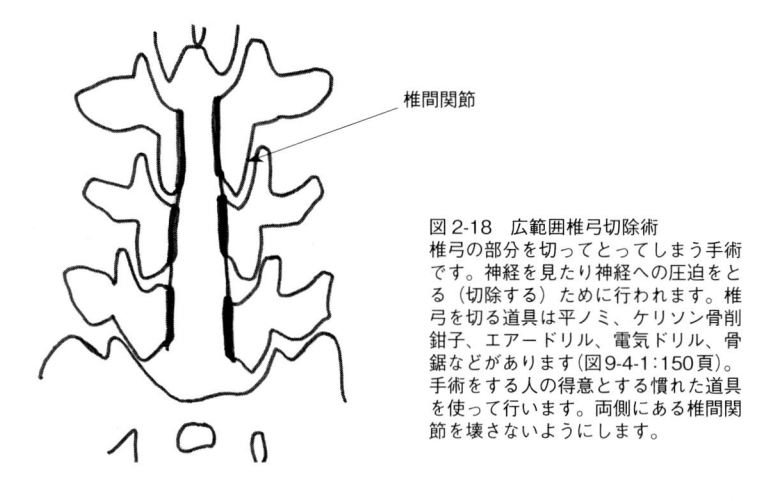

図2-18　広範囲椎弓切除術
椎弓の部分を切ってとってしまう手術です。神経を見たり神経への圧迫をとる（切除する）ために行われます。椎弓を切る道具は平ノミ、ケリソン骨削鉗子、エアードリル、電気ドリル、骨鋸などがあります（図9-4-1：150頁）。手術をする人の得意とする慣れた道具を使って行います。両側にある椎間関節を壊さないようにします。

19　ヘルニアは遺伝しますか

　腰椎椎間板ヘルニアになりやすい人がいます。MRIで2つも3つもヘルニアが20～30代の人に見つかることがあります。この見つかった時には、①小さい頃からスポーツをよくやってきたか、②親や兄弟にヘルニアの人はいないか、と聞きます。①の場合でスポーツをよくしてきた人では椎間板を使い過ぎたのでしょう、こわれてきたんだということで納得できます。②の場合にはどう考えたらよいのでしょうか。血のつながりのある人でヘルニアの人が多いと聞けば遺伝ではないかと考えたくなります。

　親によく似ている、親にうり二つだということばがあります。親の遺伝因子は2分の1ずつもらいますのでもっともです。親の形質を受けついでいても不思議ではありません。親と同じような環境で成育してきたのですから環境因子も全く無視はできません。今の医学ではまだヘルニアが遺伝するかどうかははっきりとはわかっていません。しかし有力であるという研究成果は出ています。コラーゲン線維も性質は遺伝します。おそらくヘルニアになりやすい人はこのコラーゲン線維が短いのだろうと思います。短いとよく切れやすいのです。長いコラーゲン線維の人と短いコラーゲン

線維の人に同じ力（負荷）をかけたとします。すると短い線維の人が早く切れてヘルニアになりやすいということです。洋服でも古着を再生した物は破れやすいといいます。古着の再生時には線維が以前より短くなってしまうからです。長い線維を使った布は破れにくいのです。椎間板の髄核を囲む線維輪も短いコラーゲンでできていると破れやすいのです。親子、兄弟、姉妹など血縁者にヘルニアの人が多い人はヘルニアになりやすいのでしょう。

20　急に出た正中の巨大ヘルニアはどうしますか

　L4-5、L5-Sでヘルニアが、急に巨大に出て神経を強く圧迫し、足関節の動きが悪くなり、痛みが強く出ることがあります（図2-20）。急にヘルニアが脱出すると神経のショック状態となり、歩行不能、排尿・排便障害が出ます。排尿障害があるヘルニアはすぐに手術をする必要があります。麻痺の時間が長いと治りにくくなります。おしっこが自由に十分できないということは日常生活で大変困ります。緊急手術が必要です。しかしこの状態になった人は多くはなく、著者の経験でも10年に1人くらいです。

21　腰椎椎間板ヘルニアの予防
　　　～どうしたら腰痛は防げますか

　まず基本的には、痛みさえなければ常に腰を含めて全身の体を鍛えておくことです。ちょっとしたことにへこたれないように体の機能をレベルアップしておくことです。そうするとレベルの範囲内のことは無理なく容易に行うことができます。このレベルは若い人と高齢者では大きく違うことでしょう。同じ年齢の人でも毎日運動をしている人と、何もしていない人とでは100メートルを全力疾走させて比べてみたらよくわかります。運動をしている人では2日目も3日目も同じことができるでしょうが、運動をしていない人では2日目からもうできなくなる人が増えます。3日目に

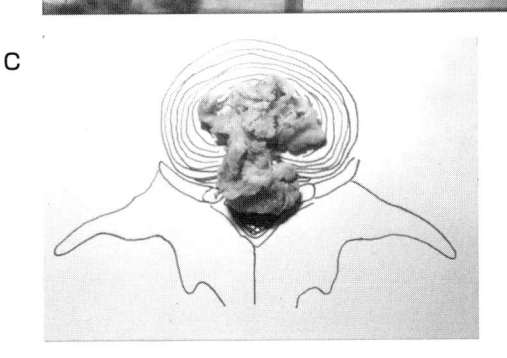

図 2-20　正中の巨大ヘルニア
30歳、女性でa、bは脊髄造影（ミエログラフィー）です。L5-S間で脊柱管の硬膜内に入れた造影剤が下の方に流れなくなっています。完全にとまっています。大きなヘルニアがあることを示します。おしっこが出なくて緊急手術となりました。取り出したヘルニアはcのように巨大なものでした。手術後、おしっこは出るようになりましたが、股（会陰部）のシビレは1年たっても残りました。

は全員がダウンしてしまいそうです。絶えず運動をして体を動かして鍛えておくことが大切です。

　腰痛を予防するにはやり過ぎないことです。本人の持つレベル以上のことを急に集中的にしないということです。このレベルは人によって違いますから気をつけましょう。本人が無理と判断したことは体を鍛えてからすることです。科学的なデータからいえば図 14-7-3（217頁）でみるように、腰を前屈位のまま重い物など持たないことです。重量物を持ち上げる時には腰を垂直（鉛直）にして持ち上げることです。またゆっくり持ち上げることです。体に持ち上げる動作を覚悟させて用意させることです。不意に重い物を腰を前屈して持ち上げると、椎間板が耐えられなくて線維輪が破れてこわれます。すなわちヘルニアになります。

第3章　シビレについて

1　シビレとは何ですか

　シビレは大変難しい問題で、学問的にはどうしておこるのかよくわかっていません。神経麻痺の回復で、最後まで残るのはシビレですし、みなさんがいつまでも困るのがシビレなのです。日本語の"シビレ"ということばには、どうも3種類くらいあるようです。ことばというのは、受ける内容（受けとり方）が人によって違っています。ただある程度の共通部分があるから人に伝わるのです。
　シビレは、
・手が動かないとか筋肉に力が入らない状態である運動麻痺を考える人
・さわった感覚がないという感覚麻痺を考える人
・これが一番多いのですが、ビリビリ感とかいやな感じとか正座後に足の感覚がもどってくる時のジンジン感とかを指す人

の3種類があります。
　したがって、よく聞かないと訴える人の意味を取り違えることになります。彼女の声にはシビレた。漏電しているコードに触れたらシビレた。他にもいろいろなシビレがあるでしょう。これらに共通するのはビリビリと感じるということばがぴったりのようです。

2　シビレはどうしておこりますか

　はっきりいってよくわかりません。ビリビリするとか、ジンジンするということは、何か神経が敏感、過敏になっている状態でしょう。シビレ

を動物に聞くわけにはゆかないので、実験が成りたたず、なかなか実体がつかめないのです。人では容易に実験できません。講演会でシビレの話があったのですが、よく理解できない話でした。シビレは隣の電線(神経)から隣の電線(神経)への漏電でしょうか？ ビリビリしますがどうなのでしょうか？ 漏電といえば神経にも外側にはリポプロテイン(lipoprotein)といって脂質があります。この脂肪は絶縁帯の役割をしています。これが破壊されて神経の伝導物質が他の神経にもれ出るのでしょうか。神経伝導も電気現象ですから漏電ということばを使っても違和感はないことでしょう。

3 シビレの原因は

　神経を圧迫して高度に痛みが出ている場合シビレは感じませんが、この強い痛みがとれるとシビレる、シビレると訴えが変わります。痛みはとれてもシビレが残ります。神経に何らかの障害が残るからでしょう。しかし、何がどう障害されているのかはまだ十分わかりません。

4 シビレは治りますか

　はっきりいってシビレにつける良い薬はありません。痛みをおさえる薬も、筋肉を柔らげる薬も、ビタミン剤も、シビレには効きません。寝ている時にはシビレは忘れる、感じないといいます。神経をおさえる薬で少し効くものがあります。セルシンとかホリゾン（ジアゼパム）という、精神や神経の活動（介在、ニューロン）をおさえる薬です。しかし効きすぎるとねむくなります。ねむくなる程度は人によって違いますが、日中にねむくなっては仕事にならな

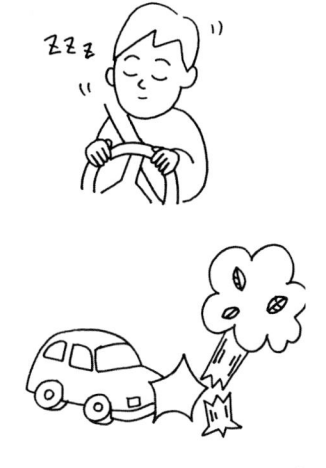

図3-4 シビレに効く薬は眠くなるかも

いでしょうし、車の運転は危険です（図3-4）。セルシンやホリゾンは夜間に主に使いましょう。

5　シビレや痛みの走る方向は

　時々ふしぎなシビレの部位を訴える人がありますが、たいていは神経の流れ（走行）に沿ってシビレは走ります。例えばL4-5の椎間板ヘルニアであればL5根の神経支配領域となります。腰からおしり（殿部）へ時には足の付け根（鼠径部）といわれる所にもシビレが走ります。このL5根の走行は坐骨神経となって足の下の方に下がります。膝より下（下腿）では外側を走ってくるぶし（外果）から足の表（足背）を斜めに走り足の親指（母趾）に至ります（第13章の6）。またこの神経は運動にも関与して足首や母趾を背屈させる（そらせる）作用をします。

　もうひとつよく発症する（頻度の高い）腰のヘルニアはL5-Sの椎間板ヘルニアです。このヘルニアで圧迫されるのは第1仙椎神経（S1）根です。この神経の支配は上のL5根の尾側になります。腰の下の方からおしり（殿部）の肛門寄りへ及びます。そのまま足（下肢）の後方をずっと下がってふくらはぎから足底に行きます。第4・5趾辺にも行きます（図13-5：184頁）。この神経の運動は母趾や足関節の押す（底屈）作用です。

　他の第1、2、3、4腰神経は、皮膚神経の皮膚知覚支配の図（図13-5）を参考にして下さい。この皮膚の領域に痛みやシビレが走ります。腰のMRIで腰にシビレの原因となるものがない場合には、上の方の胸椎部分をMRIでよく調べることが大切です。

第4章　診察法について

1　足をあげるのはなぜですか、何がわかりますか

　腰痛の訴えがあるとき、医師は診察時に足をまっすぐにして持ち上げます。これは何をしているのでしょうか。

　足をまっすぐにして持ち上げて、持ち上げた時の角度をはかります。足を持ち上げるテストをラセグー氏テスト、下肢挙上テスト、SLR テストなどと呼んでいます。足を持ち上げると、坐骨神経が引っぱられます。足を上げてかつ内側に寄せますと、坐骨神経はさらに強く引っぱられます。反対に持ち上げた足を外へまわしてゆくと、坐骨神経はゆるみます（第14章の1）。すなわち、足を持ち上げるテストは、坐骨神経を引っぱるテストなのです。なぜ坐骨神経を引っぱるのでしょうか。

2　足をあげると痛いわけは

　椎間板ヘルニアが線維輪を破って椎間板後方に突出したり膨隆したりしますと、神経根の近くに出ます。この線維輪を破っただけでも線維輪にある痛みを感じるセンサー（自由神経終末、図1-2：30頁）が働いて痛みが出ます。しかし、寝た姿勢では椎間板の圧が減少し、ヘルニアが外に出る勢いが小さくなり、線維輪への圧力が弱くなります。寝ていると痛みがやわらぐ理由です。

　この寝ている姿の時に先の SLR テストをします。足（下肢）を持ち上げ（挙上し）てゆきますと、坐骨神経が引っぱられます。この時、神経根が前方（腹側）に寄ってゆきます。すると膨隆していた椎間板ヘルニアに

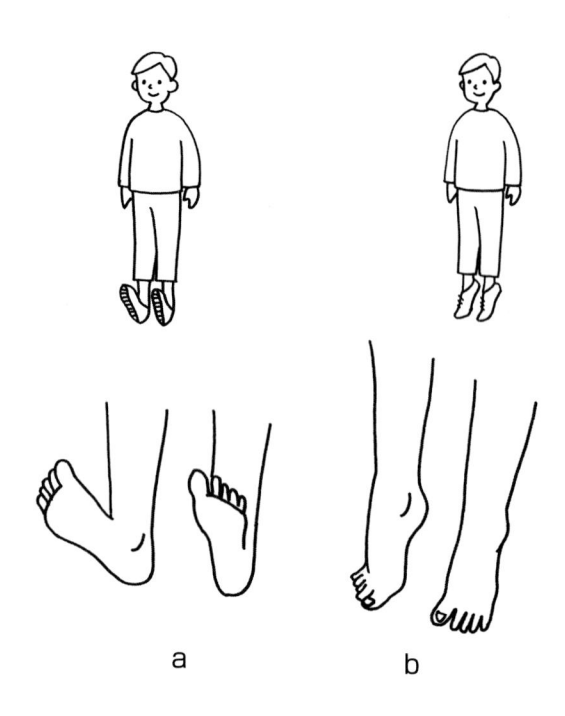

図 4-3
　踵立ち（a）、爪先立ち（b）
　aは主としてL5神経根で、bは主としてS1神経根を経由して頭からの神経指令で行います。L4-5にヘルニアがあってL5根が障害されるとaができなくなります。L5-SにヘルニアがありS1神経根がマヒしますとbができなくなります。

当たるわけです。ヘルニアが強く神経を押すと、痛みやジーンとしたシビレ感がします（第13章の1）。

3　つま先立ち、かかと立ち

　つま先で立ったり、かかとで立ったりしてみて下さい（図4-3）。健常人では、通常は可能です。腰椎椎間板ヘルニアがあって、神経が圧迫されますと、神経麻痺が生じます。つま先で立てなかったり立つ力が弱いときには、アキレス腱とつながっているふくらはぎの筋肉（下腿3頭筋すなわち腓腹筋、ひらめ筋）が麻痺しているのです。これは第1-2仙椎の間（椎間孔）から出る第1仙椎神経根（S1ルート）の麻痺です。

　かかとで立てない場合には、足先を上げる筋肉、すなわちすね（脛）の側にある筋肉（前脛骨筋等）が麻痺をしているのです。第5腰椎と第1仙

第4章　診察法について

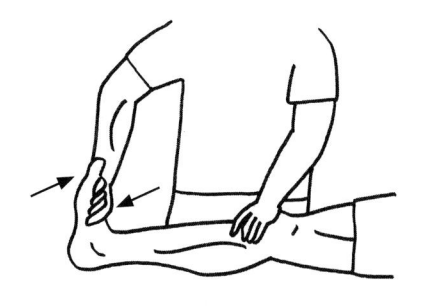

図4-4-1 足関節のそり返す力（背屈力）の測定（徒手筋力テスト）
これはL5の神経根に障害があるかどうかをみる筋力テストです。この力が弱い時にはL4-5の部分のヘルニアを疑います。

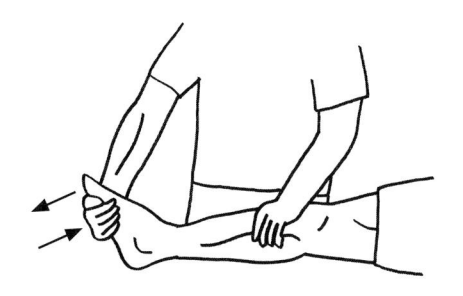

図4-4-2 足関節の押す力（底屈力）の測定（徒手筋力テスト）
これはS1の神経根に障害があるかどうかをみる筋力テストです。この力が弱い時にはL5-Sの部分のヘルニアを疑います。

椎の間から出る第5腰椎神経根（L5ルート）の麻痺です（図13-5：184頁）。かかとで立てない時には他にも腓骨神経麻痺を考える必要があります。

4　足の親指（母趾）の力を測る方法

　つま先立ちやかかと立ちの方が日常動作では大切ですが、学問的には足関節のそり返す力（背屈力）や押す力（底屈力）を測定します（図4-4-1、4-4-2）。また、ベッド上での診察では、母趾のまげ（底屈）やのばし（背屈）の筋力がよく測定されます。調べる人（検者）の手では、検者の母指でよく調べます（図13-6, 7：185-186頁）。この母趾の力は、他の筋肉と同じく男や女、年齢・体重等の条件によって正常値が変わります。医師はその人（患者や被検者）を見て種々の条件を考えて判断をして、正常か異常かを決めています。しかし、これを器械で測ってみますと、結構興味あるデータが出てきます。詳しくは第14章の2（195頁）を読んでいただきますが、大要は次のとおりです。

　母趾の背屈力は底屈力の約4～5倍です（図14-2：196-198頁）。わず

かに右の力の方が強いのです。椎間板ヘルニアがあって神経根が圧迫されると、その根の支配する筋肉の力が低下します。ヘルニアが大きいと、すぐ横を通る隣の神経根も圧迫され、この神経根が支配する筋肉の力が弱くなります。したがって器械で母趾の筋力をていねいに測定しますと、椎間板ヘルニアの位置や大きさ（圧迫の程度）がある程度わかります。

5　足の親指の力を測るわけは

先にも述べましたように母趾の力を詳しく測ると、腰椎椎間板ヘルニアの位置や神経根への圧迫の程度がわかります（第14章の2）。脊髄造影術しかなかった約30年前には大変有用な方法でした。今はMRIがあります。MRIで撮影しますと、ヘルニアが画像に出ますので母趾を器械で測定する意義はうすれました。しかし徒手母趾筋力測定をする際に神経根の造影像を頭に描きながら行うと、大変理解しやすくなります。またMRIや脊髄造影ではっきりしない時には有力な情報となります。

6　おしっこが出にくくなるのは

椎間板ヘルニアが大きく出て神経を急に圧迫したり、強く圧迫すると、おしっこをコントロールする神経が圧迫されます。神経が圧迫されると麻痺して尿が出にくくなります。普通は300mlから350mlくらい尿が膀胱にたまるとおしっこがしたくなりますが、神経が麻痺すると600mlとか800mlとか多量にたまってしまうのです。麻痺が強くなるとおしっこがしたいという感覚がなくなり、1000mlもたまってしまうことがあります（図4-6、第14章の6）。

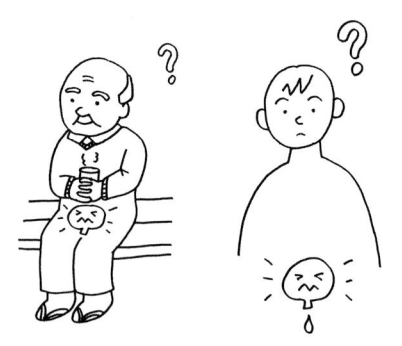

図4-6　神経が麻痺するとおしっこがたまってもわからなくなる。

このおしっこが出にくくなった時には、早急に手術をして神経を解放してやる必要があります。1度おしっこが出にくくなるとなかなか神経を解放しても麻痺が回復しないからです。

7　足を叩くと、とび上がるのは？

　足を叩くと、とび上がるのを腱反射といいます。腱というのはすじのことです。筋肉は関節をはさんで骨と骨との間を結んでいますが、その筋肉が骨にくっつくところに腱という太いすじがあります。皆さんの知っている代表的な腱はアキレス腱です。それではアキレス腱を叩いてみましょう（図4-7-1、第14章の4）。

　腱を叩くと足は反応します。叩いた腱のついている筋肉が縮んだ（収縮した）のです。この筋肉（下腿三頭筋すなわちひらめ筋と腓腹筋）が縮むと足が土を踏む方向に（底屈）動きます。何度叩いても同じ反応が起きるはずです。この反応を反射といいます。すなわち腱を叩くと反射して筋肉が動くのです。光を鏡に当てると光は反射して進みます。ではこの場合、鏡の役目をする部分がどこにあるのでしょうか。それは脊髄にあります。腱を叩くと、叩いた刺激は電気を起こします。電線（神経回路、坐骨神経の中にある知覚神経）を伝わって（第1仙椎神経の後根（知覚神経）を伝わって）脊髄の下端の腰髄（骨では第1か第2腰椎のレベルにある）に行きます。この腰髄の部分が鏡の役目をして電気信号を反射させて、また坐骨神経（運動神経）にもどし筋肉に電気を送り収縮させるのです（図

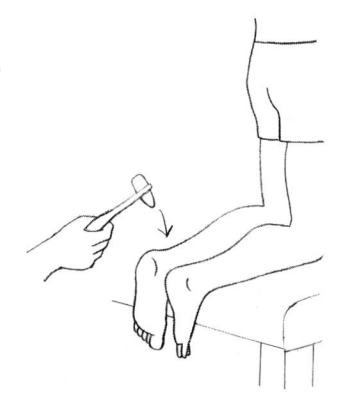

図4-7-1　アキレス腱反射
この膝立ちの姿勢（バビンスキーの体位）で反応がよく出ます。叩く方法は軽くポンとはね返るように叩きます。詳しくは第14章の4を参照してください。

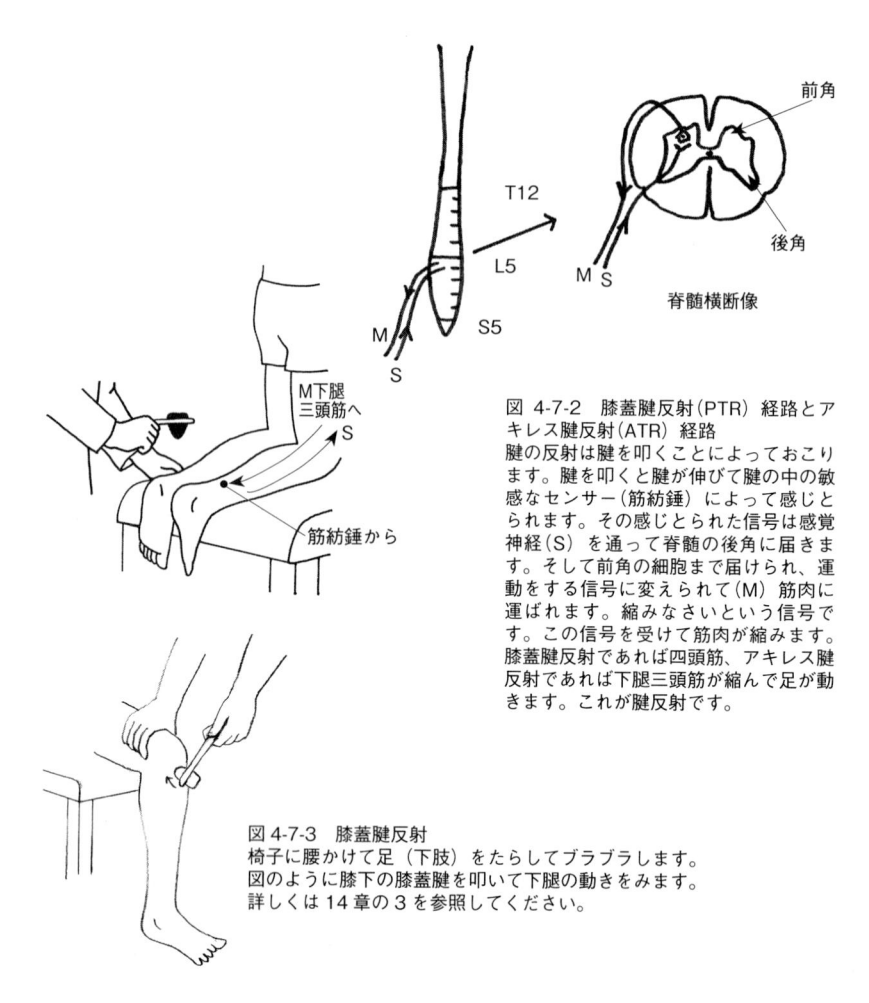

図 4-7-2　膝蓋腱反射（PTR）経路とアキレス腱反射（ATR）経路

腱の反射は腱を叩くことによっておこります。腱を叩くと腱が伸びて腱の中の敏感なセンサー（筋紡錘）によって感じとられます。その感じとられた信号は感覚神経（S）を通って脊髄の後角に届きます。そして前角の細胞まで届けられ、運動をする信号に変えられて（M）筋肉に運ばれます。縮みなさいという信号です。この信号を受けて筋肉が縮みます。膝蓋腱反射であれば四頭筋、アキレス腱反射であれば下腿三頭筋が縮んで足が動きます。これが腱反射です。

図 4-7-3　膝蓋腱反射
椅子に腰かけて足（下肢）をたらしてブラブラします。図のように膝下の膝蓋腱を叩いて下腿の動きをみます。詳しくは14章の3を参照してください。

4-7-2)。この現象を腱反射と呼びます。椎間板ヘルニアでこの回路が圧迫されて電気を通さなくなる（故障する）と腱反射が小さくなったり出なくなったりします。それでこの腱を叩いて異常がないかを確かめるのです。膝の下にはお皿の骨（膝蓋骨）があります。このお皿の骨の下につながっている腱（膝蓋腱）を叩いても足がとび上がります。膝蓋腱反射です（図4-7-3、第14章の3）。

第5章 ヘルニア画像の読み方など

1　単純のX線像

　X線像は透過性のあるレントゲン線（X線）が人体を通過してフィルムの上に結んだ像です。このため主として硬い骨がうつし出されます。レントゲン線（X線）を少なくして軟らかく通過させる方法もあり、手足の軟部組織を写す時に用いられます。しかし、腰のヘルニアは写りません。若い人の腰（腰椎）の像はほとんど正常です。ヘルニアの初期にはレントゲン（X線）の像ではわかりません。すなわち情報がないのです。椎間板がこわれてしばらくすると椎間板の高さが減じてきます（図5-1）。また腰

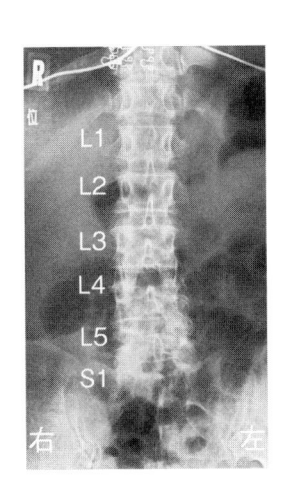

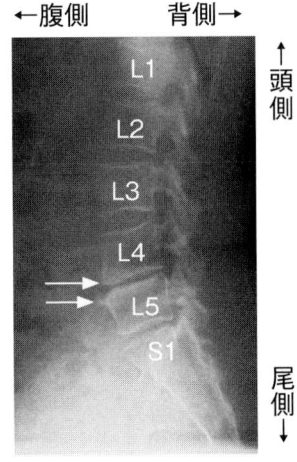

図5-1　62歳の女性　腰のレントゲン
第4、5腰椎の椎間板は細く短縮しています。他の部位は椎間板の高さが保たれていて正常ですが、このL4-5間の椎間板はよく使ったために椎間板が壊れて老化（変性）しています。そのために骨棘ができて、この椎間板の動きを少なくして悪化しないようにしています。高さも減じています。この部位はよく使用したため椎間板ヘルニアになり、さらに変性したと考えられます。脊柱管が狭くなっているかも知れません。症状があればMRIが必要です。

を使うことによって、機械でバリができてくるように、反応性に骨のとげ（骨棘）が出てきますので椎間板が悪い（老化した、変性した）ことが推定できます。椎間板がなくなってしまうと骨は上下がほとんどくっついてしまいます。しかし、端の軟骨（終板軟骨）が残っているのですき間があるようにみえます。しかし椎間板内注射の際、針を突っ込んでみても、なかなかすき間に入れることが難しいくらいです。

2　コンピューターによる横断像（CT）

CTでは椎間板ヘルニアははっきりとは見えません。1980年代には驚いたことにカナダ、アメリカではこのCT像でヘルニアの手術をしていました。MRIを知っている日本の脊椎外科医には、いくら説明をされても手術をする気にはならない画像でした。すなわち、はっきりヘルニアとわからないのです。日本では以前からの脊髄造影像と初期のMRI像でヘルニアを確認して手術をしていました。現在、CT像が必要な時は辺縁偶角分離症のあるヘルニア（図5-11）、ルートスリーブの狭窄（図2-12-1：61頁）などの骨の構造を横断像で見たい時です。

3　磁気共鳴画像（MRI）

MRIでは患者さんは上を向いて寝ているだけで撮像が可能です。大きな磁石の中に入り磁場をいろいろ変えて人の体の中のH+の原子核（プロトン）をゆすって動かして撮像するものです。すなわち水（H_2O）の成分の多い所（プロトン濃度の高い所）ほど白く（T_2強調という条件の画像で）撮像されます。逆に骨などの水分含量の少ない所は黒くなります（信号濃度が低い）。このプロトンの濃度差を利用して画像を作ることが可能です。

最近のMRIは鮮明です。脊髄造影像がほとんど必要でなくなりました。ただ脊髄造影像は手術をするとかMRIでわからない場合にはまだ行われ

ます。MRIでは椎間板の線維輪が破れたくらいのヘルニアの初期像もわかるようになりました（図A2）。また、脊髄造影でわからなかった椎間孔内や脊柱管より外、すなわち外側のヘルニアもMRIでよくわかります（図A9）。

4　脊髄造影像（ミエログラフィー）

　この脊髄造影はMRIがなかった時代には入院してよく行われました。腰に針を刺して脳脊髄液を流出させ、目的の所に針が入ったことを確認します。その後、その液の中にレントゲン（X線）で白くうつる（レントゲン線（X線）を透過しにくい）造影剤を注入します。すると液体の中へ造影剤が入って広がり、中の構造物が目に見えるようになります。この液の中には神経組織が入っていますので神経を造影することができます。

　腰の椎間板ヘルニアがこの液の入った硬膜や神経を押す（圧迫する）と、ヘルニアのあることが、またどの神経がどれくらい圧迫されているのかがわかります。最近ではMRIが発達し、MRIの情報量が大変多くなりました。従って、この脊髄造影はMRIでわからない時とか、手術にあたりもう少し別の情報でヘルニア等を確認したい時に行われます（図5-4）。

5　脊髄造影（ミエログラフィー）後のCT（CTM）

　脊髄造影では腰全体の所見が正面像・側面像・両斜位像で立体的によく見えます。横断像が必要な時にCT像が追加撮影されます。ヘルニアが出ているのは真中か、右か左か、その大きさはどうか等です。建築の設計図で言うと上（下）から見た図になります（図5-5）。

　最近のCT像はコンピューター上で再構成されて立体画像としても表現されます。またその像をくるくると回転させて見ることも可能です。

a 正面像   b 側面像

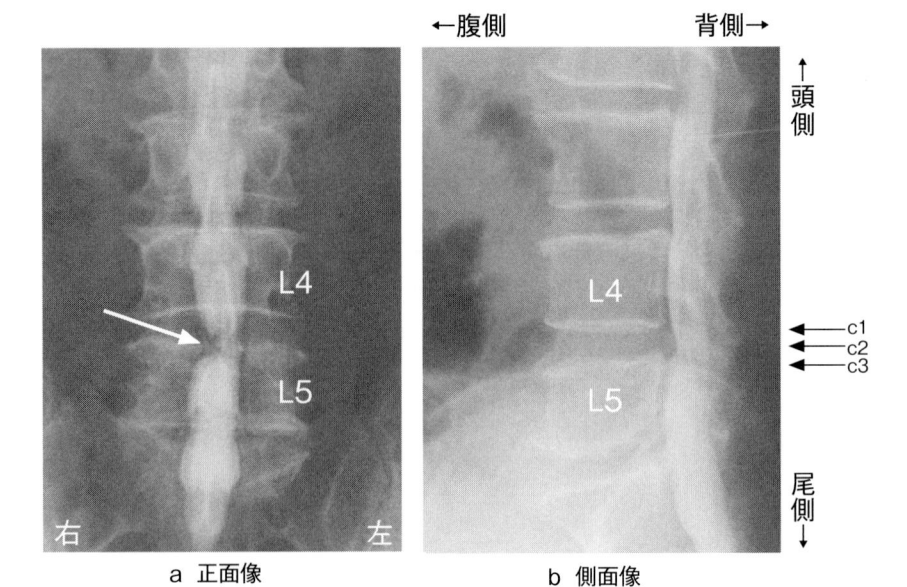

図 5-4　脊髄造影
65 歳、男性、手術にあたり腰ヘルニアの再確認のため脊髄造影を行いました。正常の脊柱管の硬膜の所（c3）と比べると L4-5 右に造影剤のない所（欠損）があります（矢印）。L4-5 右側のヘルニアと判断できます（a、c1、c2）。

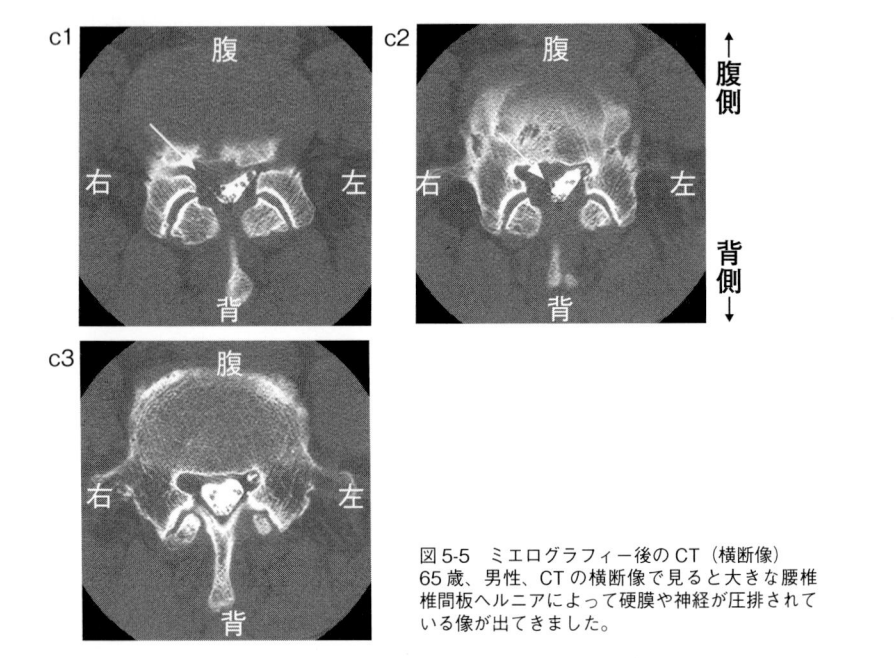

図 5-5　ミエログラフィー後の CT（横断像）
65 歳、男性、CT の横断像で見ると大きな腰椎椎間板ヘルニアによって硬膜や神経が圧排されている像が出てきました。

6 椎間板造影像（ディスコグラフィー）

　椎間板の中に針を刺して造影剤を注入します。椎間板ヘルニアがどちらの方向にどう出ているかを椎間板の中から観察するものです。また線維輪が破れているか、造影剤を注入した時に訴えていた所に痛みが走るのかどうかも調べます。この時の痛みがいつもの痛みと合致すればこの注入した所の椎間板ヘルニアが今回の痛みの原因であると証明できます。これに続いて局所麻酔剤とステロイドホルモン剤を注入すれば、治療にもつながります（図5-6）。また、局所麻酔剤で痛みがとれれば、まさに痛みの原因がこの部分から出ているという証明になります。

7 椎間板造影後のCT

　椎間板造影後すぐにCT室へ移動します。注入した後の椎間板の横断像を撮影します。ヘルニアが正中か右か左か、どこへ出ているのかが観察されます。ヘルニアの大きさも造影像で示されます。MRIがなかった時代には大変貴重な画像でした（図5-6-c）。

8 神経根造影像
　　（ラディキュログラフィー radiculography）

　腰椎からは左右1本ずつ神経（根）が出ています。ムカデやヤスデのような節足動物の名残です。これらは集まって1本の神経となり、腰の上の方（L2、3）では大腿神経、腰の下の方（L4、5、S1、2）では坐骨神経となって左右の足にのびてゆきます（図13-5：184頁）。この神経根のどこから痛みが出ているかを調べるのがこの神経根造影です。痛みの出ていると思われる目的の神経根に向かって針を進めます。本人が下肢にひびくといえば神経根に当たったと判断できます。造影剤を注入します。この時にいつもの痛みと同じ部位の痛みであれば、この神経の走行に沿ってヘルニア

a：正面像　　　　　　b：側面像

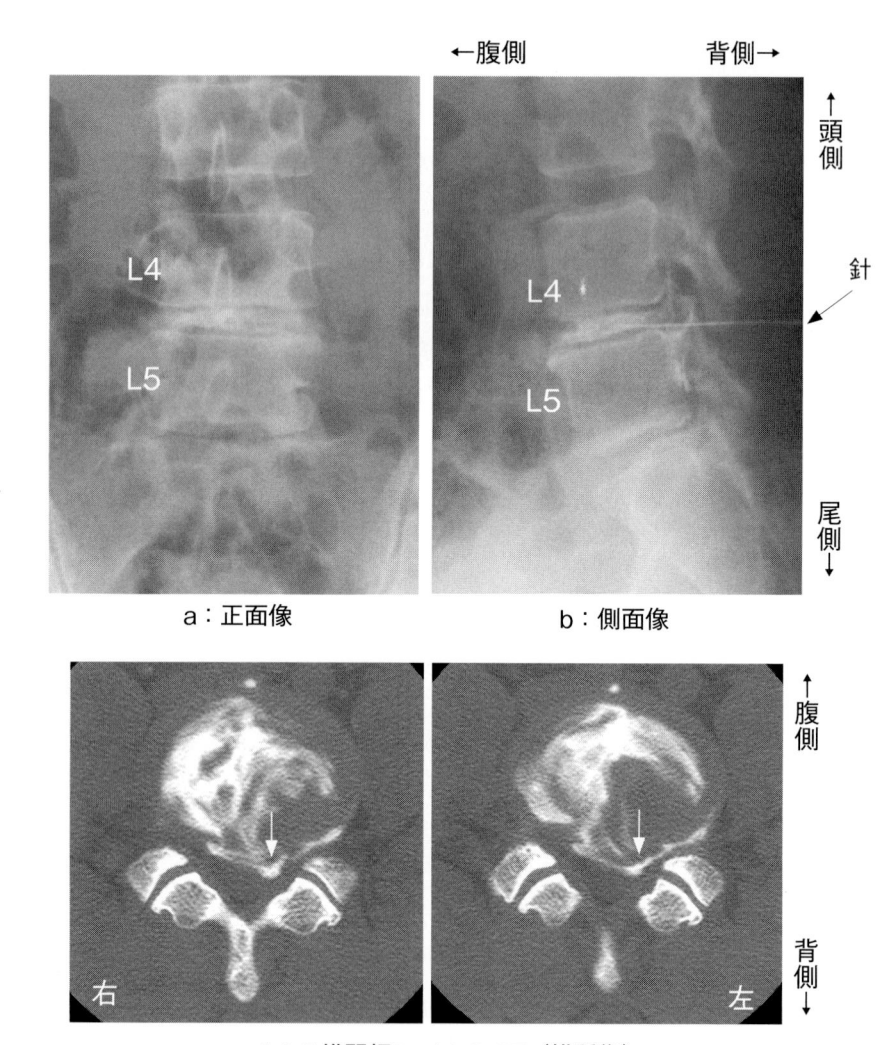

c：L4-5 椎間板レベルの CT（横断像）

図5-6　椎間板造影注射（ディスコグラフィー）
35歳、男性、L4-5の正中左寄りのヘルニアに椎間板造影注射を行いました。ヘルニアで少し破壊された椎間板の中へ造影剤を注入します。すると椎間板が破れてヘルニアが出て行った方向に流れ出ます。椎間板が破れているかどうかがうかがわかります。また下のCTでは出て行ったヘルニアの方向や大きさがわかります（↓矢印）。またこの時、局所麻酔剤や炎症を抑えるホルモン剤を注入するとヘルニアの治療となります。レーザーで椎間板の中を焼くよりも小侵襲で生物学的な治療なので良い治療といえます。

86　　　　　　　　　　　　　　　　第5章　ヘルニア画像の読み方など

図 5-8　神経根（ルート）造影ブロック注射
31歳、男性、腰痛、右下肢痛です。右下肢痛は殿部から右下腿外側に走り、症状がひどくなると足背を通って右母趾まで痛くなります。これは右の第5腰椎神経（L5ルート）の症状と考えました（図13-5：184頁）。右図のように神経に針を当てて造影剤を注入しました。造影後、局所麻酔剤とステロイドを注入して治療をしました。注入中は高度の痛みを訴えましたが、この注射でいつもの痛みはよく軽減しました。

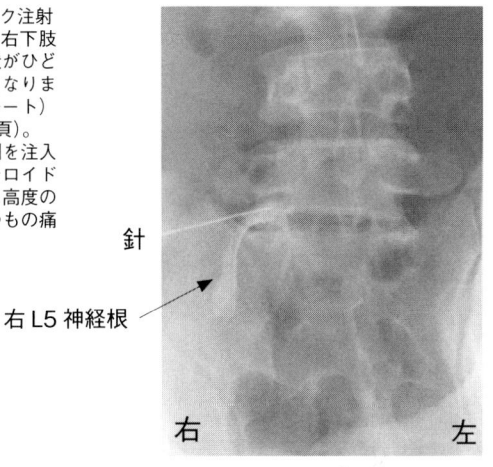

針
右L5神経根
右　　　左
正面像

が突出していると推定できます。造影剤がどこで止まるのかをみてヘルニアとの位置関係を考えます。局所麻酔剤とステロイドホルモン剤を注入します。これで数時間の間いつもの痛みが消えれば、この神経根の走行にヘルニアが突出していることが確信できます。

　MRIの発達した今日では、椎間孔内かその外にヘルニアがある時にこの神経根造影が有用です。造影と同時に治療としても大変有用で（神経根（ルート）ブロック　図5-8）、よく勧めます。しかし神経根に針が刺さった時には激痛となることがあります。この痛みを覚えていて二度とやりたくないと言われることがあります。

9　硬膜外造影像（ペリドログラフィー）

　情報量の乏しかった1970年代にはよく行われていました。この像から判断してヘルニアの手術が行われていました。まだ脊髄造影が油性の造影剤で行われていた時代です。この硬膜外造影像は不確実な画像となりやすいので今日では行われません。しかし硬膜外腔の癒着などを検討する時には今でも時には用いられます。画像として撮影することはめったにありま

a：正面像　　　　　　　　b：側面像
　　　　　　(S)　　　　　　　　　　　　(S)

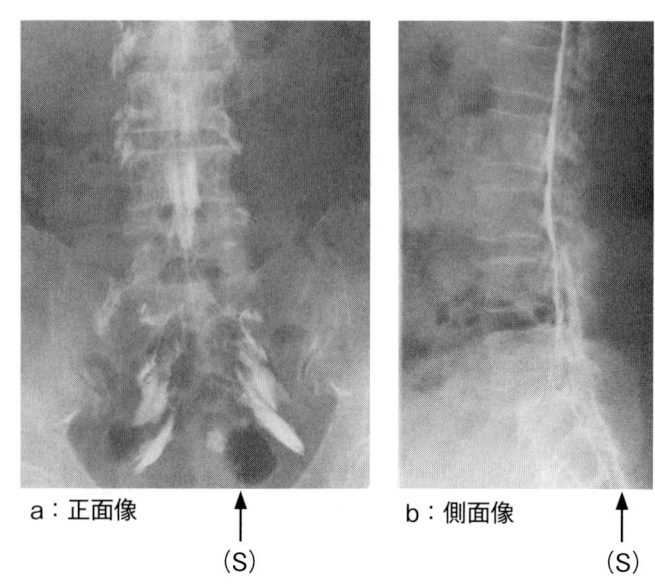

図5-9　仙骨からの硬膜外造影像
69歳、女性、仙骨裂孔という所（S）より針を刺入し造影剤をゆっくり15cc入れました。a、bのように造影剤が入りました。30年前にはこの画像からヘルニアの部位を考えて手術をしていましたが、不鮮明なため現在はこの画像は省略されています。治療として仙骨裂孔より硬膜外注射をすると、この造影剤のように薬がゆっくり入ってゆきます（図7-8-1：121頁）。椎間板ヘルニアはこの硬膜外の所に出ますので、この注射の効果で痛みが減少します。

せんが、治療として外来でもできることから仙骨裂孔からの注射（硬膜外ブロック）がよく行われます（図5-9、図7-8）。

10　ヘルニア直接注射の像（ヘル注像）

　これは後方（腰・背中）よりL5-Sのヘルニアに直接注射をして治そうとする治療法です。薬がどこに入ったかを見るために針を刺入後、造影剤を入れます。画像は造影剤が少ないのではっきりみえませんが、椎間板造影と硬膜外造影とを合わせたような画像となります（図5-10）。
　ヘルニアの後方には神経があります。このため神経を刺すことがあります。また硬膜内に針が入り脊髄造影となることもあります。造影後、少量

88　　　　　　　　　　　　　　　　　　　第5章　ヘルニア画像の読み方など

a：正面像　　　　　　　b：側面像

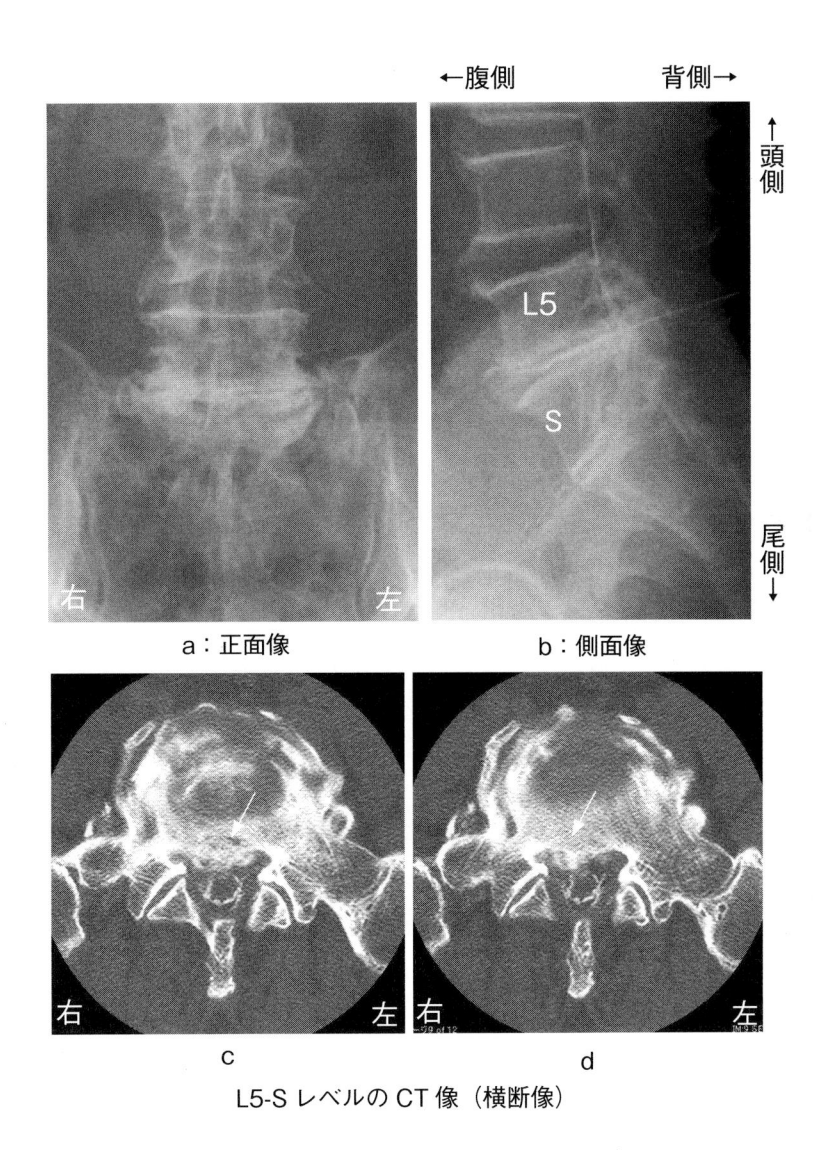

c　　　　　　　　　　d

L5-S レベルの CT 像（横断像）

図 5-10　ヘルニア直接注射
67歳、男性、後方より針を刺してヘルニアに注射をしました（図 7-13-2：126 頁）。前方の椎間板の中にも、硬膜外にも造影剤が入りました。ヘルニアは体の真中（正中）から右にかけて出ていました（↓矢印）。この注射後、痛みは大変良くなりました。

の麻酔剤とステロイド剤が注入されます。直接ヘルニアに注射をするために30％くらいの人が特に他の注射法よりよく効いたといいます。痛みが一度に軽くなる人がいます。

11　骨のかけらとヘルニア（辺縁偶角分離症に伴うヘルニア）

　背骨（脊椎骨）は成長の初期には数ヵ所の所から一つの椎骨が作られます。その部分が成長して大きくなり、くっついて一つの骨となります。骨には成長点（線）があり、子供の頃にはそこが成長し骨が大きくなります。椎体の辺縁にも成長線があります。この成長線が十分硬い骨にならなくて軟骨の状態で残っていることがあります。この部分は椎間板につながっていますので、この椎間板に何回も大きな力が加わりますと軟骨の所で骨がくずれて椎間板を伴ってヘルニアとなります（図5-11）。辺縁偶角分離による椎間板ヘルニアです。硬い骨があるため保存的な治療をしてもなかなか自然には治らず手術が必要なことが多くなります。

12　腰椎分離症とヘルニア

　腰椎分離症やさらに進んだ分離すべり症があります（第6章の4、5、6）と、その部分（椎間）は他の部分よりも前に曲げたり（前屈）後に曲げた場合、動きが大きくなります。よく動く所は長い間に他の部位よりこわれやすくなります。すなわち、その分離のある椎間板は線維輪が破れやすくなります。破れると椎間板ヘルニアになります。動きやすく不安定な所にヘルニアが加わりますと、痛みやしびれや筋力低下などの神経症状がでやすくなります。

13　椎間板終板のくぼみ（シュモール結節）とヘルニア

　椎体と椎間板とは隣り同士です。体ができてくる頃にはその境界が徐々にできあがってきます。接触する椎体側は終板と名付けられています。こ

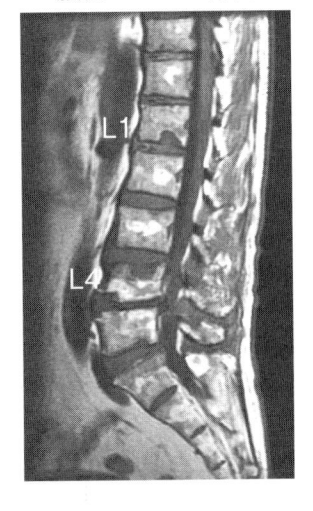

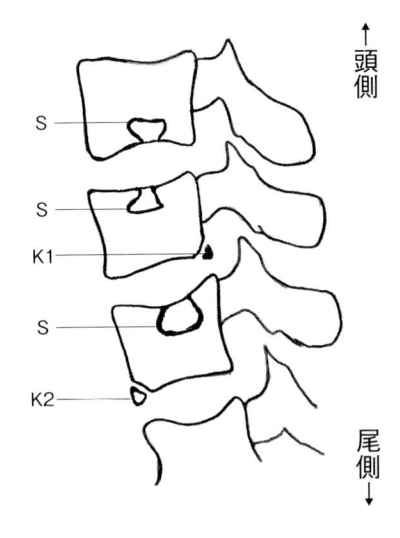

図 5-11　シュモール結節（S）と辺縁偶角分離（K）
この結節と分離は成長する時に生じたものです。脊骨の椎体がきちんとできなかったことになります。シュモール結節（S）というのは椎体の終板に上手にできなかった所があり、舗装した道路に穴があいたようなものです。この穴に水が流れ込むように椎間板の髄核が結節の中に入り込んでいます。またこの終板の角が上手にできないと辺縁がくずれたようになります（K）。地震や大雨で崖くずれが生じるのと似ています。前方や側方のくずれ（K2）は、その時に痛みが出るくらいですぐ症状がとれます。しかし、後方の神経の側でこれがおこりますと（K1）、硬い骨と共に出たヘルニアですので治りにくくなります。手術でこの崖くずれの部分（辺縁偶角分離部、K1）を叩きん棒（図9-9-1：156頁）で叩いてこわしてヘルニアを切除しないと症状がとれにくいことがあります。左方のMRIの画像ではL1とL4にSがあります。またL4の前下縁にはKがあります。

　の終板が十分にできなくて穴が開いているときには椎間板の中味が椎体の中に入り込む状態になります。これをシュモール結節といいます（図5-11）。MRIで見ると上や下に出たヘルニアですが、痛みの原因になることはほとんどありません。昔は痛みの原因はこれだと考えて、椎間板の中に注射（ディスコ　図5-6、第7章の9）をして確かめたりしていました。このシュモール結節は終板が十分に完成しなかった一種の奇形と考えて良いでしょう。

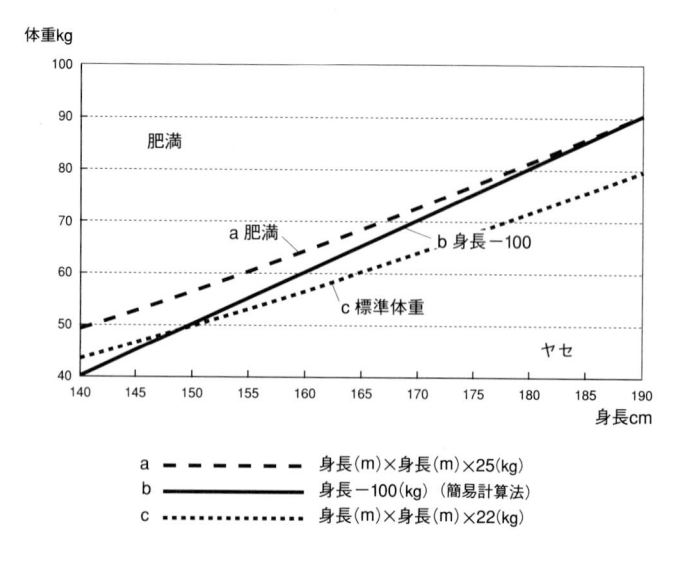

図5-14 身長と体重のバランス
理想体重を簡単に出すのには身長－100 です。これより体重が多い人は要注意です。
また身長－110以下の人はヤセていると考えた方が良いでしょう。

14　メタボリックな体（肥満）とヘルニア

　メタボリックシンドロームとは、腹囲が男性で85cm、女性で90cm以上ある人で、脂肪の多い人（高トリグリセライド血症150mg/dl以上、低HDLコレステロール血症40mg/dl以下）、血圧の高い人（130/85mmHg以上）、また高血糖（空腹時血糖110mg/dl以上）の人と定義されています。脂肪、血圧、血糖の内2つ以上が異常な人を指します。大きな目安は体重が身長をもとにした標準体重より大きいということです（図5-14）。一言で言えば"重い体"ということになります。体重が重いと膝に大きな負担がかかり膝痛が生じやすくなります。腰にも大きな負担です。椎間板にも大きな力が加わり、こわれやすくなります（図14-7-2：217頁）。こわれれば椎間板ヘルニアです。

15　スポーツ選手と腰椎椎間板ヘルニア

　ヘルニアがあって痛みがあり、運動ができないという訴えには少々困ります。外来での診察ではほとんど痛くないくらいだとなおさらです。まずは教科書的に痛み止めの薬を飲んでもらいます。湿布や、特に運動後に高度の痛みがあるようなら坐薬も使ってみましょう。それでも好きな運動ができないということであれば腰のMRIで分離症の初期（図A11）や腰ヘルニア（図A3〜9）をチェックします。以後の治療はヘルニアがなければ少し運動のレベルを下げて痛みが止まるのを待ちます。分離症の初期であれば体幹ギプスを巻いて体を固定し骨折が治るのを待ちます。ヘルニアがあればまず硬膜外注射（図7-8：121頁）をして効果をみます。

　これでも治らなければ椎間板内薬剤注入療法（図5-6、図7-9：122頁）、神経根ブロック療法（図5-8、第7章の10）となり、入院が必要です。症状がとれなくてどうしても運動したい人には経皮的椎間板摘出術（レーザーによる髄核蒸散方法、高周波による凝固方法、図9-1：145頁）が適応になります。内視鏡による摘出術も選択されます。

　ヘルニアが大きなものであったり、上下に出たりしていれば今の所Love法（図8-2-1：132頁）が勧められます。いずれにしても椎間板はこわれたのち、さらに手術で破壊するのですから慎重に運動を始めて下さい。また徐々に運動の強度を上げていって下さい。

第6章 腰痛をひきおこす原因の病気は

1 ギックリ腰（急性腰痛症）

　急に腰が痛くなって、と言って受診される人は整形外科外来では30〜40％の割合になります。地域や病院の性質によって違いはあるでしょうがとにかく多いものです。一生のうち1度は腰痛を経験するといわれています。背骨を担当する著者らは新患の80％くらい腰痛を訴える人を診察します。平成15年の統計ではこの内2回目に受診があった人はまたその33％くらいでした。すなわち1回受診しただけという人が大多数でした。急性腰痛の内訳をみると、筋靭帯性腰痛症60％、腰椎椎間板ヘルニア17％、腰椎椎間関節症14％、その他9％でした。

　しかし、ギックリ腰の中には年代で特徴があり、10歳代のスポーツマンでは成長期腰椎分離症の初期、中高年では椎間関節性のもの、椎間板に原因があるものが多く、70歳以上の高齢者では圧迫骨折、破裂骨折が一番多く含まれます。これらの詳しい内容は第6章21に述べます。

　ギックリ腰を定めた定義はありませんが、一般には"魔女の一撃"と言い、ギクリと腰にひびいた、これ以後痛くなったということから便宜上つけた病名でしょう。この中でも腰椎椎間関節症（第6章の18）や腰椎捻挫がもっとも一般的に多くつけられる病名です。腰椎捻挫の中でも椎間板の線維輪が破れた時にはヘルニアの初期となります（図A2）。

　最近では運動不足の人が急に重い物を持った、引越しをした、スポーツをしたといって訪れます。また体重の増加した人が案外多いように思います。体重の増加した人というのは食事の量に比べて動かない人ということ

になります。運動不足です。

2　腰椎椎間板ヘルニア

　現在では10人の内8人の医師が画像のMRIでヘルニアがあると診断でき、それに合う症状の人がヘルニアですと定義しても良いでしょう。しかし何をもってヘルニアというのかは学会でもまだ定まって（定義されて）いません。ヘルニアというのは英語のherniation、脱出という意味です。腸のヘルニアは脱腸と日本語も明確です。しかし腹膜が破れて腸が少し顔をのぞかせているくらいのものはどうでしょう。線維輪が破れて椎間板の髄核が少し顔をのぞかせたくらい（図A2）にも至らない初期の段階はヘルニアといえるのでしょうか。また画像上大きなヘルニアが出ていても時がたってくると何の症状を訴えない人もいます。この時はヘルニアといえるのでしょうか。いろいろな場合を考えてまだ意見の一致をみていないのです。定義してしまえばヘルニアは決まるのでしょうが、2007年の段階ではまだ決められていません。腸の場合は目で見て決められそうですが、椎間板線維輪が破れているかどうかはMRIで判断しますので、読影した意見（所見）がまだ煮詰まっていないのです。この本ではヘルニアというのは画像上ヘルニアがあって、それに合致する症状のあるものと決めておきます。画像がなくても昔からの神経学的サインのある人もヘルニアという扱いにします。

3　背骨（脊椎）の骨折、圧迫骨折、破裂骨折、横突起骨折

　背骨の椎体の骨折を圧迫骨折、破裂骨折といいます（図6-3-1-a, b）。骨のもろくなった人（骨粗鬆症）で生じやすく、現在流行病のように多いのです。70歳以上の高齢者で腰痛を訴えて病院に受診した人の3人に1人がこの骨折でした。大きな事故（外傷）では背骨はいろいろに壊れます。脱臼骨折（図6-3-2）、横突起骨折（図6-3-3）、縦裂骨折（図6-3-4）、チャ

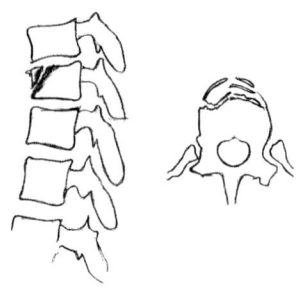

図6-3-1a　圧迫骨折

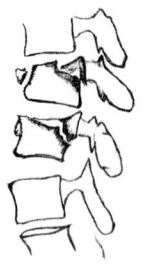

図6-3-1b　破裂骨折
椎体の後方まで骨折したものをいいます。痛みが強く、治るまでの時間が長くかかり重症です。また、骨折片が脊髄神経に当たって神経麻痺の可能性があり、注意を要します（↑矢印）。

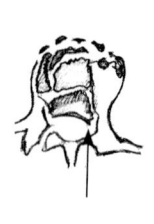

図6-3-2　脊椎の脱臼骨折
矢印の所で椎間関節がのり越えて上の椎体が前方に出ています。これは関節の脱臼です。

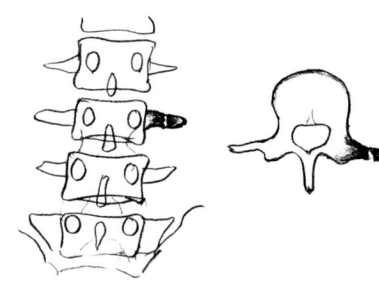

図6-3-3　横突起骨折
左腰椎横突起の骨折です。スノーボードでの転倒、高所よりの転落でよく見られます。

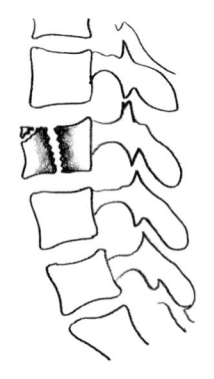

図6-3-4　縦列骨折
椎間板髄核が骨折内に入り込むとなかなか治りにくくなります。

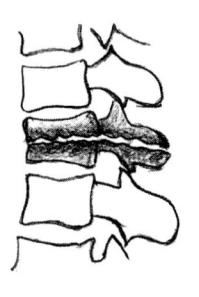

図6-3-5　チャンス骨折

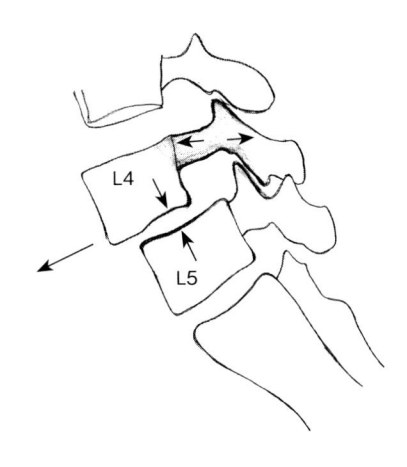

図6-4-1　腰椎変性すべり症（前方すべり）
第4-5椎間板は変性して椎間板の高さは短縮し狭くなっています。第4腰椎の椎弓は伸びています。第5腰椎に比べて第4腰椎の椎体は前方にあります。これを変性すべり症といいます。中年以後の女性でよく見受けられます。
下の骨盤側の椎体に対して、多くは前方にすべります。少数ですが、時には後方にすべる場合もあります。

図6-4-2　腰椎すべり症（後方すべり）

ンス（横）骨折（図6-3-5）などがありますが、頻度が少なくなります。ただし、外傷を扱っている救急車の入る病院では多いことでしょう。

4　腰椎すべり症

　上下の椎体に前後のずれができたものをずれ（すべり）症と呼びます。背骨がずれると神経の入っている脊柱管がずれて狭くなります。2つの重なった輪がずれるのと同じです。年齢とともにずれていったもの（変性すべり症）では最大で35％までずれます。神経症状が出ますので手術が必要になります。一番大きな骨、骨盤を中心に考えますので、上の背骨が前にずれれば前方すべり症、後ろにすべれば後方すべり症といいます（図6-4-1、6-4-2）。

5　腰椎分離症

　背骨には神経の入っている脊柱管を中心に前の部分と後ろの部分とがあります。この間には上と下との骨をつなぐ関節突起があります（図6-5）。前と後ろとに別々に力が加わった時にはこの上下の関節突起の所に無理な力が加わります。この加わる回数が多いと疲労骨折となります。

　分離症には生まれつきで、成長を経てもこの上下の関節突起間部が骨でくっつかなかった人もいます。先天性分離症と呼ばれます。

　また、骨はついても小学校高学年から高校1年くらいまでの成長期に激しいスポーツを毎日やると前後の力が別々に加わって疲労し、この部分が折れることがあります。これは成長期（思春期）脊椎分離症と命名されました。疲労による骨折です（後出）（図A11）。

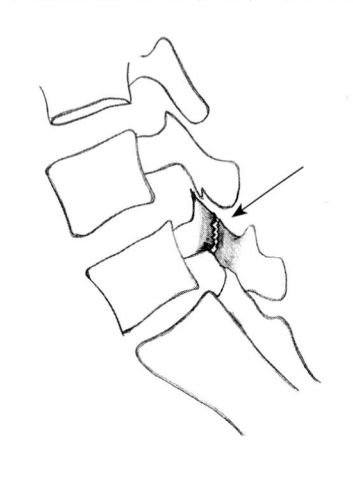

図6-5　脊椎分離症
椎弓の上関節突起と下関節突起の間（椎間関節突起間）の骨がレントゲンでつながっていない（連続性がない）場合にこれを分離症といいます。この原因は生まれつき（先天性）のこともありますが、多くは小中学生の成長期にスポーツをやり過ぎた人に発生します（成長期脊椎分離症　図A11）。すなわち椎弓の疲労骨折の結果です。

6　腰椎分離すべり症

　上下の関節突起間部が骨でくっつかなかったり、疲労で折れたりした後、そのまま治療をせずに生活を続けていると、このレベルの椎間板がよく（過度に）使われて老化（変性）します。すると分離部でずれてくることがあります。大半は椎間板ヘルニアを伴います。痛みが出て仕事ができなければ手術（PLIF）が必要になることもあります（図6-6）。

a：側面像　　　　　　　　　a：斜位像

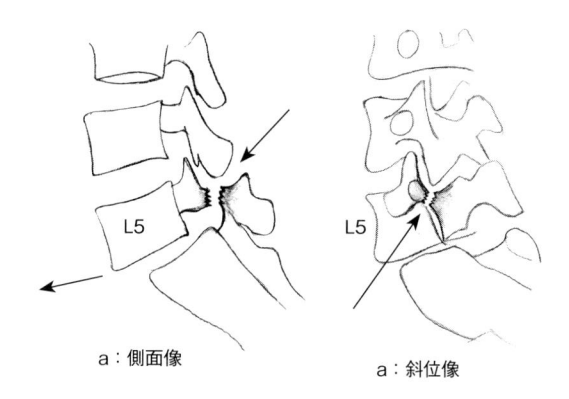

図6-6　腰椎分離すべ（辷）り症
分離症にその椎間のずれ（すべり）が加わったものを分離辷り症といいます。左は背骨の側面の図です。L5の椎弓が切れて（分離し）下の仙骨に比べて前にずれています。これを分離辷り症といいます。右は45度斜めから見た図です。犬の型をした図の首輪（椎弓根）の部分が切れて離れています（矢印）。

7　腰部脊柱管狭窄症

　年をとると顔にしわが寄るように体の中にもしわが寄ります。背が短縮します。この背が短くなるのは主に椎間板の高さが減少するからです。椎間板の高さが減少するということは、椎間板がこわれて老化（変性）するということです。大小はいろいろですが椎間板ヘルニアが存在します。1か所ならまだ良いほうです。長生きをすれば何か所もできます。ヘルニアが突然出ると、若い人と同じくヘルニアによる高度の痛み（疼痛）が出ます。じわじわと悪くなった末は長く歩けなくて休み休み歩く（間欠性跛行）ことが多くなります（図8-1：131頁）。休む時にしゃがんで腰を前に曲げる（前屈する）と症状がとれます。前に曲げるとしわがのびて神経への血行（血液循環）が良くなるからです（図A10、図2-10-2：57頁）。

8　筋、筋膜性の腰痛

　腰の筋肉を押さえて痛みがあればこの疾患を考えます。しかし、腰痛を訴える人でもこのサインのある人は割に少ないのです。運動時痛を訴える

人は多いですが、運動時痛には種々の病気が含まれますので診察とレントゲン（X線像）では痛みの原因がすぐにはわかりません。従って、保険病名をつける時にこの筋、筋膜性の腰痛となりやすいのです。今までの経験では本当に筋、筋膜性の腰痛と考えられる人は、運動不足の人が急に運動をした時とか、いつもやらないことを長い時間したとかいう場合です。また、筋肉を手で押す（圧迫する）と痛みを感じます。

9　背骨（脊椎）の腫瘍

　大変まれですが、背骨にも腫瘍があります。痛みとして訴えられた場所をレントゲン（X線像）で調べたら発見されたということが多いです。腫瘍にもいろいろ種類がありますので、MRIとか骨シンチとか、時にはバイオプシー（生検、部分切除）でさらに調べることが多いのです。詳しくは骨腫瘍の本を読んで調べて下さい。腫瘍が発見されたら専門医に早めに手術をしてもらった方が良いでしょう。純粋な背骨の腫瘍ではありませんが、ガンの転移による背骨の腫瘍は時々発見されます。高度の痛みを伴ない、歩けなくなることがよくあります（図6-9）。ガンの専門医の所で免疫学的な治療や抗がん剤や放射線による治療が必要となります。

10　脊髄（神経）の腫瘍

　背骨の中の神経、脊髄にも腫瘍はできます。脊髄の中にできる髄内腫瘍と脊髄の外にできる髄外腫瘍とがあります（図6-10）。髄内腫瘍は大変少ないのですが、できたら手術も困難で神経の麻痺も早く生じます。腫瘍が小さい内に発見されたら症状が少なくても迷わず早目に専門医に手術を受けた方が予後が良いです。髄外の腫瘍は、これも早目に手術をしてもらえば予後は大変良いです。遅れて大きくなると周囲の神経とくっつく（癒着する）ので、手術で神経との間をはがす（剥離する）ことになります。すぐにはがせれば良いのですが、困難ですと正常な神経まで傷つくことにな

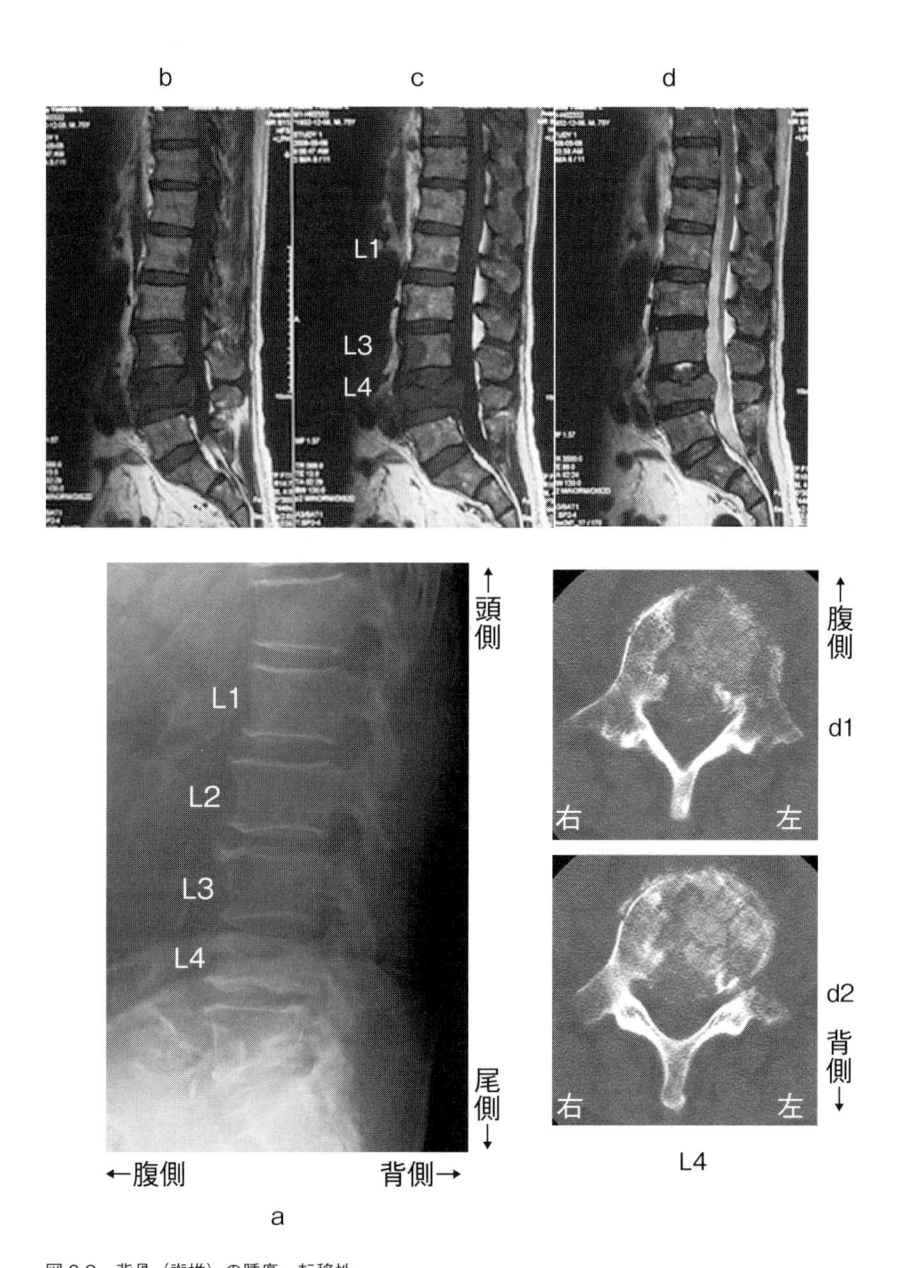

図6-9 背骨（脊椎）の腫瘍　転移性
高度の腰痛による歩行困難で来院。aの単純腰椎レントゲンでは第4腰椎（L4）の異常（破壊）像がありました。単なる圧迫骨折ではないと判断しました。MRIにてL1、L3、L4に異常像がありました（b、c、d）。CTでは背骨が一部溶解している像（d1、2）がありました。ガンによる転移で腰の骨が破壊され、高度の痛みがあることがわかりました。

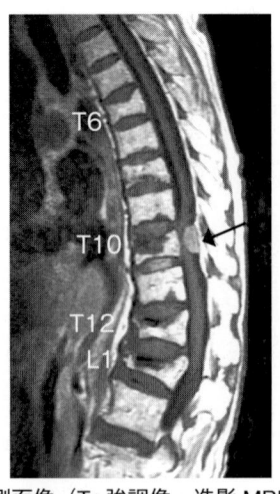

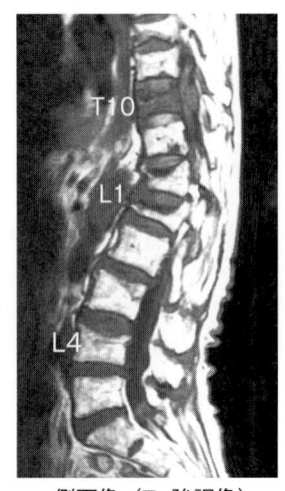

側面像（T₁強調像、造影 MRI）　　側面像（T₁強調像）

図 6-10　MRI、脊髄の腫瘍
84歳の女性。背部痛とまったく歩けないということで遠方より来院しました。入院後の MRI では T10 の圧迫骨折が判明しました。その背側に脊髄腫瘍もあり驚きました（矢印）。T6、T12、L1、L4 にも古い圧迫骨折がありました。歩けない理由は脊髄腫瘍のためと判断しました。脊髄腫瘍を手術で摘出しました。手術後3カ月でよく歩けるようになりました。

ります。すると神経麻痺が生じやすくなります。

11　変形性脊椎症

　背骨（脊椎）に老化現象である骨のとげ（骨棘）が出てくると変形性脊椎症という病名がつけられます。顔でいうとしわの多い顔になったというようなことです。これ自体は痛みの原因を表しているのではありませんが、背骨をよく使ってきて痛いのだろうと推定できます。実際、骨棘の大きい椎間板レベルでは MRI をとると椎間板は老化（変性）して水分がなくなります。椎間が狭くなっていれば椎間板ヘルニアも認められることが多いんです（図 2-5-1：54頁）。

12　骨粗鬆症

　骨がもろくなると骨粗鬆症ということになります。最初は慈恵医大式分

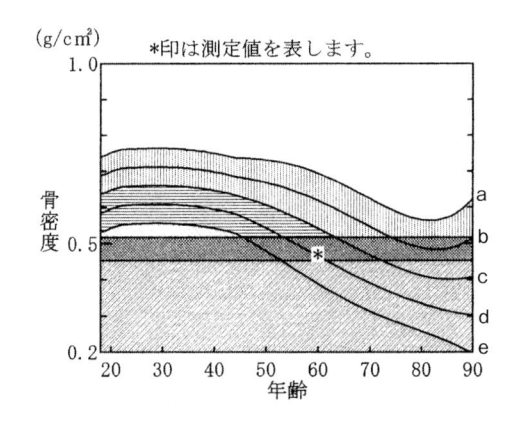

図6-12 骨塩量の測定
60歳、女性で腰痛の訴えです。この人の骨塩量を前腕の橈骨という骨の手指に近い1/3の所で測定しました（＊印）。骨塩量は 0.464 g/cm、骨密度は 0.471 g/cm で60歳の女性の平均値（c）よりも低い値です。骨密度 0.5 の線より下にあり、骨がもろくなっていることを示します。

類があってレントゲン（X線像）でみて決めていましたが、最近では骨の硬さ（骨塩量）を測定して数値化されました（図1-6-3, 図6-12）。高齢になって体の動きが減ると誰でも骨はもろくなりますが、女性の閉経後は特に骨が大変もろくなりやすいのです。また病気（胃を切除した、ステロイド剤の内服など）になった人も骨がもろくなりやすいです。骨がもろくなるということは体の支えが弱くなるということです。転倒すれば骨折（前腕骨、大腿骨骨折）しやすくなりますし、重いものを持っても、草むしりを長いことしても骨折（背骨の圧迫骨折）しやすくなります（図6-10）。

13 脊椎の炎症

脊椎の細菌感染です（図6-13）。痛みと熱で症状が出ることが多いのです。通常の炎症は、じっと動かないで寝ていても痛みます。レントゲン線（X線）像ではっきりわかるのは2か月も経ってからです。細菌が血液の流れにくい椎間板の中に逃げ込んで巣を作ることがはじまりです。血が行かないということは、警察の役目を持つ白血球が細菌の近くまで行けないということです。血液検査（赤血球沈降反応（血沈）、CRP、白血球）である程度炎症を証明できます。MRIをとればさらにはっきりします。細菌が弱ければ、少し静かにしていれば人の免疫機能が作用して治ります。

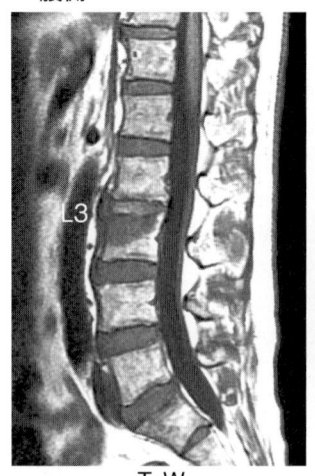

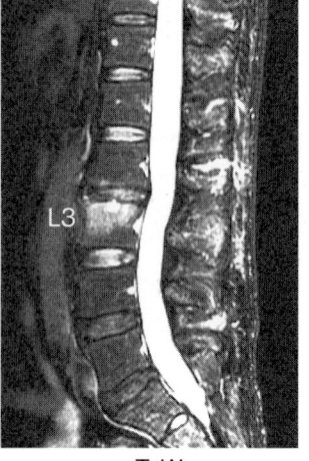

図6-13 細菌性脊椎炎
45歳、男性、腰痛があり徐々にひどくなるということで来院しました。歩行器につかまらないと歩けないので入院としました。37度台の微熱があり、炎症所見（赤血球沈降反応（血沈）の低下、CRP上昇、白血球増多）がありました。レントゲンでははっきりわかりませんでしたが、MRIでは第3腰椎（L3）椎体に他の椎体とは違ってT₁強調画像（T₁W）で黒くなる（低輝度）、T₂強調画像で（T₂W）で白くなる（高輝度）所見がありました。細菌性の脊椎炎と診断しました。

少し強ければ細菌をやっつける抗生物質が必要です。さらに強ければ病巣の細菌検査とドレーンによる排膿が必要です。入院、安静と点滴による抗生物質が必要です。炎症が広がれば病巣をとって骨移植をするほどの大手術を必要とすることもあります。

14　脊椎カリエス

　脊椎の細菌感染です。結核菌によるもので、ゆっくりじわじわと炎症が生じ、体の中で広がります。なかなか治りにくいのでこの細菌だけ特別扱いがなされます。最近はMRIがあり発見は早くなりました。しかし弱い細菌と結核菌との区別は困難な場合が多いのです。神経麻痺が生じるほど病気が広がって発見されても抗生物質でじわじわと治り、神経も回復してくるという特徴があります。本人は元気なことが多く、血沈が大きく低下するのが特徴です。他は他の細菌感染とほぼ同じ治療となります。

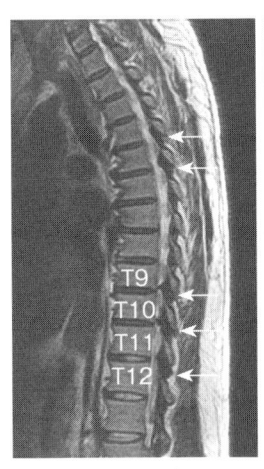

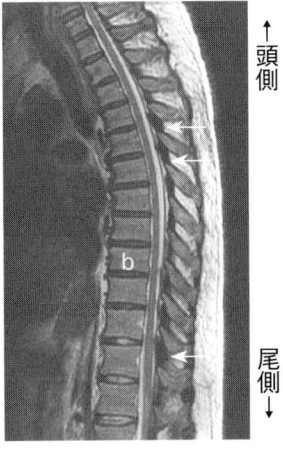

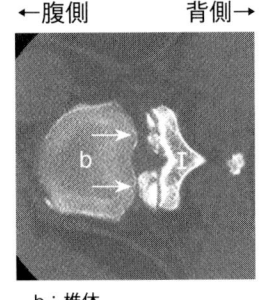

図 6-15-1 胸椎黄色靭帯骨化症（OYL、OLF）
脊柱管の後方にあって上下の椎弓を結んでいる黄色靭帯が骨化するものです。T9-10（第9-10胸椎）、T10-11、T11-12（矢印）。どうして骨化するのかはまだ十分わかっていません。遺伝子が関与している可能性が大きいと考えられています。脊柱管が狭くなればこの胸椎部には脊髄がありますので圧迫されて、シビレ、痛み、筋力低下、歩行困難などの神経症状が出やすくなります。神経症状が出れば手術が必要となります。

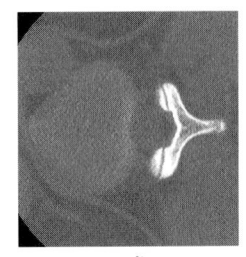

b：椎体
l：椎弓
→：黄色靭帯骨化症（OYL）

正常

15　胸椎黄色靭帯骨化症

　主に第10～12胸椎周辺の黄色靭帯の骨化による脊柱管狭窄症状を示します（図6-15-1）。一般には存在感の少ない病気です。また、割に多彩な症状を呈してきますのでこの病気を頭の中において調べないとわからないことがあります。腰痛、下肢のシビレ、ふらつき、排尿障害など腰が原因と思われる症状が多いのです。このため先に腰に目が行きます。腰椎を目的にとった画像の上の方にチラリと靭帯骨化の所見が見えた時に、胸椎部の検査をすることが多いのです。治療は後方の黄色靭帯を含めた椎弓切除を行います。技術が向上して椎弓をもとのように形成することも可能になりました。黄色靭帯骨化症の人は他の部分の脊柱にも靭帯骨化（図6-15-2）がないかよく調べる必要があります。

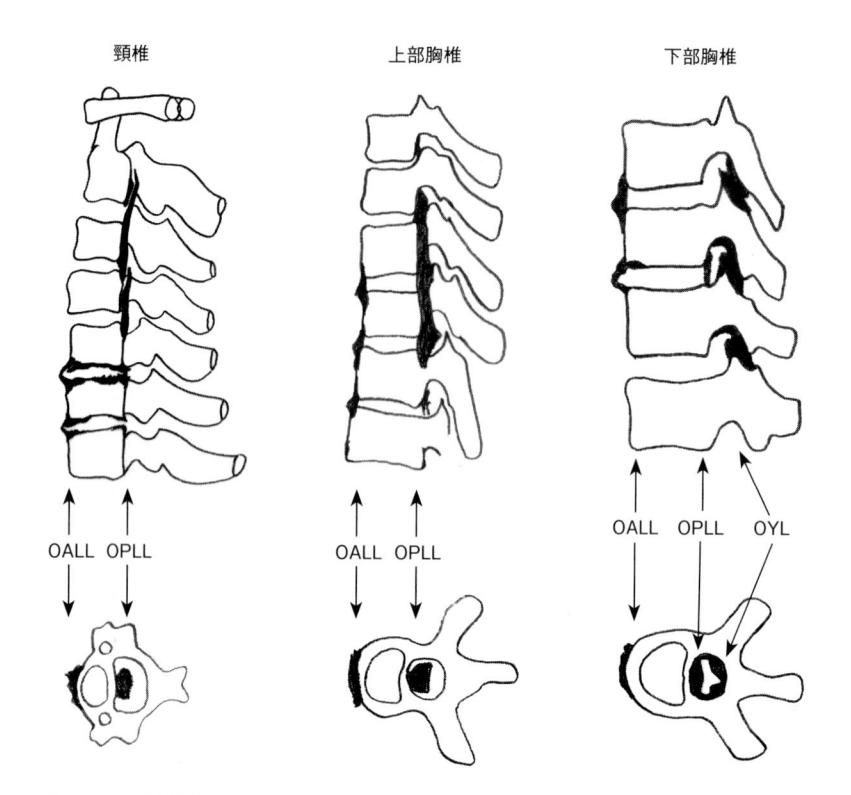

図 6-15-2　脊柱靭帯骨化症
前縦靭帯骨化症（OALL）は、頚椎部では食道を圧迫し食物が通らないことがあります。胸椎部、腰椎部では困るほどの症状は出ませんが、背骨が硬くなり動かなくなります。後縦靭帯骨化症（OPLL）は頚椎部、胸椎部に発症します。脊髄を圧迫し神経症状を出します。大きくなると手術が必要です。黄色靭帯骨化症（OYL）は主に胸椎の下方で発症します。この靭帯が大きく骨化すると腰痛や両下肢の痛み、シビレが生じます。これも大きい場合には手術が必要です。

16　脊柱側弯症

若い女性の思春期特発性脊柱側弯症（図6-16）では腰痛はほとんど訴えられません。高齢者の腰の横ねじり変性側弯症では腰痛が多発します。基盤にはよく腰を使用した結果の腰部脊柱管狭窄症があるからです。Cobb（人名）角で20度を超える高齢者の側弯症では、手術時には金具による矯正固定が必要となります。

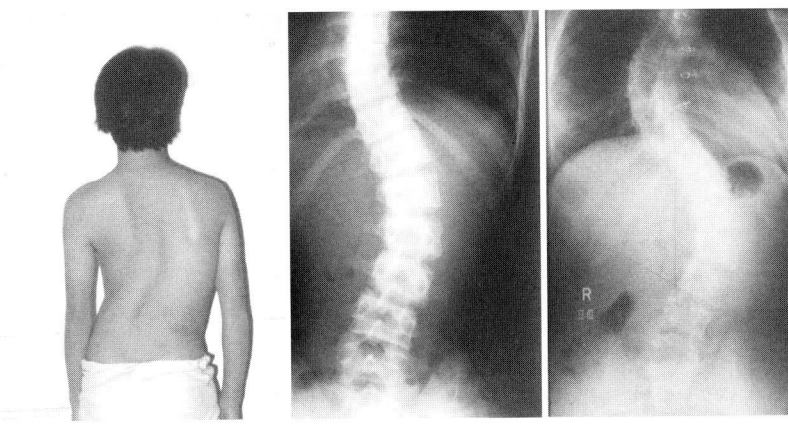

図6-16-1 脊柱側弯症
18歳、女性。背部から観察しますと右の肩は上がっています。脇線は非対称となります。腰のラインは右下に下がりますので、スカートが傾く、とよく訴えられます。肩甲骨は回旋のため右が後方に突出します。前方からみますと、左の乳房が回旋で前に突出し大きくみえます。左右の大きさが違うようにみえます。

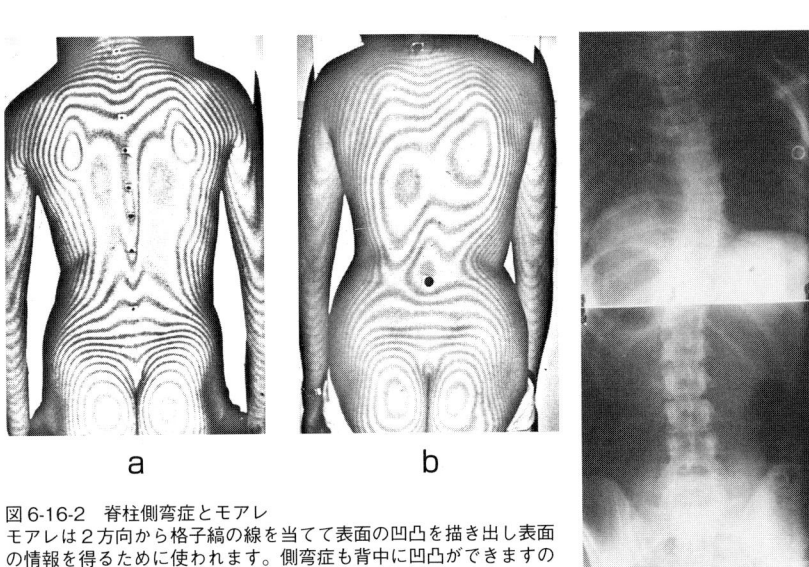

図6-16-2 脊柱側弯症とモアレ
モアレは2方向から格子縞の線を当てて表面の凹凸を描き出し表面の情報を得るために使われます。側弯症も背中に凹凸ができますのでモアレでその側弯の程度を推定することができます。aは左右均等で正常な背中、bは背中が少し回旋したものです。その背骨はcに示します。右凸の胸椎側弯がみられます。

17　内臓からの腰痛症

　内臓から腰痛が生じることがあります。今までの経験からは尿管結石、子宮筋腫、子宮内膜症、腹部大動脈瘤、腎結石、胸部大動脈解離症などでした。整形外科に最初に受診する人は大変少ないのです。発見して他科に紹介しましたが、その科の治療後腰痛がとれたかどうかは再受診がありませんので不明です。腹部に何か症状があれば内科、外科への受診を勧めています。

18　腰椎椎間関節症（腰椎ストレイン）

　腰から殿部にかけて痛みが生じる場合には腰の関節からのものがあります。人の背骨は頚椎7個＋胸椎12個＋腰椎5個の合計24個の椎骨と呼ばれる骨がつながってできています（図6-18-1）。

　この椎骨は前方（腹側）では椎間板、後方（背側）では左右2個の椎間関節でつながっています（図6-18-2）。前方の椎間板がこわれて髄核がとび出す椎間板ヘルニアがこの本の主なテーマですが、後方の椎間関節も時には痛みの原因となります。ギックリ腰の関節といわれるくらいこの関節が急に痛みを出すことがあります。関節唇と呼ば

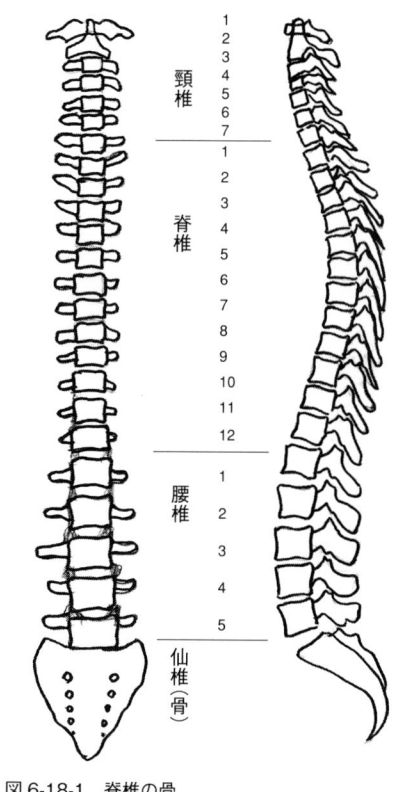

図6-18-1　脊椎の骨
頚椎が7コ、胸椎は12コ、腰椎が5コが標準です。

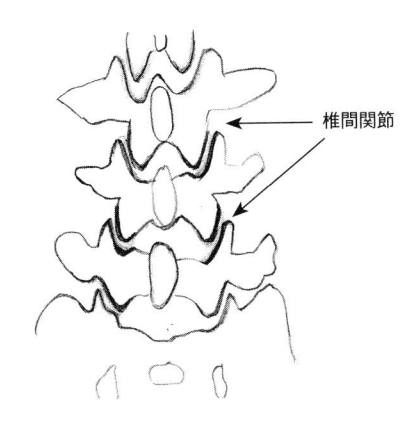

図 6-18-2-1 腰椎椎間関節正面像
ギックリ腰の原因関節といわれています。カイロプラティックで腰をひねったら痛みがとれたということがあります。横臥位で腰にひねりを加えると痛みが軽減する人もあります（図 6-18-4）。この関節をのばしたり（腰椎を屈曲する、90-90など：図1-10, 図7-1-2）、縮めたり（腰椎を伸展する：図1-11）しても症状がとれることがあります。

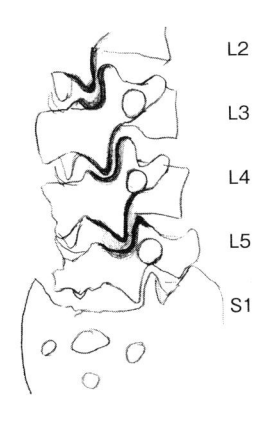

図 6-18-2-2 椎間関節斜位像
上下の椎骨は後方（背側）では左右両側にある椎間関節で結合しています。斜位でよく見ることができます。

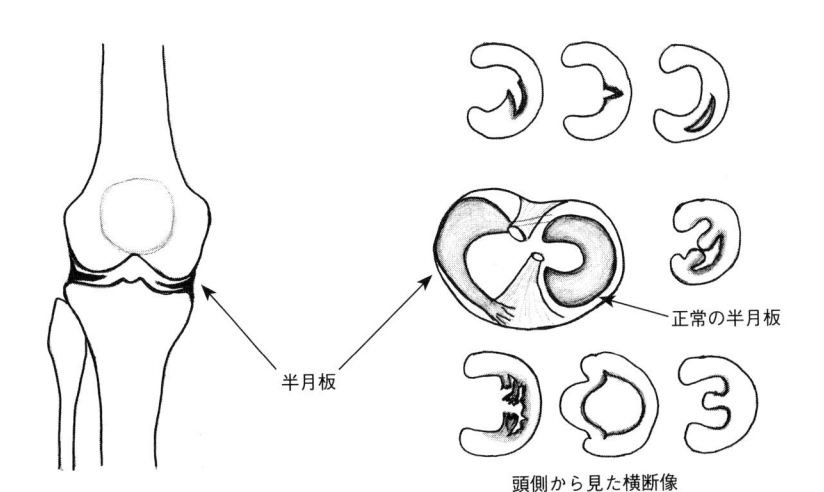

頭側から見た横断像

図 6-18-3 膝関節と半月板
腰椎の椎間関節の中がどうなっているのかは関節が小さいため、またこの関節から生じるぎっくり腰はすぐに治ってしまうため、はっきりとはわかっていません。大きな膝関節では上の大腿骨と下の脛骨が接する所にこの半月板があり、骨と骨との接触をやわらげています。腰椎椎間関節にも小さいのですが似たようなひだがあります。これがいろいろと損傷されるのでしょう。膝の半月板では損傷されると右のように種々の切れ目が入ります。

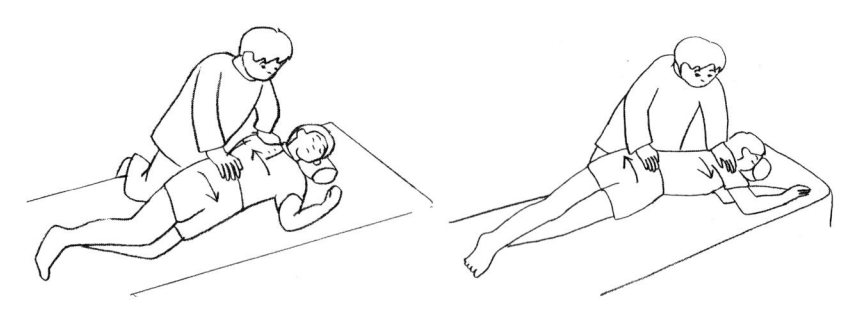

図 6-18-4　診察、臥位のひねり
横（側臥位）にねます。肩と腰に手を置いて背骨をひねるようにグイーと押します。この時、腰の右とか左とかに痛みが出れば腰椎の椎間関節からくる痛みです。椎間関節（ギックリ腰の関節）に局所麻酔剤を入れて（図6-18-5）痛みが一時的にもとれればこの関節からの痛みだと証明されたことになります。腰椎椎間関節症と呼びます。

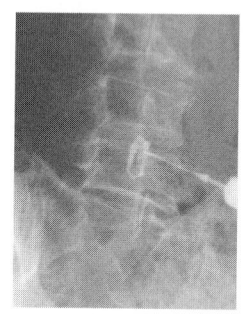

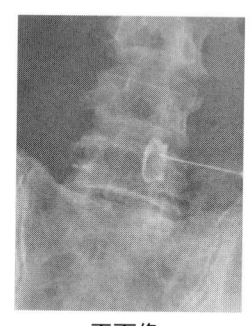

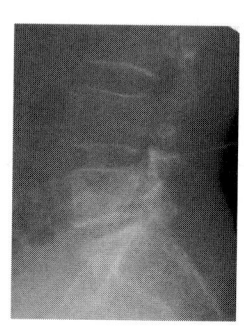

斜位像　　　　　正面像　　　　　側面像

図 6-18-5　椎間関節造影
55歳、男性。斜位像では椎間関節をよく見ることができます（図6-18-2）。椎間関節造影はレントゲンでこの関節を見ながら針を椎間関節内に進入します。図のように造影剤を入れ、関節内に針が入っていることを確認します。続いて治療をします。局所麻酔剤とステロイド剤をそれぞれ１～２ccくらい注入します。この関節が痛みの原因であれば、麻酔剤が効いてよく痛みがとれます

れる舌状の軟骨板がこわれたり、うまくもとの位置におさまらない場合に痛みとして症状を出してきます。この関節唇は小さくてよくわかりませんが、理解するのには大きな膝関節を考えるとよいでしょう（図6-18-3）。

　膝には内側と外側に半月板があります。この半月板が関節唇です。膝と同じように腰の椎間関節にも、小さいのですが関節唇があります。関節唇の位置の変化によって痛みが出ると考えます。診察時に横になって寝て、術者がひねりを加えた時に（高度の）痛みとして出ます（図6-18-4）。高

度の痛みの時にはこの関節の中に注射をします。造影剤、麻酔剤、ステロイド剤を少量入れてやりますと痛みがとまります（図6-18-5）。

19　梨状筋症候群（坐骨神経絞扼症）

　歩いている時、横になって臥床している時、下肢に体重をかける時に殿部から大腿部後面にかけて痛いという場合には、この梨状筋症候群も考える必要があります。

　腰のMRIでヘルニアの所見がないこと、ヘルニアがあってもそこに注射（ディスコ、ルートブロックなど）をしても治らない時などに考えます。有力な所見は、坐骨神経が梨状筋部を出る所（図6-19）を押さえて痛い（圧痛）という所見があり、ここに麻酔薬を注射すると痛みがなくなるか、軽減するというプラスの所見が必要です。運動療法や数回の局所注射（坐骨神経ブロック）で治らなければ、手術をして梨状筋を切って坐骨神経への圧迫をとることをします。

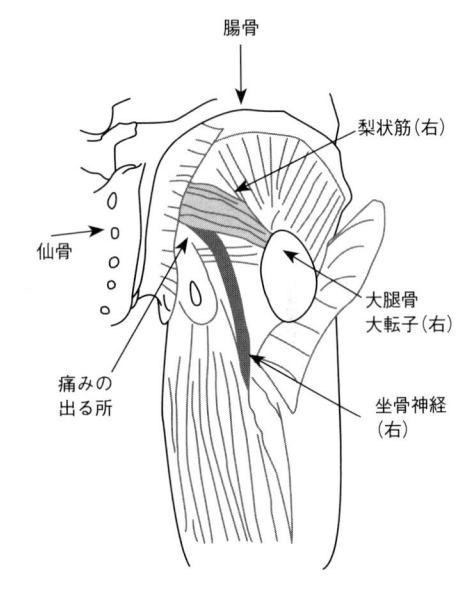

図6-19　右梨状筋と坐骨神経
坐骨神経はL4、L5、S1、S2の4本の神経根からの神経が含まれています。梨状筋の下（腹側）を通って出てきます。この出口で神経が圧迫されて、殿部や下肢の痛みやシビレを発症することがあります。

20　仙腸関節炎（症）

　殿部痛があって腰にヘルニア、椎間関節、梨状筋などどの治療をしても治らない時にはこの仙腸関節からくる痛みを考えることも必要です。仙

腸関節はわずかに動くだけですから、どこから痛みがくるのか考えにくいのですが、この関節を構成する靭帯から痛みが出ていることがあります（図6-20）。指1本で押さえて痛い所（圧痛点）に局所麻酔剤を注入します。痛みが数時間でもなくなり注射が効いていれば、その領域からの痛みでしょう。数回注射をしても治らなければ、外科的に処置することも考えます。局所麻酔で痛みがとれなければ関節内に注射をすることもあります。痛みのよく生じる所は仙骨の中央の右端や左端の部分です。

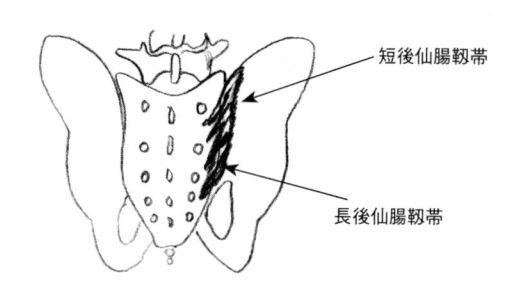

図6-20　仙腸関節炎
仙腸関節周辺の痛みを示します。関節そのものはわずかしか動きませんので関節をとり巻く靭帯や筋肉からの痛みでしょう。頭側（上方）には短後仙腸靭帯、その尾側（下方）には長後仙腸靭帯があります。この靭帯の骨への付着部位、特に仙骨の上下の中央の辺縁に痛みがあることが大半です。局所麻酔剤とステロイド剤の注入で痛みは消失します。

21　腰痛外来の実態

　腰痛をひきおこす原因の病気をいろいろ述べてきましたが、では実際に病気の種類と量はどうかということを調べてみましょう。2003年（平成15年）の8カ月間で腰痛を主訴として来院した人で著者の診察した症例は352名でした。これらの人の初診時の内訳は次の通りです。腰痛を訴えていますが、診察時には痛くなかった人が圧倒的に多く31.0％でした。痛みがあり、これは筋肉かすじ（靭帯）からであろうと考えた人は25.0％でした。痛みの出ているところが診察ではどうもわからない人が14.5％でした。腰の関節（腰椎椎間関節）からであろうと診断した人は15.4％でした。腰のヘルニアと診断した人は9.4％でした（図6-21-1）。この352名の1ヵ月後の最終診断名は腰痛症59.9％、腰椎椎間板ヘルニア16.8％、腰椎椎間

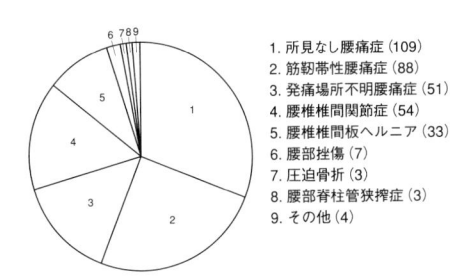

図 6-21-1
初診時の診察で理学所見をした後の病名(352人)

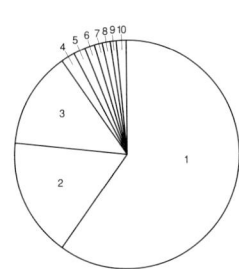

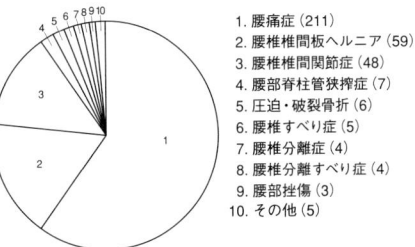

1. 所見なし腰痛症 (109)
2. 筋靱帯性腰痛症 (88)
3. 発痛場所不明腰痛症 (51)
4. 腰椎椎間関節症 (54)
5. 腰椎椎間板ヘルニア (33)
6. 腰部挫傷 (7)
7. 圧迫骨折 (3)
8. 腰部脊柱管狭搾症 (3)
9. その他 (4)

図 6-21-2
最終診断の病名(352人)

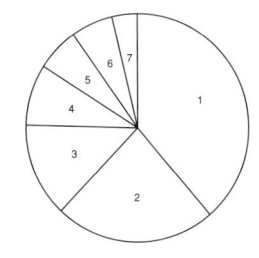

1. 腰痛症 (211)
2. 腰椎椎間板ヘルニア (59)
3. 腰椎椎間関節症 (48)
4. 腰部脊柱管狭搾症 (7)
5. 圧迫・破裂骨折 (6)
6. 腰椎すべり症 (5)
7. 腰椎分離症 (5)
8. 腰椎分離すべり症 (4)
9. 腰部挫傷 (3)
10. その他 (5)

図 6-21-3
急性腰痛で2週間以上通院した症例(82人)

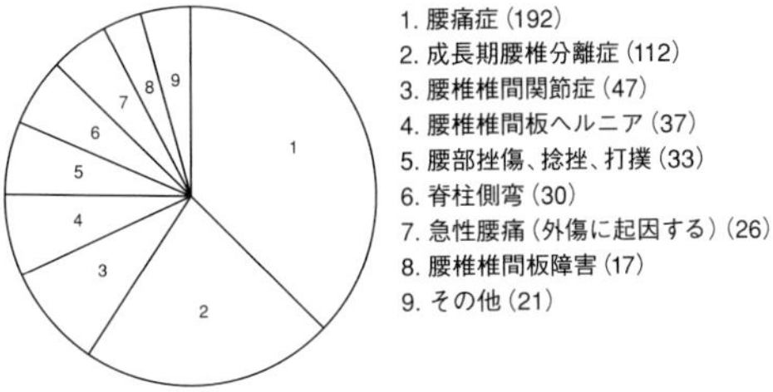

1. 腰椎椎間板ヘルニア (32)
2. 腰痛症 (19)
3. 腰椎椎間関節症 (11)
4. 腰椎すべり症・分離症 (7)
5. 腰部脊柱管狭窄症 (5)
6. 圧迫・破裂骨折 (5)
7. その他 (3)

図 6-21-4
腰痛の診断病名(10〜19歳)(515人)

1. 腰痛症 (192)
2. 成長期腰椎分離症 (112)
3. 腰椎椎間関節症 (47)
4. 腰椎椎間板ヘルニア (37)
5. 腰部挫傷、捻挫、打撲 (33)
6. 脊柱側弯 (30)
7. 急性腰痛（外傷に起因する）(26)
8. 腰椎椎間板障害 (17)
9. その他 (21)

関節症13.6％でした（図6-21-2）。

352名のうち270名76.7％の人は2週間以内の通院でした。2週間以上通院された人は82名でした。診断病名は腰椎椎間板ヘルニア39.0％、腰痛症23.2％、腰椎椎間関節症13.4％、腰椎すべり症・分離症8.5％、腰部脊柱管狭窄症・圧迫骨折・破裂骨折、それぞれ6.1％でした（図6-21-3）。

すなわち第一線の病院では腰痛を訴えて病院にくる人は2週間以内で病状の軽くなる人が大多数であり、以後は通院を必要としない、ということでした。

また年齢別に特徴をみてみました。2000年1年間の当病院の統計では新患者15,707人のうち腰痛の訴えの人は40.5％もありました。以下の統

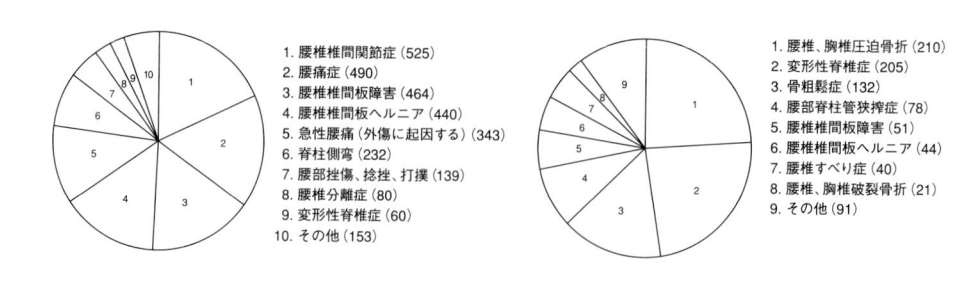

左の円グラフ:
1. 腰椎椎間関節症 (525)
2. 腰痛症 (490)
3. 腰椎椎間板障害 (464)
4. 腰椎椎間板ヘルニア (440)
5. 急性腰痛 (外傷に起因する) (343)
6. 脊柱側弯 (232)
7. 腰部挫傷、捻挫、打撲 (139)
8. 腰椎分離症 (80)
9. 変形性脊椎症 (60)
10. その他 (153)

図 6-21-5
腰痛の診断病名(20〜49歳) (2,926人)

右の円グラフ:
1. 腰椎、胸椎圧迫骨折 (210)
2. 変形性脊椎症 (205)
3. 骨粗鬆症 (132)
4. 腰部脊柱管狭搾症 (78)
5. 腰椎椎間板障害 (51)
6. 腰椎椎間板ヘルニア (44)
7. 腰椎すべり症 (40)
8. 腰椎、胸椎破裂骨折 (21)
9. その他 (91)

図 6-21-6
腰痛の診断病名(70歳以上) (872人)

　計は17人の医師による病名ですので各医師により少しの病名のズレがありますが、大まかには次のようでした。
　年齢別には9歳までの症例では16人0.3%でした。10〜19歳の515人では腰痛症37.3%、腰椎椎弓の疲労骨折21.7%、腰椎椎間関節症、いわゆるギックリ腰9.1%、腰椎椎間板ヘルニア7.2%でした（図6-21-4）。10歳台のスポーツマンでは腰の椎弓が疲労骨折するという特徴がありました（図A11、第1章の12）。20〜49歳の2,926人では腰椎椎間関節症17.9%、腰痛症16.7%、腰椎椎間板障害15.9%、腰椎椎間板ヘルニア15.0%などでした（図6-21-5）。50〜70歳も大きな違いはありませんでした。青年・中年の腰痛は椎間関節由来が多いということでした。70歳以上では872人中脊柱の圧迫骨折24.1%、変形性脊椎症23.5%、骨粗鬆症15.1%、腰部脊柱管狭窄症8.9%、腰椎椎間板障害5.8%、腰椎椎間板ヘルニア5.0%でした。すなわち4人に1人が背骨の骨折でした（図6-21-6）。

第7章　手術以外の治療方法について

1　なぜ骨盤を牽引しますか、牽引するとどうなりますか

　腰椎は容易に引っぱることができませんので骨盤を引っぱれば腰椎が引っぱられます（図7-1-1）。骨盤にコルセットをつけて引っぱるとどうなるのでしょうか。つけて引っぱると皮膚には圧が加わります。皮膚の圧覚神経が刺激されます。また、ある程度の力で下肢の方に引っぱりますと腱や靭帯や関節包、筋肉が引っぱられます。椎間板の中の圧力は半減します（図14-7-4：218頁）。

　この引っぱられることによって、それぞれの部位の神経が刺激されます。その刺激は神経系に流れてゆきます。どんなことが全体に生じるのかは科学的には十分調べられていませんが、いろいろな神経反射が生じます。この反射は生体を正常化する作用があるのでしょう。症状が改善するということですので経験的に、また頭で考えて昔からなされています。しかし、本当に有効か、しなくても良くなるのか、科学的なデータはまだありません。これからの研究を待たなければなりません。

　腰椎は前に曲げたり、後方に曲げたり、横に曲げたり、回旋したりした方が局所ではよく動き引っぱられます。例えば腰を前に曲げると腰椎後方

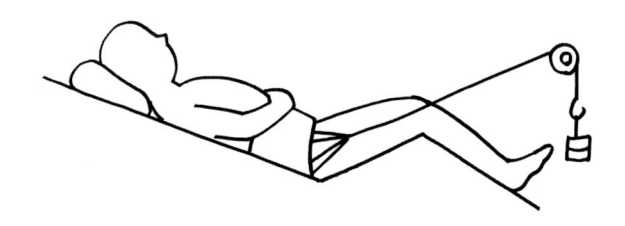

図7-1-1　骨盤けんいん
股関節と膝関節を少し曲げると腰を引っぱりやすくなります。

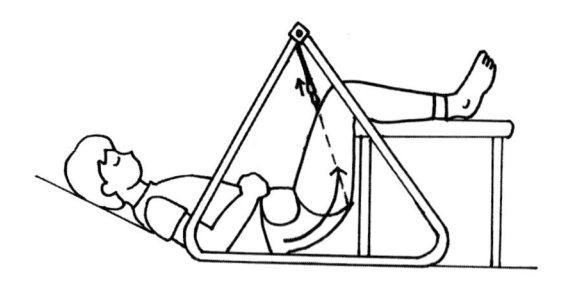

図7-1-2
90-90腰けんいん
股関節が90度、膝関節が90度に曲がっていますのでこう呼ばれています。布の腰ベルトをつけ股の間から上方に丈夫なひもで腰、殿部を引っぱり上げます。腰は屈曲位（腰を前に曲げた状態）に強制されます。数分間持続します。

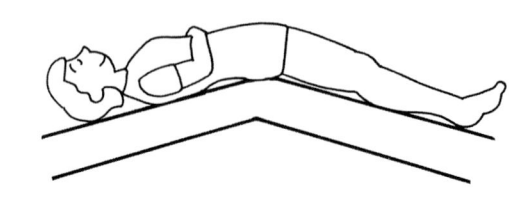

図7-1-3
ベッドのへの字折り
腰椎は背屈（伸展）されます。

の靱帯や筋肉、関節包が引っぱられます。強く曲げると骨盤のけん引より大きく引っぱられます。また後方に曲げる（後屈する）と椎体前方の靱帯が大きく引っぱられます。腹筋も引っぱられます。部分的（局所）には骨盤けん引より効果があります。これらの矯正動作を長く維持する方法として90-90腰けん引（図7-1-2）や腹臥位での肘立て上体起こし（図1-11-2：39頁）、ベッドの"へ"の字折りなどがあります（図7-1-3）。

2 けん引で効かないときは

　水平けん引で効果がない時には、先に述べた90-90けん引をしてみましょう。これはアメリカの医師が考え出したものですが、骨盤を持ち上げることによって腰椎の前屈（屈曲位）を強制するものです。腰椎後方の靱帯、筋肉、関節包等が引き伸ばされます。逆に腹這いになって肘を立てて上体を起こすと腰椎は伸ばされ（背屈され）ます（図1-11：39頁）。この

時には腰椎の前方の靭帯や線維輪、また腹筋などが伸ばされます。この動作を数分間続けるか交互にしてみましょう。腰痛はとれないでしょうか？

3　なぜ温めますか

　人の体は80％以上が水です。したがって温めると水の分子の活動性（ブラウン運動）が増します。体全体の循環がよくなります。心臓をはじめとする循環系が悪くなければ温かい方が体が活動的、活発になります。シャワーよりも風呂が良いという人が多いのです。

　お風呂は日本人の快楽の一つとまでいわれています。体が芯まで温まり、汗腺も十分開くからでしょう。また、日本中に温泉があり湯治ということばもあります。医療でも局所を温めています。しかし、病院で局所を温めるより家で風呂に入った方がよく温まるはずです（図7-3）。さらには運動をした方がよく体は温まります。可能な人はできるだけ運動をしましょう。

　大きく肩をまわして100回くらい跳んでみて下さい。全身がぽかぽかと熱くなるくらいです。火気のない昔は、寒いとよく跳んで寒さをしのいだものです。身についたバイオエネルギーを燃やしたのです。冷暖房が完備された現代ではエネルギーが身につき過ぎます。このバイオエネルギー（脂肪）を燃やして地球温暖化予防と自分の健康管理をしましょう。

　糖尿病、高血圧、肩コリ、腰痛、シビレなど軽症の人にお勧めです。重症の人や運動をして悪くなる徴候の人は医師とよく相談して行って下さい。

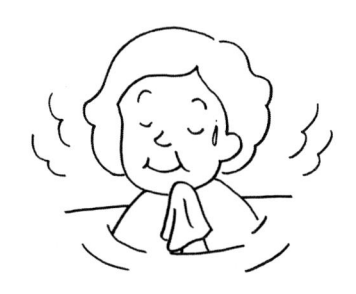

図7-3
体を温めるには風呂が良い

4　どういう時に温めますか

　痛みのある所、疲労した所、肩コリなど１度は温めてみて下さい。快適ならば効果があるということです。精神的にも良いことでしょう。逆に燃えて熱くなった炎症などのある時には危険です。痛みが出たり、症状が強くなって不快なときはやめましょう。体がいやがっているのですから。

5　なぜ冷やしますか、どういう時に冷やしますか

　冷やした方が快適な場合は冷やします。局所が急性に熱い炎症をおこした時、靭帯、筋肉の断裂が生じた時、などの急性期でしょう。冷やす理由は急性期の状態を広がらないように、炎症を大きくしないように固めるためです。これで固まったと判断されたら次には温めます。ある程度、人の快適さで判断して良いと思います。害があれば体の方が教えてくれます。無理をしてやらないことです。また温めたり、冷やしたり交互にする方法もあります。ある程度の時間で交互にすることで、そこの局所に刺激を与えるという考え方です。風呂でも熱い湯、次に冷たい湯と交互浴があり、終わると体がしゃんとします。

6　温めるのか冷やすのかどちらが良いですか

（イ）温湿布、冷湿布

　この質問をよく受けます。一言で言えば気持ちの良い方でいいのです。前の項目で述べたように急性の炎症、赤く熱を持って腫れがある時、靭帯や筋肉が切れたりした外傷の初期には冷やします。長くても４日間くらいです。あとは外傷後の片付けに入りますので、温めて血行を良くした方がよく片付くのです。ただし、病院にある温湿布にはエネルギーは入っていません。皮膚を刺激するカラシが入っているだけです。カラシが皮膚を刺激し循環をよくするのです。エネルギーがあった方が快い人では、市販の

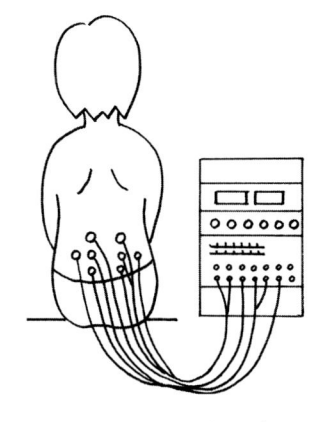

図7-6 理療、電気
電気信号を体に加えます。電気信号は神経系にも流れます。神経の働きを正常化させる作用があります。また、少し強い信号は神経の反応を鈍感（閾値を上げる）にする作用があります。痛みを一時的に小さくします。

鉄剤の入った湿布類の方が良いでしょう。

（ロ）　電気

　電気には電気を神経に流す（通電する）方法と電気エネルギーを使って温めるという2つの方法があります。通電する方法（低周波、SSP、ネメクトロダイン、ソノトロン等）は神経や体に微弱な電流を流して刺激し、麻痺した神経を回復の方向へ促進したり、弱った神経を活き活きと活性化したり、また痛みに敏感な神経を鈍感にしたりします。刺激する電流の種類と程度と刺激時間の長短、刺激の間隔によってそれぞれ器械や効果には特長があります。効くのかどうかと問われることがあります。簡単にいえば心地が良くて症状がよくとれたと、自分で効果があったと思われる器械刺激が良いでしょう（図7-6）。

　もうひとつは温熱用のものです。体にぶつける、刺激する電波の周波数の種類（極超短波、超短波、超音波、ラジオ波、光、電熱等）や刺激の高低の程度、温熱の時間、刺激の間隔によって特長が出ます。また周波数によっては体の浅い所までとか、深部までとエネルギーの到達度が違います。自分の症状を取り去ってくれる自分に適した電気療法が良いでしょう。

7　痛いとき腰が伸びないわけは

　手でも足でも、痛みがあるとその部分（局所）は痛みが出ないように体の方が調節します。すなわち、動かさないようにロック機構が働きます。これは自然と脳内で情報がやりとりされ、判断されて反射的に行われているのでしょう。腰でも曲げている人が大多数です。でもよく観察すると、それは関節をロックしている姿勢をとっています。著者も3度ほど急性腰痛になり、今では治って痛みがありませんが、痛い人のロック腰をすぐとることができます。まねがすぐにできます。

　診察のときも、力を抜いてゆっくり腰を前に曲げて下さい、といってもギックリ腰の人は非常にゆっくりな動作です。端で見ていてももどかしくなります。でも本人にしてみれば、激痛がくるのを恐れて頭の中で全ての筋肉や関節や靭帯に命令を出して、痛みが出ないようにモニターしながら徐々に動かしているのでしょう。痛くなければゆっくり動かしてみて下さい。自信がついて動けるようになるかも知れません。痛い動作は、その動作だけロックできれば他の行動がある程度可能です。細かく説明しなくても、痛い時には自然に上で述べたようなことをしているはずです。自分の体をよく観察してみて下さい。

8　硬膜外造影、硬膜外ブロック

　神経を包み込んでいるビニールパックのような硬い膜をその名のとおり硬膜といいます。椎間板ヘルニアはこの膜の外に出てきます。そこで30年前にはここ硬膜外に造影剤を入れて椎間板ヘルニアの影をみていました（図5-9）。不確実な像になりやすく、今は造影されることはほとんどありません。しかしヘルニアの周辺の炎症を抑制するのには利用しています。お尻の上の仙骨裂孔という所から注射をします（図7-8-1）。硬膜外ブロックといわれています。薬剤は通常、局所麻酔剤＋ステロイドホルモン剤で

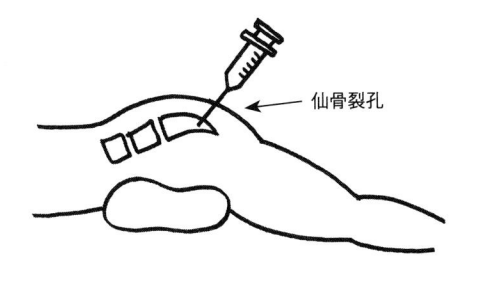

図7-8-1 おしりの部分（仙骨裂孔）からの硬膜外ブロック注射
神経の入っている袋（硬膜）と背骨の間を硬膜外といいます。この部位は椎間板ヘルニアの飛び出す所でもあります。したがってこの中に局所麻酔剤や炎症を抑える薬を入れてやりますと、痛みが軽減します。安全で注入しやすい所は仙骨裂孔（お尻の少し上の所）という所です。腰痛の人では外来でも可能です。この薬の入る所は図5-9（88頁）0に示しています。

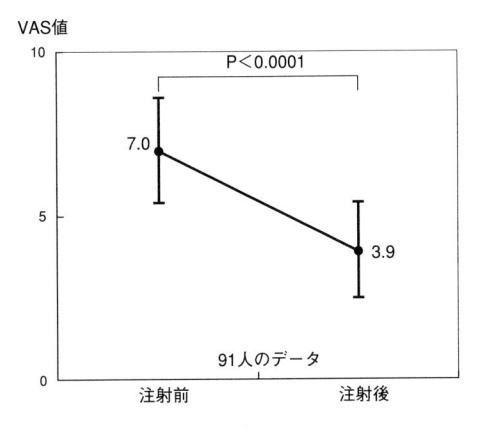

図7-8-2 仙骨裂孔からの硬膜外ブロック注射による効果
入院した人で腰椎椎間板ヘルニアがあり、VAS 5/10以上の痛みのある91人にこの注射をしました。2日後には平均値でVAS 3/10くらい痛みが低下していました。痛みに効果がある注射といえます。

す。外来でも可能です。しかし、入院中の人にした方が痛みをとる効果が大きいと思われます。痛みがとれてからもベッド上で静かにしている時間が長いからおさまりやすいのでしょう（図7-8-2）。

9 椎間板造影、椎間板内注射療法

　椎間板ヘルニアは椎間板の中心である髄核が突出したり、脱出したりしたものです。この脱出経路に造影剤を注入して脱出の方向や大きさの程度を調べるのが椎間板造影です。どちらに向かってヘルニアがとび出しているかがわかります。MRIが出現する前はこの画像は大変貴重な資料でした(図5-6：86頁、図11-5：170頁)。今ではMRIで90%くらいわかりますのでMRIでヘルニアの状態を読影します。

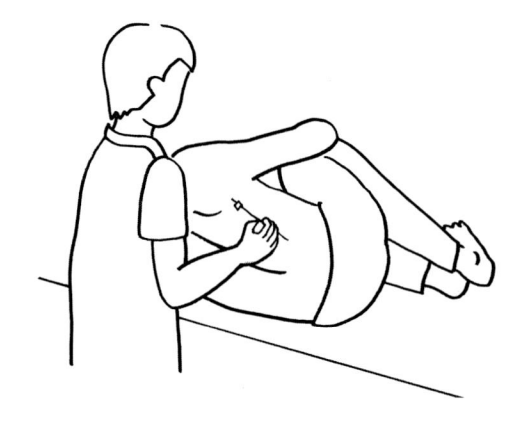

図 7-9-1　椎間板造影の体位　斜位法
椎間板の中に針を刺入する方法です。斜位、側臥位、腹臥位など検者の慣れた方法で良いのですが、斜位法が一番簡単で確実です（図1-11-4：40頁）。しかし検者の手にレントゲン線が他の方法よりも多量に照射されます。何人もの人をたくさん一度に行うと、検者の手にレントゲンによる障害を来しやすくなります。

　この椎間板造影はレントゲンの透視を必要とします。椎間板の位置、方向をレントゲンで透かしてみて針を刺入します。従って通常は入院で行います。刺入時の姿勢は、痛い方を上にした斜位（図7-9-1）で行います。医師によっては慣れた方法が良いということで腹臥位、時には側臥位で行います。

　注入薬剤は造影剤（ヨード剤）、局所麻酔剤、副腎皮質ホルモン剤等です。造影剤は椎間板内に注入されたかどうかの確認です。局所麻酔剤は痛みをとるためです。副腎皮質ホルモン剤は症状の改善を促し、また持続させるためです。従って造影と同時に治療をしています。MRIが十分とれるようになってからは治療手段としての意義が高まっています。治療効果は100人行ったとすると95人は痛みがとれて症状が改善します。数人は一時的に痛みが強くなる人がいます。しかし、時間と共に症状は改善します（図7-9-2）。2～3人はそのまま痛みがとれなくて手術に移行します。ヨード剤に過敏な人、ショックを経験した人、発疹など薬剤による副作用の出た人は早めにお知らせ下さい。

　非常にまれですが局所麻酔剤によるショックもあります。また副腎皮質ホルモンの影響でしゃっくりがとまらないくらい続く人もあります。そんな経験のある人も早めに医師に申し出て下さい。

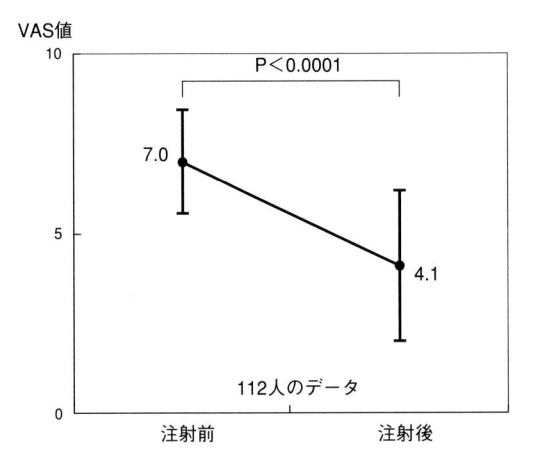

図 7-9-2　椎間板造影加圧注射療法による効果
入院した人で腰椎椎間板ヘルニアがあり、VAS 5/10 以上の痛みを訴えた 112 人にこの注射を行いました。平均値で VAS 3/10 位低下し、疼痛がよく改善したことを示しています

10　神経根造影、神経根（ルート）ブロック

　椎間板ヘルニアに対して脊柱管の外側神経根の方から薬剤を注入しようとするものです。レントゲンで透視し、神経根の走行を考えながら神経根に向けて針を刺入します。姿勢は斜位で痛い方を上にします（図 1-11-4：40 頁、図 7-9-1）。針が神経根に当たりますと下肢に痛みが走ります。そこで造影剤を注入します。神経根が陰影となって描出されます（図 5-8：87 頁）。頭側に造影剤は流れてヘルニアの所で止まるはずです。止まらずにどんどん頭側に上がってゆくようならヘルニアが小さいのでしょう。

　造影してレントゲン写真をとったら次には局所麻酔剤を入れます。この麻酔剤が効いている間は痛みがとれるはずです。1〜2時間は痛みがとまったかどうか、自分の体をよく観察して下さい。続いて副腎皮質ホルモン剤を入れることもあります。痛みのおさえが長く続くことを期待して注入されます。

　この方法の副作用ですが、針を神経根に向かって刺入しますのでうまく当たり過ぎるとまともに神経に刺さります。このため数日間痛みが持続することがあります。まれには神経を少し傷つけてしまうようなことがおき

る場合もあります。そうするとシビレがいつまでも続くことが考えられます。また、ヨード剤、局所麻酔剤によって、まれにはショック、発疹等が生じることもあります。副腎皮質ホルモンでしゃっくりが数日間続いた人もありました。これらの副作用を経験したことがあれば、医師に早目に申し出て下さい。

11　ヘルニア押し出し法とは

　椎間板内加圧注射療法（吉田法）ともいわれています。椎間板内に造影剤を入れる時には加圧しないと入りません。従って昔から加圧して行っていますが、特に意図的に、もっと手に力を入れて加圧してヘルニアをふくらませ、できたら破ってしまおうとするものです。ヘルニアを包んでいる靭帯が破れれば薬液が飛び出します。これによりヘルニア周辺の痛み物質や炎症細胞が追いやられます。それで痛みが急によくなると考えています。使用薬剤は椎間板造影注射と同じです。ヘルニアが破れるとそのヘルニアを人の体は異物（外敵）ととらえ免疫機構が働いて食細胞が来ます。破れて穴が開いていれば食細胞も入り込みやすく、ヘルニアが食べられて消失することがあります（図A7、A8、図7-11）。

12　ヘルニア押し出し法は安全ですか

　ヘルニアを加圧しますと大きくふくらみます。ふくらむと神経を圧迫しますので、加圧注射では局所麻酔剤を多量に入れないと大変痛みます。この加圧された圧は破れなくても薬が周辺にもれ出ることによってジワジワと減圧されます。しばらくの間がまんしたらこの痛みはとまります。しかし長い時間圧迫され続けていると神経が麻痺します。非常にまれですが、手術に移行した人もいます。大きくふくらんだ椎間板ヘルニアは、患者さんが移動するためにレントゲンの透視台の上で体を動かした時、大きな圧力が椎間板にかかり、その圧力で時にビリッと破れることがあります。破

図7-11 ヘルニア押し出し法(吉田法)
椎間板造影時に造影剤と麻酔剤と副腎皮質ホルモン剤を入れますが、この時、量を多くして少し出たヘルニアをさらに押し出してしまおうという方法です。押し出されたヘルニアは神経を圧迫しますので、一時的には高度の痛みが出ます。これに耐えられればさらにヘルニアを囲んでいる靭帯を破るように力を入れて押し出します。うまくゆけば出たヘルニアは柔らかいので痛みが減少します。破れればヘルニアを食べる細胞(食細胞)が来て片付けてくれます。うまくゆかない時には大きなヘルニアが神経を高度に圧迫し、神経麻痺が生じることもあります。この時には緊急手術が必要です。

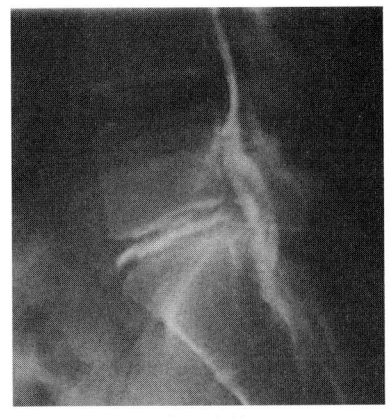

43歳 女性

れて薬液が出て一瞬は痛みが走りますが、あとは楽になる人が大多数です。ヘルニアが出てとても困ったということは今までありませんでした。

13 ヘルニア注射とは何ですか

　ヘルニアに対して後方から直接注射をする方法です。ミサイルのように直接ヘルニアに薬を打ち込んでヘルニアをやっつけようというものです。L5-Sの椎間板と脊柱管外に出た椎間板に行われます。体位はL5-Sでは四つ這い(図7-13-1)の脊柱管外では斜位で行います。また時には側臥位で行われることもあります。神経根をさけてそろそろと針を進めます。ヘルニアへ入ったと思われる所で針を止めて造影剤を注入します。椎間板内と硬膜外と両方に薬剤が入ればヘルニア内に注射されたことになります(図7-13-2)。この注射は全体の統計をとると、痛みに対する効果は硬膜外注射、椎間板内注射とさほど変わりませんが(図7-13-3)、極端に良い人が30%くらいあります。驚くほど良くなる人もいます。直接ヘルニアに注射をするからのようです。

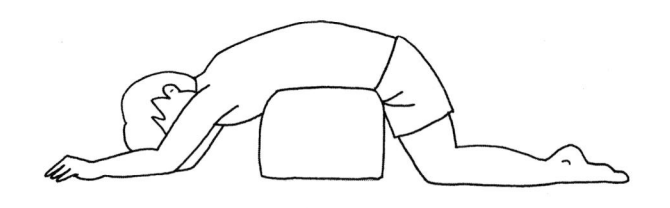

図7-13-1 ヘルニア直接注射の時の体位（四つ這い法）

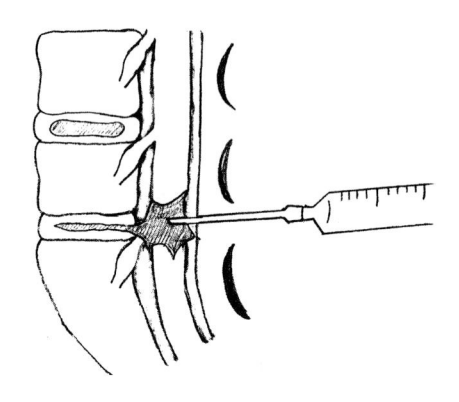

図7-13-2 ヘルニア腫瘤内直接注射療法（ヘル注）
L5-S（第5腰椎と仙椎との間）の椎間板ヘルニアに対し後方からヘルニアに直接注射をする方法です。ヘルニアの中へミサイルをぶち込むみたいな方法です。四つ這いになり腹部に透過物を置いて腸管をよけます。後方より硬膜をさけるように外側の神経根との間に針を進めます。椎間板内に入ったら椎間板内、ヘルニア腫瘤内、硬膜外と針を引き抜きながら薬剤を注入します。
薬が椎間板の中や硬膜外に入ります。また、ヘルニアに穴が開いて包んでいる靭帯の膜が破れます。症状が軽くなる人が多いので適応のある人に行います。S1の神経根ブロックもこの方法のように行うことが可能です（第5章の10）。

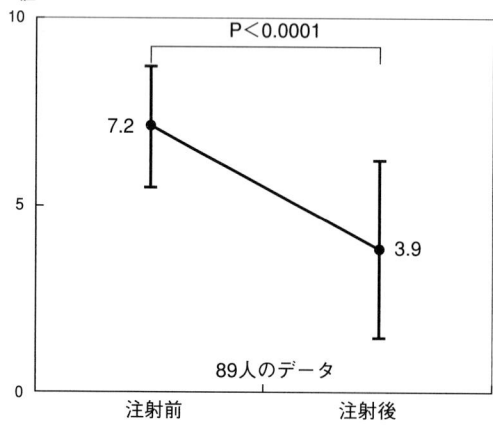

図7-13-3 ヘルニア腫瘤内注射療法（ヘル注）による効果
入院した人で腰椎椎間板ヘルニアがあり、VAS 5/10以上の痛みのある89人にこの注射をしました。平均値でVAS 3/10くらいの痛みの低下がありました。この内容は30％くらいの極端によく効いた人と20％くらいのほとんど効果がなかった人に分かれました。

14 ヘルニア注射は安全ですか

ヘルニアに針を刺す時には神経根に針が刺入されることがあります。神経根ブロック時と同じようにシビレがいつまでも続くこともあります。造影剤、局所麻酔剤、副腎皮質ホルモン剤を使用しますのでその副作用は椎間板造影の時と同じです（第7章の9）。副作用を経験した人は申し出て下さい。

15 脊髄造影、ミエログラフィーの歴史

1950年代は、マイオジールという油性の造影剤が脊髄造影に使われていました。油ですから水になじまず硬膜内の脊髄、馬尾の詳細な情報はつかめませんでした。どこかで脊髄が圧迫されている、そこは神経でいうと診察から考えて背骨のこの辺だから、造影剤を入れてどこで止まるか調べてみようというものでした。大きな停止像で、ここだここだと満足して手術に踏み切ったものでした。大きくなった脊髄腫瘍ではどのレベルかよくわかったのですが、腰のヘルニアは十分わかりませんでした。

1970年代に入ってアプロジール、ウログラフィン等の水溶性造影剤が手に入るようになりました。しかし神経に対する毒性が強く、とても造影に使えるものではありませんでした。それでも注意して硬膜の外にはウログラフィンが使用されていましたが、神経に対してまだ刺激の強いものでした。次には60％コンレイという薬が出ました。血管造影等に使われましたが、まだ神経造影には危険でした。しかしウログラフィンよりはこの60％コンレイは神経毒性が弱く、何とか使えそうだということになりました。水溶性造影剤では腰の馬尾辺の像が油性に比べてとても繊細に描出されます。臨床家にとっては大変魅力ある薬剤でした。厚生省の許可はまだありませんでしたが、人間に応用してみようということになりました。昭和46年（1971年）のことです。

この薬は硬膜外には造影して使っていましたから使用方法には慣れたものでした。わずか3ccを髄液2ccとよく混合してうすめて硬膜内に注入します。するととても繊細な画像が得られました。しかし、神経が刺激されて下肢が敏感（興奮した状態）になり、ちょっとした物音や動作でピクピクとけいれんします。

　薬を注入後3～6時間頃にけいれん発作が生じます。このけいれんにジアゼパム（セルシン、ホリゾン）という薬を10mg静脈に注射するとおさまります。敏感な人では注射してもしばらくするとまた過敏になり、一晩で3回注射を必要とする人もありました。この薬60％コンレイを多量に入れたらどうなるかは犬で実験をしました。人間の量の10倍くらい入れても激しく一晩中けいれんをしますが、死ぬようなことはありませんでした。当時は割に安全な、人類に有用な薬剤ができたものだと思って喜んで診断に使用していました。3年もするとこの薬剤を2つに合成したDimer Xという薬剤が出現し、厚生省の許可も出て使用することになりました。検査後のけいれんはほとんど生じなくなりました。さらに数年の後にはもっと安全な神経毒性のないイソビスト240とかオムニパーク240という薬剤が出現し、厚生省の許可が出ました。この薬剤は現在も使用中です。頭の中に入っても安全となりました。

　こうして全脊柱管に水溶性造影剤を入れることができるようになり、今では神経を細かく観察できます。

16　ステロイドの注入

　副腎皮質ホルモン（ステロイド）は、名前の通り腎臓のすぐ上にある小さな副腎から人の体で自然に出されるホルモンです。性に関係する男性ホルモンや女性ホルモンではありません。人がショック状態になった時に多量に放出され、ショックから救ってくれるものです。このホルモンの作用は明確に説明されていませんが、いろいろな治療に使用される摩訶不思議

な物質です。細胞膜の穴の通り道を小さくして物質が通りにくくするともいわれています。すなわち、痛みの物質や炎症作用物質が通らなくすることに働き、痛みが消えたり、炎症（腫れ）がおさまったりするのです。

　腰のヘルニアでも硬膜外注射、椎間板内注射、椎間関節内注射、時には神経根ブロック注射にも使われます。痛みのある所の局所注射にも使用され、痛みの予防に効果があります。

17　ステロイド注入後の副作用は？

　副腎皮質ホルモン（ステロイド）剤は人間のショックを救う薬物ですから副作用は短期的にはほとんどありません。しかし時々、注射後しゃっくりが止まらなくなる人があります。放置していても自然に治ります。糖尿病の人に使うと糖尿病が悪化することがあります。長期にステロイドを使用すると骨がもろくなります。時には大腿骨頭の血行が悪くなって骨がこわれて（壊死）きます。糖尿病のある人は必ず申告して下さい。また、長期使用はやめましょう。

　しかし、どうしても使用しないといけない人、例えば、臓器移植をして免疫抑制剤の必要な人、関節リウマチ等の膠原病の人では長期使用はしかたがないでしょう。副作用とのかね合いになります。

18　キモパパインって何ですか

　キモパパインは酵素です。パパイヤの実から抽出されます。線維を溶かす作用があります。従って椎間板の中に注射すると椎間板が溶けてこわれてしまいます。これを使って椎間板を溶かし、ヘルニアも溶かして治療しようという試みがなされました。アメリカやヨーロッパでは実際に人間にも使用されました。注入の仕方が悪かったのか、乱用されたのか、結果はよくなかったようです。神経の周囲にも入り神経障害が多数発生したようです。日本でも実際に人間に使用（治験）し、発売寸前まで行ったのです

が中止となりました。真相は語られていませんが、欧米の悲惨な状態にびっくりして製薬会社が発売を中止してしまったのです。良かったというべきでしょうか。日本での治験の結果も発表されませんでしたが、著者の仲間の結果は悪くはありませんでした。しかし、酵素が強烈なためか椎間板がなくなるほど溶けてしまいました。実際、この薬をウサギの耳に注射すると穴が開いてしまいました。うすめて少量使うようにしたらうまくいったかも知れません。残念なことです。

　ウサギなどの動物がなめたり、かんだりして、食べてしまった毛が腸管をつまりやすくします。この時にもパパイヤが使われます。身や皮を細かくして与えるのです。毛をこの酵素で切って短くし、便通をよくしようと試みられます。

19　コンドロイチナーゼABCって何ですか？

　キモパパインにこりて軟骨だけを溶かす酵素が作られました。コンドロイチナーゼABCといわれています。10年以上経ちますが、まだ実験中です。発表が期待されていますが今度はうまく行くのでしょうか？　キモパパインの二の舞にならないように慎重に研究されています。

20　わけのわからない腰痛には
　　第2腰椎（L2）の神経根ブロックが効くことも

　痛みは通常知覚神経系が関与して大脳皮質で痛いと判断しています（図1-2：30頁）。しかし、自律神経系が関与する痛みもあります。普段の治療では自律神経のことを忘れていることが多いのですが、どこから痛みが来ているかわからない時には、一度このL2の神経根ブロック（図13-5：184頁）をしてみます。すると痛みが大変軽くなることがあります。腰周辺の自律神経がこのL2の神経根に集まって（収束して）頭（中枢）の方へ神経をのばしているからです。

第8章　手術について

1　どんなときに手術になりますか

　簡単にいうと、腰痛があったり下肢痛があったりして、本人が、これは手術をしなければ治らないと感じたときです。それではどんな時にそう感じるのでしょうか。腰のJOA（図2-14：65頁）では15点以下の人は普通の健康な人の半分くらいの活動能力しかないということです。手術になっても不思議ではないくらいの点数です。何カ月も症状があって働けない人も手術をした方が良いでしょう。働いたとしても半分くらい休んだり、仕事の内容が半分くらいしかできない人も手術をした方が早く社会復帰できるでしょう。手術をしなければいけないか、した方が良い人は、足の神経麻痺のある人です。前に述べたように足関節の底屈力や背屈力が弱くてびっこをひく人です。またおしっこがでなくなった人です。これらの神経麻痺が起きたら早めに手術をするのが良いでしょう。また痛みやシビレのため歩いては休み、しゃがんでまた歩くというような症状（間欠性跛行）

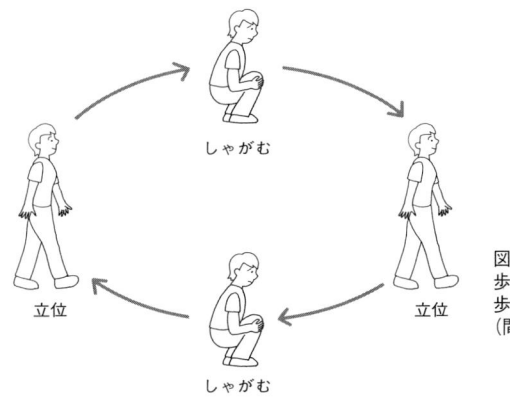

図8-1
歩いてはしゃがみ、また
歩いてはしゃがむ
（間欠性跛行）

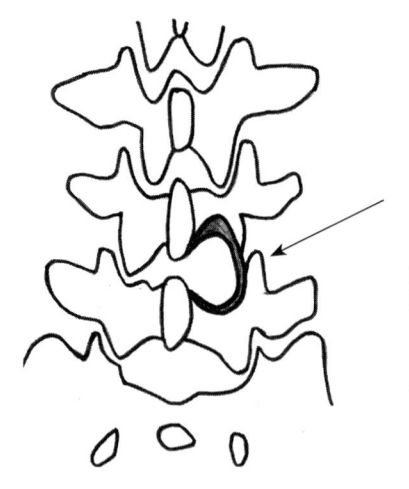

図8-2-1 Love（人名）法
Loveが発表した腰椎椎間板ヘルニアを切除する方法です。ヘルニアの出ている所の上下の椎弓をできるだけ小さく削って脊柱管に入ります（矢印）。神経をよけて膨隆している椎間板ヘルニアを切って鉗子でとり出す方法です（図2-4-2：53頁参照）。

の人も手術が必要でしょう（図8-1、図14-5-1, 2, 3：210-211頁）。

2　どんな手術をしますか

簡単な手術は、Love法という方法です（図2-4-2：53頁、図8-2-1）。椎弓を大きく切って開けて手術をすれば手術は容易になりますし、ヘルニアも十分に切除できます。これを椎弓切除術といいます（図2-18：69頁）。この椎弓切除術を小さな骨を切るのこぎり（鋸）で切れば後で切った椎弓はもとに戻せます（椎弓切除術、神経除圧、椎弓形成術　図9-5：151頁）。脊柱管の中のヘルニアだけを切除してまた骨を元に戻しますと、4カ月くらいで半分ほどの、また2年くらいでほとんどの骨がくっついて、どこを切ったのかわからなくなるくらいです。

3　手術は大変ですか、大丈夫ですか

大きくても小さくてもどんな手術でも、受ける人にとって手術は大変なことです。手術を受けるまでには、過度の緊張があります。不安がいっぱいです。しかし、熟練した専門医が行えば、昔と違って手術そのものは大

変安全になりました。人が行う手仕事ですので、同じ内容の手術を同じ人が行っても、どの人にも全く同じように手術が終了するとは限りません。素材としての人間の体も同じではありません。人間の行うことですので、多少の違いは出てきます。しかし職人の作る作品にはやはり職人らしい出来ばえがあるように、手術をする人にはその人なりの出来ばえが毎回毎回あるのです。手術をされる時には、手術をする人の説明をよく聞いて判断して下さい。

4　手術では何日寝ていますか

　30年くらい前は、手術後約3週間ベッド上に安静を保つようにいわれました。3週間という根拠は、筋肉やすじ（靭帯）の軟部組織の修復が3週間たつと完了するからということです。アメリカでは医療費が高額であるという理由で、手術後1〜2日で起立・歩行をするようになっています。著者も同じ手術内容の患者さんのたびに3週間（21日）から20日に。次の患者さんは19日にというように、1日ずつベッド上で安静にする日を短くしました。この結果、10日から1週間くらいがよかろうということになりました。大学ではしばらくこの7〜10日くらいで、起立・歩行を許可してきました。最近ではさらに短くし、2日目に起立・歩行をさせています。手術を受けた人は、2日目ではまだ傷が痛いので十分には動けませんが、若い人も70歳くらいの高齢者も割合スムーズに起立・歩行が可能です。もっと短くしても良いかも知れませんが、手術後の出血を考えればこれくらいが適当であろうと考えています。手術後の2日間は、手術をした所から神経のそばの硬膜外に非常に細いビニールチューブを通して（硬膜外チューブ）麻薬のモルヒネを注入しています。これによって手術後の痛みは、大変軽減されました。話しかければ皆さん笑顔で答えてくれます。しかし最近ではこれも2日目に歩行するようになって省略しています。

今後さかんに行われるようになる内視鏡の手術では、日帰りも可能なくらいになりそうです。しかし出血が止まってからの方がより安全でしょう。

5　付き添いは必要ですか

　手術後は通常個室に入ります。ベッドの上に2日間くらい一人になります。原則として付き添いは不要です。さみしくなければ一人で良いわけですが、看護師さんは大変忙しくとびまわってたくさんの患者さんの世話をしていますので、自分一人で独占するわけにはいきません。窓を閉めてくれとか、水を飲みたいとか、果物がほしいといった場合でも、そばに人がいれば大変心強いものです。ベッド上の安静期間である2日間は付き添ってくれる人がいれば大変助かることでしょう。

6　いくらかかりますか

　医療費は、皆さんの加入している医療保険で政府の決める公定価格があります。高齢化社会で医療費が伸びていますので、医療費を削ってきて個人の負担額はどんどん大きくなっています。先進国の中でも最悪です。手術前に1週間入院して検査をし、手術後に約1カ月入院した場合の費用の概算をしてみました（図8-6）。毎年のように公定価格が変動しますし、あくまでも概算ですので、病院によって、また手術の方法によって違いが出てきます。参考値と考えて下さい。

7　何日入院しますか

　入院期間は、全国の日本の病院でも、たとえ同じ手術をしても種々の違いがあることでしょう。アメリカの医療ではどんな大きな手術でも2週間以内に退院ですから、無理をすればアメリカのように早く退院することもできます。アメリカの入院期間が大変短いのは、医療費が大変高いからです。日本の約5〜10倍くらいです。おちおち入院していられないのです。

```
・仙骨裂孔よりの硬膜外ブロック注射（外来）＋再診料
        ……約9030円（30％で2710円）
・椎間板内注射（2泊3日の入院）
        ……約10万円（30％で3万円）
・神経根ブロック注射（2泊3日の入院）
        ……約11万円（30％で33,000円）
・レーザーによる椎間板内焼灼術（1日入院）
        ……約30万円
                （全額自費です。保険がきかないため）
〈手　術〉
・ラブ（Love）氏法（3週間の入院）
        ……約80万円（30％で24万円）
・椎弓切除術（3椎弓で）（1ヵ月間の入院）
        ……約140万円（30％で42万円）
・椎弓形成術（3椎弓で）（1ヵ月間の入院）
        ……約150万円（30％で45万円）
・脊椎固定術（PLIF）（1ヵ月間の入院）
        ……約300万円（30％で90万円）
```

図8-6　医療費
おおよその費用は上表の通りです（2008年12月現在）。
他に、入院した場合には食事代（1食260円）・個室料・諸雑費・保険外の費用等が必要です。
医療費は社会保険でまかなわれます。しかし、最大30％までの自己負担があります。医療の値段は診療報酬点数表で大変細かく政府が決めています。統括経済下にあります。

　日本では手術後も1カ月くらい入院療養していることがまだ可能です。病気療養に専念できますので、同じ手術方法であれば日本の方が手術後の成績は良いと思います。アメリカでは早く退院しますが、近くのホテルに泊まって病院に通わなければなりません。日本ではホテルに泊まるよりも病院に泊まっていた方が今のところ安くすみます。裏返せば、それだけ病院の収入が少ないとも言えます。でも最近ではアメリカのように早く退院させようという日本政府の低医療費政策がありますので、長く入院していられなくなりました。手術でも2週間以内とはっぱをかけられている病院もあります。

8　手術後はどうなりますか？　退院日は？

　軟部組織が修復されるのが3週間といわれていますので、背骨の手術は昔は3週間も静かに寝ていなさいといわれていました。それがどんどん短縮され、今では内視鏡の手術では日帰りも可能といわれています。しかし、手術後の骨や軟部からの出血を考えると2日間は静かに寝ていた方が安全です。それより早目に起きると手術したところに出血し、あとで針を刺して血液を抜くことが時に必要になります。2日目にベッドから起きて歩くようにしていますが、ほぼ安全です。また最近では肥満、糖尿病、高血圧、高齢と、寝ている期間が長いと血管がつまりそうな条件を持つ人が多くなりました。従って、早目に起きてもらうのが良いと思われます。

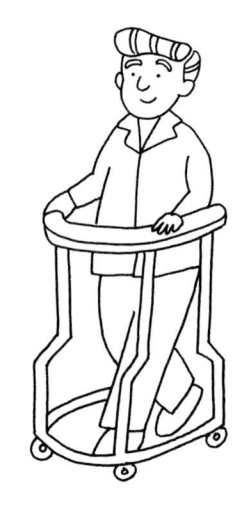

図8-8　歩行器

　痛みが強かったり、不安定の場合には歩行器に頼っての歩行となります。4～5日までは歩行器が必要でしょう（図8-8）。痛みの強い人はトイレまで行くくらいにして下さい。痛みのない人は廊下を歩いて徐々に時間や距離を長くして下さい。杖歩行か何もなしでも歩けるようになったら退院も可能となります。退院前にはしゃがんで立てる、階段が昇降できるくらいに元気にならないと退院の条件としては不十分です。室内はできても外を歩くことが困難だからです。少し大きな手術では手術後2～3週間で退院ということになります。

9　コルセットはつけますか

　手術をする時には、目的のところまで到達するのに皮膚を切り、筋肉を

背骨からはがして入ってゆきます。こうしないと背骨の後方部分の椎弓まで到達できないのです。椎弓に到達した後、この椎弓をノミや骨を削る器械（ケリソンパンチ）やドリル（歯医者さんの使うのとほぼ同じ物）や骨用のノコギリ（ギブスを切るのと同じ原理）で切ります（図9-4-1：150頁）。それから神経をよけて椎間板ヘルニアを切って取り除くのです。取り除いた後は、できるだけ絹糸やナイロン糸で縫います。縫いますが、皮膚の糸がとれるのが10日間かかるのと同じように、中がしっかりくっつくのは2～3週間かかります。静かにしていないと縫った糸が切れます。したがって腰の部分の安静が必要です。コルセットをつければ安全ですし安心です。コルセットは必要です。骨をくっつける手術では、硬いコルセットを骨がくっつくまでつけます。約4カ月くらい必要です。内視鏡の手術ではコルセットは不要ということになりましょう。4カ月経っても骨がつかなければ骨癒合はあきらめます。腰全体が硬くなりますので、4カ月以上のコルセット装着は、逆に体にとってよくないと考えます。運動を始めて下さい。

10　どんなコルセットをつけますか

　手術で小さく切っただけであれば、少しくらい動いても大丈夫です。この時には軟性のコルセット（ダーメンコルセット）（図8-10-1）をつけます。このダーメンということばは、ドイツ語で"御婦人"ということです。西洋の女の人が美容のために腰につけていたコルセットがモデルです。東大の教授がドイツへ留学して学び、このコルセットに目をつけてこのダーメンコルセットができたということです。ダーメンと略して呼んでいます。ドイツ人が聞いたら何のことかと思うでしょう。

　手術で長く大きく筋肉をはがしたり、椎弓を切ったり、また背骨をたくさん切ったり、骨を移植してその骨がくっつくのを待つ場合などには、硬いコルセット（図8-10-2）が必要です。しっかり腰を固定しておくためで

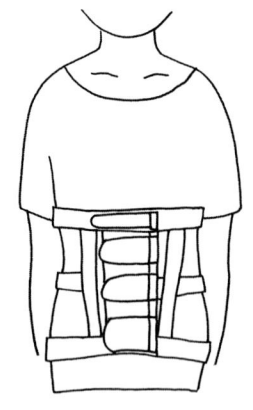

図8-10-1 軟性コルセット
主に布でできています。

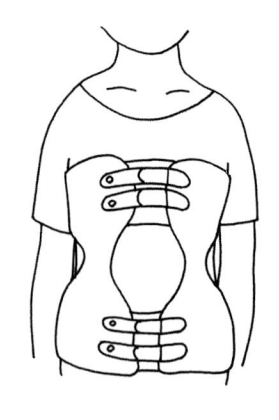

図8-10-2 硬性コルセット
主にプラスチックでできています。

す。しっかりつけていないと筋肉がのびていったり、せっかく植えた骨がつかなかったりします。

　小さく切って筋肉をわずかはがして行う内視鏡を用いる手術では、コルセットは不要といわれています。しかし、数日間は手術をした所はなるべく安静にした方が良いでしょう。出血とか感染予防のためです。

11　通院日は？

　通院日は退院時に通常、主治医からお話があります。また退院療養計画書をもらうことになっていますので、その中に書いてあると思います。通常は2週間後くらいになるでしょう。健康保険組合より傷病手当金がもらえる人は、月に少なくとも2回は受診が必要です。2回以上ないと、どうしてこんなに少ないのか調査がくることがあります。

12　コルセットはいつまでつけますか

　軟性のダーメンコルセットでは、手術後1〜2カ月間必要です。骨を移植した場合には骨がくっつくまで硬性コルセットが必要です。通常、骨は

3〜6カ月でつきます。レントゲン（X線）写真を月1回くらいとって、取り外しても良いかどうかは主治医に決めてもらって下さい。

13　寝ている時もつけますか

　コルセットは、寝て横になっている時には必要ありません。しかし起き上がる時が問題です。横になってそろりそろりと起きあがれば良いのですが、訓練しないとうまくゆきません。それで心配ですから、手術後少なくとも1カ月くらいはつけていた方が安全です。手術した人にはお願いしてつけてもらっています。横になってゆっくり起きられる自信のある人は、はずしても良いでしょう。コルセットをつけて寝ると、コルセットが当たります。当たりを柔らかくするためには、やわらかい物を下に敷くとか、下着を2〜3枚つけて寝ても良いでしょう。横になったらコルセットをゆるめて下さい。起きあがる時にはしっかり締めて起き上がって下さい。

14　風呂はいつから入れますか

　本当はコルセットがとれたら入れるのです。しかし長いあいだ風呂に入らないと体がかゆくなって、気分もいらいらしてしまいます。短くても手術の傷が治らなければ入れません。傷の抜糸は10日目ですから、12日目以後になります。12日以後には風呂に入れますが、足を洗うときとか、頭を洗う時にはどうしても腰を曲げてしまいます。椎弓切除をしたとか、インスツルメントを入れたとかの大きな手術をした人はシャワーで我慢してもらい、同じく12日目以後にしてもらっています。しかし、最近では傷を覆って早目に入るようになりました。痛みがとれたら可能です。最初は看護師さん付きがよいでしょう。手術後2週間もすれば退院となります。退院後はお風呂は良いことにしています。しかしできるだけ腰を曲げないようにして入って下さい。

15　セックスはいつから可能ですか

　聞きにくいし、また話しにくい問題ですので実態調査のデータはありません。あまり質問されたこともありません。皆さん適当に体で判断していられるのでしょう。考え方としては退院したら痛みさえなければできるでしょう。コルセットをつけている間はつけてすれば安全でしょう。コルセットが邪魔であれば体位を下にして相手を上にしたら良いでしょう。コルセットがはずれればもう自由です。

16　運動はいつからしてもよいのですか？
　　　歩くのは、走るのは、水泳は、スポーツは？

　コルセットをつけている間は歩行は可能です。徐々に日常生活にもどしてゆきましょう。歩行距離は徐々に長くしましょう。しかし走るのは控えましょう。コルセットがとれたら走れます。水泳もできます。基礎トレーニングをしっかりして下さい。基礎トレーニングができたら試合練習も可能です。キャッチフレーズは"4年後のオリンピックに向けて"です。ゆっくり基礎的なことから始めなければ良い成績が得られません。たゆまず、徐々に体の機能を持ち上げていって下さい。

17　いつになったら働けますか、事務職では、力仕事職では

　手術で体のどの部分をどう切ったかによってある程度きまります。Love法（図2-4-2、図8-2-1）のように小さく切った場合には、事務職なら手術後1カ月もすれば働くことができます。肉体労働の人でも3カ月を過ぎれば何とか働けるでしょう。しかし手術前に休んでいた時間が長いと、体を鍛えないと働けません。その分、働くまでの期間が長くなります。

　椎弓切除術（図2-18：69頁）のように大きく背骨までとってしまった手術をした人は、手術後もう少し長い期間をかけた方が良いでしょう。事

務職で2カ月目くらいから、力仕事をする人で4カ月目くらいからでしょう。筋肉がくっつく部分がなくなってしまいますので、腰が大変弱くなります。手術後は十分に鍛えてから社会復帰して下さい。

　椎弓切除に加えて椎弓形成術をして背骨をもとにもどした人は、骨がくっつくまで硬性コルセットが必要です。硬性コルセットをはめて行える仕事であれば、手術後2カ月から働けるでしょう。コルセットをはめてできなければ、骨がついてから働いた方が良いと思います。働き出すと病気よりも仕事が優先となります。せっかく手術をしても結果が良くない場合もありますので危険です。移植した骨がくっつくのには3～6カ月かかります。若い人では早く、高齢者では遅い傾向があります。しかし若い人は動きが活発なのでつかない人もいます。骨がくっつき始めるとコルセットがとれます。とれたら働けます。それまで体を鍛えておきましょう。6カ月も過ぎたら運動は自由です。ゴルフに復帰された人も多数おられます。

18　再発はしますか

　椎間板ヘルニアの手術をした部位に、またヘルニアが出て症状をおこした場合を、再発ヘルニアといいます。ときどき、再発ヘルニアの人が受診されます。手術後1年くらいたってからでないと再発ヘルニアとはなりません。どうしてこんなことがおこるのでしょうか。

　椎間板のヘルニアの手術の方法には考え方が2つあります。1つはヘルニアが出ている部分だけをとれば症状がとれるから良いというものです。もう1つは中までとらないとまた出てくるかも知れないので、中までとるというものです。中までとるといっても、ある程度までとか、できるかぎりとか、手術をする人によっていろいろです。たくさん中味をとればとるほど、再発ヘルニアは少なくなるのでしょうが、中味をとると椎間板の高さが減って背が短くなりますし、そこが前屈、後屈時に不安定にもなります。固まって安定化するまでに時間がかかります。それまでは不安定です

から、腰痛が続くかも知れません。ヘルニアの取り方が少ないと、再発するかも知れません。たくさんとると椎間板の高さが減り、不安定さも増します。この手術の程度は微妙です。手術者が加減をして決めています。椎間板の中味をとっても、椎間板には少し再生能力もありますので、また長い間には中味ができてきます。このできた中味がヘルニアになったのではないかと考えざるを得ない人もあります。

19 また手術をしなければならない時は？

　再手術をするかどうかは、画像上で手術をすべき原因（所見）がはっきりしていて、本人が困って手術を望んでいる時です。また、望まなくても手術をしなければ働けないという場合です。再手術は40年前には成績が悪く五分五分といわれてきました。確かに小さな視野の手術で治そうと思うと成績は良くありません。再手術をするなら思い切って大きく開けて十分な視野で神経に注意して行う必要があります。手術を勧められたら医師によく話を聞いてから行って下さい。

20 手術をすることによって受けるダメージは？

　一度手術をしたところは、生まれた時とは違ってある程度周囲とのくっつき（癒着）があります。くっついている所は、いくらていねいにはがそう（剥離）としてもなかなかうまくゆきません。出血しますし時間もかかります。剥離の手術は、境の骨側をうすく削るとよくはがれます。エアーまたは電気、ドリルのダイアモンドバーか、微小骨鋸（マイクロボーンソー）で骨を削ったり切ったりします。神経の周囲は神経をむき出しにしないようにしてはがします。はがす前に双極凝固器（バイポーラー）で焼くと出血が少なくなります。神経を傷つけないように注意が必要です。顕微鏡を使うと物がよく見えます。骨か血管か神経かの区別が容易です。手術ではていねいでかつ迅速な手技が必要です。再癒着防止には、皮下脂肪

の遊離移植が有用です。また不安定な腰椎にしないようなくふうが必要です。再手術に慣れた専門医が手術をすれば成績は格段に良くなっています。初回手術と変わらないくらいの成績です。ただし、手術前に神経麻痺のある人はなかなか治りにくいことがあります。神経麻痺が高度にならないうちに手術をするのが良いでしょう。

21　家族が気をつけなければならないことは？

　手術となるとどんな手術でも心配です。うまくいくんだろうか、神経麻痺はおこらないだろうか、痛いだろうか、手術後は上向きで寝るのか、下向きで寝るのか、何日寝ているのだろうか、おしっこはどうするの、便は？など不安や疑問はつきません。家族の人はこれらの疑問や不安に対して応援する必要があります。応援団はある程度必要です。十分にバックアップして下さい。精神的にもよく応援して下さい（図8-21）。本人に代わって医療関係者にもどんどん質問をして内容を本人にもお話し下さい。

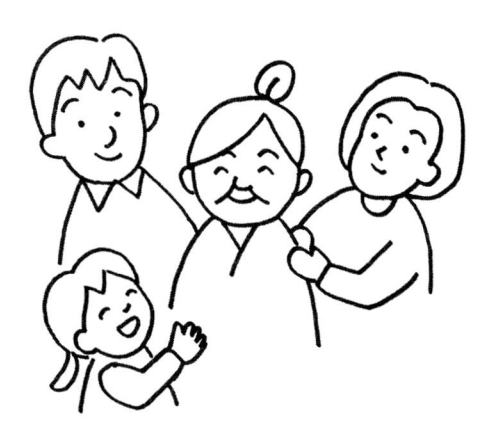

図8-21　手術の時には家族の援助が必要

第9章　ヘルニアの手術方法について

1　経皮的椎間板髄核摘出術
（イ）土方式椎間板髄核摘出術

　東京電力病院の土方先生が、昭和44年頃に考え出した方法です。椎間板造影と同じ方法で背中の少し外側から椎間板に向けて45度くらいの角度で針を刺入します。この針から徐々に太い筒に変えていって、最後には椎間板をつかんで切るパンチ（鉗子）に変えます。このパンチで耳垢清掃のように少しずつ中味を切除します（図9-1-イ）。10～20分くらいかけて行うと髄核が切除されます。この状態で外から力が加わってもヘルニアには力が伝わらなくなります。痛みが軽減します。大変ユニークな方法ですが、日本語でだけ発表したために世界に広まりませんでした。世界どころか日本にもあまり広まりませんでした。外国人が、ユニークさにひかれて積極的に採り入れて応用したために、日本人も見直してまねをしました。

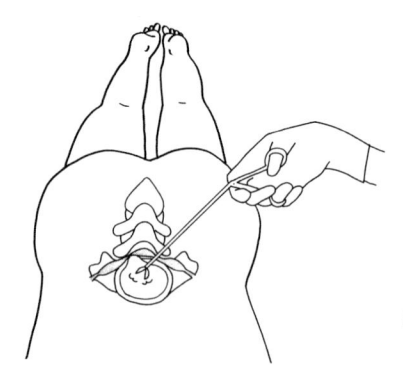

図9-1-イ　土方式椎間板摘出術

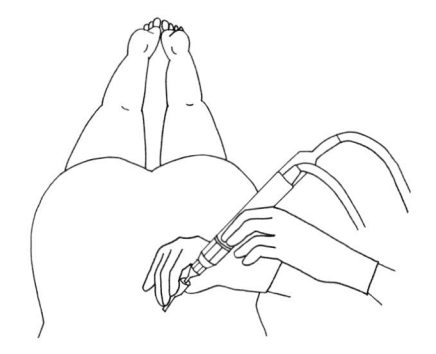

図 9-1-ロ　電動式椎間板摘出術

　残念ながら、日本人は日本人の考え出した良い方法をいつも採り入れようとはしないのです。島国根性の悪い癖です。欧米人の考え出したものは無条件で輸入してしまいます。欧米人に対するコンプレックスがいつまでもあるのでしょう。この方法は今では特に欧米で積極的に行われています。

(ロ)　電動式椎間板髄核摘出術

　土方式のパンチではめんどうで時間もかかる、またレントゲン線（X線）をあびる時間も長いということで考えられた方法です。パンチのかわりにピストン運動で髄核を切ったり、回転運動で髄核を切ったりする電動式器械が作られました。二重に重なったパイプの一部に側窓を開けて、その中に入り込んできた髄核をパイプにつけた刃で切り取ろうとするものです（図9-1-ロ）。これでは5分もかからないうちに髄核切除が可能となりました。でもパイプが割に太くなるため椎間板の中に入れにくくなりました。また、近くにある神経も傷害しやすくなりました。

(ハ)　レーザーによる椎間板焼灼術

　土方式の経皮的椎間板髄核摘出術では、鉗子というはさむ道具で椎間板の髄核をはさんで取り出してきます。この鉗子のかわりにレーザーを使っ

145

て髄核を焼いて蒸散させてしまおうというのがこの方法です。電動式の器械よりも細くてすみます。このレーザーの方法は、35歳くらいまでの若い人で中等度のヘルニアまでが良い適応です。椎間板の髄核がドロドロと軟らかく、椎間板の圧がヘルニアに十分伝わるくらいの状態です。理由はレーザー光線を使うのは椎間板の髄核の部分を焼いて煙にして（蒸散させて）無くしてしまったり、圧力の伝達をヘルニアに伝えないようにしようという方法であるからです。腰にかかる力をヘルニアまで届けないようにしようというものです。従って、"す"の入った大根のような変性（老化）した椎間板では効果がうすくなるのです。レーザーで焼くと、髄核は黒く炭化してしまいます。強いエネルギーを使いますと、髄核の周囲まで焼けてしまい椎間板の再生能力は極端に悪くなります。それだけではなく脊柱が不安定になり、痛みがいつまでも続きます。焼きすぎです。あまり感心した方法ではありません。髄核が焼ける程度の適度なレーザー光線の量が良い治療に結びつきます。

　このレーザーの代わりに高周波で組織を焼いて固める、破壊するという方法が行われています。高周波でヘルニアを凝固する方法は手術中に著者も行っていますが、これを切開しないで経皮的に行おうとするものです。これも成績はレーザーと大きな差はないはずです。

　椎間板内にステロイドホルモンを入れるステロイドディスコ（図5-6）とこのレーザーや高周波による方法とは成績はさほどかわりません。ステロイドディスコの方が簡単ですし、椎間板に対する傷害も少ないのです。何よりも椎間板は炭化しませんので生物学的治療ということです。ステロイドディスコをお勧めします。

（二）化学的椎間板溶解術

　椎間板造影と同じ手技で行います。造影剤に続いて酵素を注入し、椎間板髄核を溶かしてしまおうという試みです。キモパパイン（129頁）とい

う薬剤が作られました。欧米では使用されましたが、薬剤が強かったために副作用が出て中止されました。日本では臨床治験まで進みましたが発売中止となりました。上手に使えば良い方法だと思いますが残念です。続いて研究されているのはコンドロイチナーゼ ABC という酵素です。まだ研究中です。

2　Love 法（椎間板髄核摘出術）

（イ）通常の方法

　5～10cm ほど背中の皮膚を切ります。片側の筋肉を骨からはがして椎弓を出します。この椎弓を丸いノミでトントンと削り、黄色靭帯を切離しますと、脊柱管に入ります。硬膜と神経根を真中（正中）へよけますと、椎間板が後方へ突出しているのがみえます。これが椎間板ヘルニアです。これを先のとがったメスで切ります。中の椎間板髄核を取り出します。取り出した椎間板は軟骨ですが、一般の人になじみの物（組織）でいうと、ちょうど少しずつ取り出した蟹(カニ)の身みたいです。この手術方法を Love 法といいます（図 2-4-2：53 頁、図 8-2-1：132 頁）。椎弓を削る方法はノミ、ドリル、ケリソン（骨を削る器具）があり、それぞれ手術をする医師の得意とする方法で行われます。

（ロ）顕微鏡を使う方法

　（イ）の Love 法で行いますが、より皮膚を小さく切って、かつ顕微鏡を使って、ていねいに血を止めて行う方法です。5cm くらいの皮膚切開でできます。小さい傷のため手術後の回復が早く大変良い方法です。しかし、小切開で顕微鏡を使うために光が奥まで届きにくい、ヘルニアが見にくいということがあります。また、時々ヘルニアが他にもあった場合に見逃すこともあります。大局的見地から見られないために、十分ヘルニアをとれなかった、残っていたという話も時には聞きます。

(ハ) 内視鏡を使う方法

　最近では小さいカメラと光源を先につけた内視鏡を使ってヘルニアをとることも普及してきました。内視鏡は胃の中、膀胱の中を見たりするためにはじめは開発されました。整形外科では約35年前に膝の中を見る膝関節鏡として発展してきました。今では小さい侵襲が良いということで内視鏡も大変発達し、ありとあらゆる部位で応用されています。ヘルニアも内視鏡で手術をすると皮膚は2cmくらいの切開ですむといわれています。その内に日帰りの手術になるかも知れません。小さい侵襲でヘルニアがとれることは大変良いことです。しかし、技術的には今の所難しく発展途上です。小さい視野、単眼で行うということでヘルニアの見逃し等、大極的見地から広く見られないという欠点もあります。

　大きく切らない手術方法がどんどん発達しています。大きく切ることになるのは、人間の手を使って手術をするからです。人間の手の変わりに小さな道具を使えば小さな切り傷ですみます。手の代わりになる長い鉗子を使って手術をする方法です。両手と中をのぞくカメラと3カ所の皮膚切開は最低限必要です。3カ所皮膚を15mmくらい切って長い鉗子をそこから中へ入れて手術をします。中をのぞくビデオカメラも入れて見えるようにします。小さな機械の性能はまだよくありません。人間の手の性能には負けますので、手術がもどかしく時間がかかります。しかし手術後は、翌日から起立・歩行も可能となります。早く退院もできることになります。今後内視鏡による手術方法はどんどん発達することでしょう。そのうちに脊椎用にも手術ロボットができそうな時代になってきました。

3　部分的椎弓切除術（開窓術）

　背骨の後方、背中の方から手術をします。皮膚は背中の真中（正中）を縦に切ります。背骨の後方へのとがった突起（棘突起）を真中に残し、左

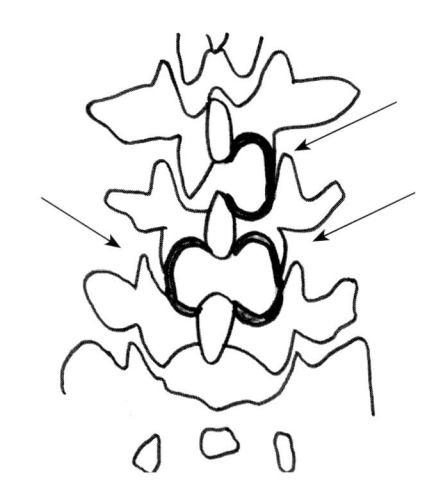

図9-3 部分的椎弓切除術　開窓術
上下の椎弓の間を窓を開けるように切って（矢印）神経を見えるようにする方法です。椎弓を切る（削る）のには丸ノミ、エアードリルまたは電気ドリル、ケリソン骨削鉗子等が用いられます。腰部脊柱管狭窄症の手術、ヘルニアの摘出術などで多く用いられます。

右にある筋肉を棘突起からはがします。すると背骨が露出してきます。この露出してくる骨の部分は椎弓と呼ばれている部分です。この椎弓を丸いノミやケリソンパンチや電動や気動のドリルで削ります。開窓術では丸い窓を開けるように上の椎弓の一部分と下の椎弓の一部分を削ります。骨を削ると黄色靭帯と呼ぶすじが出てきます。このすじを切ると、太い神経の入っている脊柱管の中に入ります。椎弓に丸い窓を開けるこの方法を部分椎弓切除術（開窓術）と呼びます（図9-3）。

4　椎弓切除術

3で述べたように、背中の正中から切って入って椎弓まで露出します。この椎弓を切って、とってしまう手術を椎弓切除術といいます。左右、横に広くとってしまう（切除）方法を広範囲椎弓切除術（Wide laminectomy）といいます（図2-18：69頁）。

椎弓を切るのには、骨ノミ、ケリソンパンチ、電動またはエアードリル、骨鋸（マイクロボーンソー）（図9-4-1）などを使います。骨鋸が、切るのに一番簡単で早い方法です。しかし熟練を要します。

骨ノミ

ドリル（電気、窒素ガスで動く）

小骨鋸（電気のを使用）

ケリソンパンチ

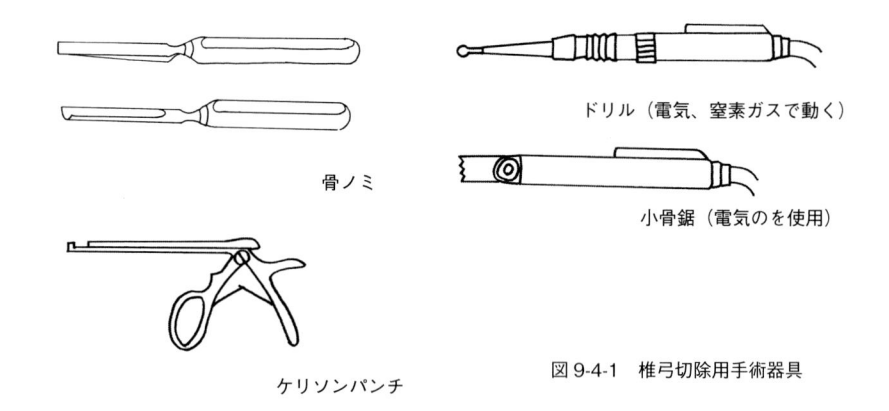

図9-4-1　椎弓切除用手術器具

5　椎弓切除、神経除圧（ヘルニア切除）、椎弓形成術

　4の方法の中で、骨鋸（マイクロボーンソー）を使って骨を切りますと、切った椎弓を後でまたもとの位置にもどすことができます。数年後には骨がくっついてもとの椎弓にすることができます。骨鋸の刃は、厚さが0.35mmです。切り口は約0.5mmくらいになります。両側を切りますと、約1〜2mm椎弓が短くなります。椎弓を片側に押しつけてもとにもどしますと、片側は2〜3mm開きます。この開いた所には手術中に切りとった骨を差し込んで骨癒合を促します（図9-5）。

　この手術では椎弓を広く切除しますので、脊柱管が全て広く見えます。このためヘルニアも全体像がつかめます。十分にヘルニアに対する処置ができます。焼き固めることも、切除することもできます。止血も十分にできます。また、ルートスリーブの狭い所（図2-12-1：61頁）も曲がった鋭匙（えいひ）を入れることにより明確になります。このルートスリーブの狭い所も反対側から小さい骨鋸で切りますので椎間関節の切除は最小限ですみます。この部での神経根と椎弓根との癒着も容易に剥離できます。Love法や開窓でこのルートスリーブを大きく広くしようとしますと、椎間関節を半分以上切除しないとできません。切除しますと手術後の腰の不安定性につな

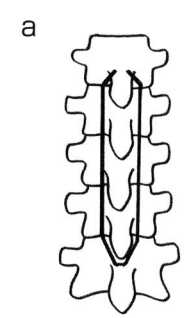

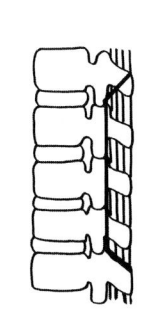

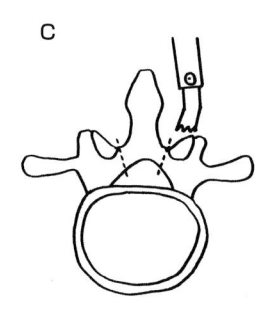

図9-5-1
椎弓切除術(a,b,c,d)
(a) aは後方(背側)より見た図です。小骨鋸で切ります。
(b) bは横から見た図です。
(c) cは横断像で上(下)から見た図です。点線の所で椎弓を切ります。
(d) dでは椎弓をさらに内側だけ切ります。この操作で骨と共に黄色靱帯がきれいにとれます。

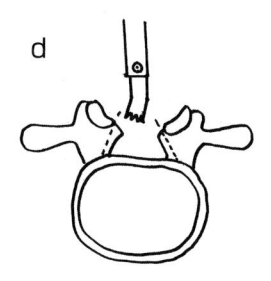

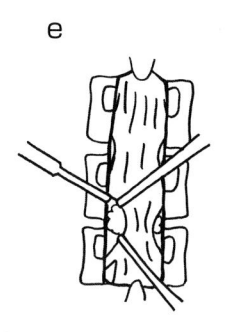

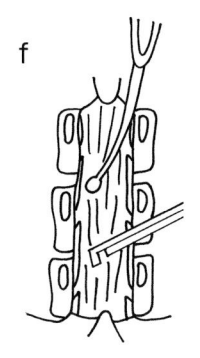

神経除圧術(e,f)
(e) eでは硬膜や神経根をゆるやかに正中(真中)に引いて、ヘルニアをとります。ヘルニアが小さい時には焼いて固めます。

(f) 神経除圧には鋭匙(えいひ)やケリソンパンチを使います。鋭匙は神経根の除圧状態をみるのにも根に沿ってさし込んで使います。

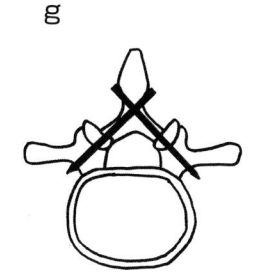

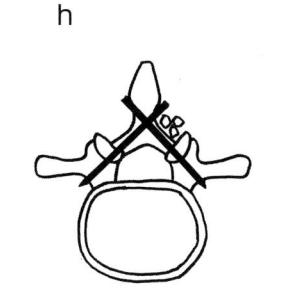

椎弓形成術(g)=左
gでは椎弓をもとの位置にもどします。吸収性のPLLAピンで椎弓を固定します。

骨移植術(h)=右
hでは骨を移植します。小骨鋸の刃の厚さだけすき間が開きますので、その中にも骨をつめ込みます

L3

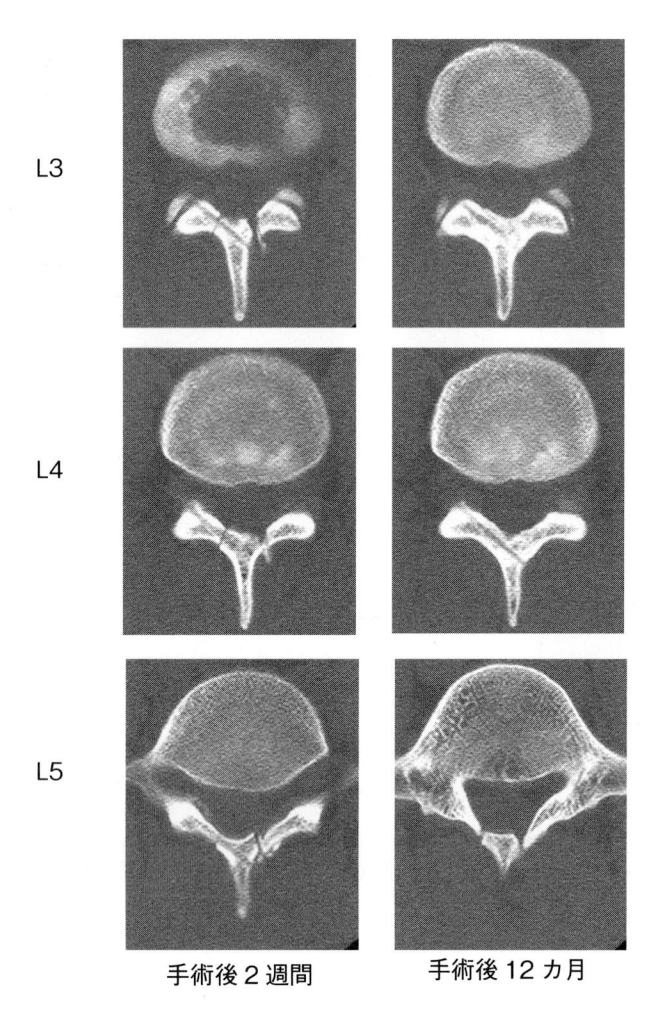

L4

L5

手術後 2 週間　　　手術後 12 カ月

図 9-5-2　椎弓形成術後の骨癒合状況
17 歳　男性。野球を 10 年間していました。L3-4、4-5、5-S の 3 椎間にヘルニアがありました。日常生活も困難で学校へも行けないくらいになって来院しました。椎間板の靭帯の弱い遺伝を受け継ぎ、運動をし過ぎたためと考えました。椎弓切除、神経除圧、椎弓形成術を行いました。すっかり症状はとれました。手術 12 カ月後の CT では L3、L4 の椎弓は完全に骨癒合しました。L5 は 50％ くらいの骨癒合です。

がります。また次の手術も簡単に応用可能です。欠点は骨がつくまでに時間がかかることです。

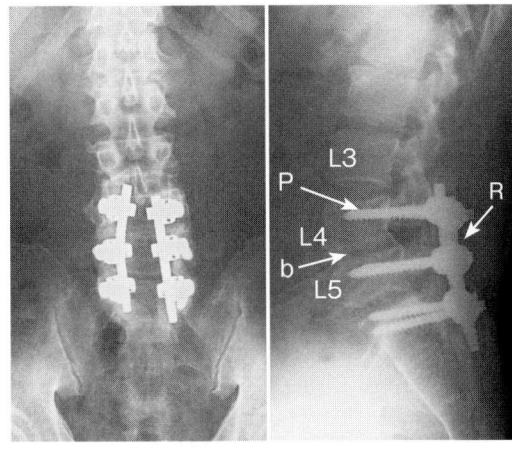

図 9-6-1　脊椎後側方よりの前方椎体固定術（PLIF）
56歳、男性。腰痛あり。椎間板ヘルニアにて手術をしました。椎弓根にねじくぎ（ペディクルスクリュー）を入れ（P）、後方は棒（ロッド、R）で固定しました。L4-5の椎間には骨（b）を移植しました。

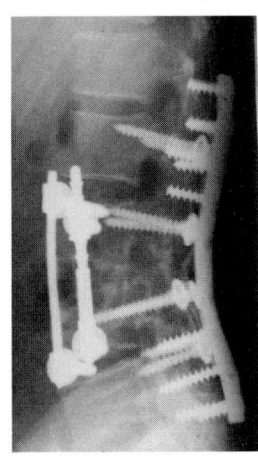

図 9-6-2　脊椎インスツルメントによる固定
この写真は北米で行われていた症例です。腰痛がとれないため再手術がなされたのです。前方にも後方にも多数の金属が入れられ、また、全く腰は動かない状態です。動かなければ痛みも出ないということでしょう。しかし、動く動物である人間に行う治療法でしょうか。こんな治療はさけるべきでしょう。金属はなるべく少なくするべきです。可能ならば動ける状態で治すことに技術を使うべきでしょう。

6　後側方からの脊椎固定術（PLIF）、インスツルメントを用いた手術

　初期のヘルニアで最初の手術ではこの方法は必要ありません。しかし、辷(すべ)りの大きな人、分離辷り症の人、側弯の強い人、不安定性の高度な人には背骨を固定する金具（インスツルメント）を用いて手術をします（図9-6）。椎間板ヘルニアを大きく切除すると背骨（脊椎）が不安定になっ

153

てガタガタするかも知れません。その予防対策としてインスツルメントを入れるのです。骨も入れるので鉄筋（インスツルメント）とコンクリート（移植骨）で作る建築物のようです。しっかりしますが骨がつかないとインスツルメントによる手術成績は長持ちしません。やはり骨をつかせることが第一です。

しかし、逆にしっかり固まると、固まった上下の所（隣接椎間）に無理、歪（ひずみ）が生じて10年もたつとまたそこが悪くなる（狭窄（きょうさく）する、不安定になる）ことがあります。

7　椎間関節固定術

上下の脊椎を後方でつなげている所が椎間関節（図9-7）です。

この関節を固定し、椎間の動きを止めようとする方法です。ビス（螺子）でとめると永久に固まります。吸収性材料（PLLAピン、ポリL乳酸ピン）でとめると関節は硬くなり（拘縮（こうしゅく）し）ますが、少し可動性は残ります。

人間は動物です。動く物ですので少し可動性があった方が良いでしょう。

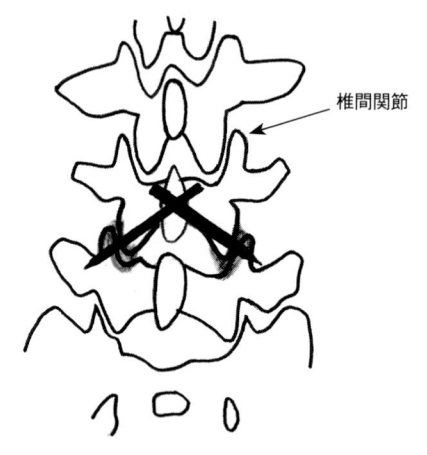

図9-7　椎間関節固定術
脊椎の3つの関節（椎間板、左右の椎間関節）の内2つをピンまたはねじ釘（螺子）で固定するものです。固定後は脊椎の動きは大変少なくなります。固定を持続させるためには関節の袋（のう）を焼いて硬く短縮させたり、関節内の軟骨を破壊して自分の骨を入れたりします

8　再発ヘルニアの手術方法

（イ）インスツルメントを使わない方法

Love法や開窓術で最初に手術がしてあっても5で述べた方法、すなわ

154　　　　　　　　　　　　　　第9章　ヘルニアの手術方法について

ち椎弓切除、ヘルニア摘出、椎弓形成術（図9-5）で手術可能です。この方法のコツは骨鋸（ノコギリ、マイクロボーンソー）で椎弓の内側をうすく切り込んで硬膜を十分に剥離することです。上手に神経を剥離できれば再発ヘルニアも容易に処理できます。

（ロ）インスツルメントを使う方法

最初の手術でインスツルメントが使用されていると一度使われたインスツルメントをはずす必要がある場合もあります。インスツルメントで固定した隣の椎間板（隣接椎間板）の手術が必要な時には、入れてあったインスツルメントをそのままにして、さらに新しいインスツルメントをつなげて使い、脊柱を固定することもあります。いずれにしても、しっかり固定してしまおうということです。

9　叩きん棒とは何ですか

硬くなった椎間板やヘルニアや、神経を押している骨を叩き壊すために著者が作った道具です。日本のオリジナル作品という願いを込めて三河弁の「たたきん」（叩いてごらん、叩いてみて）というニックネームをつけました。7本セットで、直の円柱の棒から曲がりのいろいろ違う棒を作りました（図9-9-1）。これがあると神経周囲の硬いものをへこませたり、こわしたりして神経への圧迫をとることができます。

（イ）叩きん棒の種類

直の円柱の棒から曲がったものまで6本あります（図9-9-1）。先の曲がったものもあり、いろいろ利用できます。簡単に利用できる手術では、背骨の破裂骨折の時、硬い骨化した椎間板ヘルニアの時、靱帯骨化症のある時など、神経根の腹側を叩き込む道具として、また脊髄の腹側を叩き込んで骨が背骨に当たるのをとり除くときに使います。

（ロ）叩きん棒の使い方

　石垣を作るときに、石屋さんは石をコツコツと少しずつ砕きながら良い形にして石垣を組んでゆきます。その手さばきは見事なものです。

　叩きん棒の使い方も、この極意で行うと上手に使えます。あせって早く全部叩き込もうと欲張ると失敗します。コツコツと少しずつ骨を砕いてゆくという心得が必要です。あせらずに端からコツコツと破壊してゆきます。曲がったものを使うときには、するりと先端がすべりますので、しっかり握ります。すべると周囲に当たります。脊髄や神経を叩かないように気をつけます。叩き込む物に、力が直角に作用するように棒の傾きを変えてくふうします。

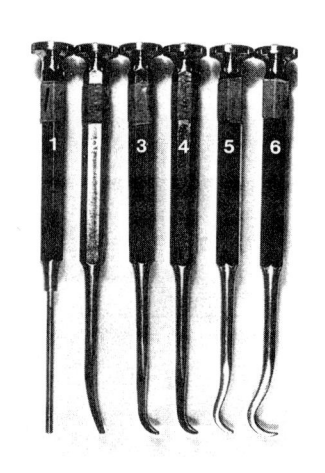

図9-9-1　叩きん棒
No. 1のまっすぐな棒状のものからNo. 6まで少しずつ先の曲がったものを作りました。神経をさけてその腹側にある神経を圧迫するものを叩いてこわす手術道具です。全国的に広く使われるようになりました。

（ハ）叩きん棒の役目

　叩きん棒を使う前には、使う周囲は双極性の凝固器（バイポーラー）でよく焼いて出血しないようにくふうしてから叩きます。出血してからでは、血を止めるのが大変です。

　脊柱管内の（橋）静脈はうすく、あちこちに広がっていますので、神経を焼かないように十分気をつけてこの橋静脈を先に焼きます。また神経の癒着のあるところでは十分にこの癒着を解き放してから使用します。

10　ヘルニア手術のコツ

　ヘルニア手術のこつは、ヘルニアをとる前に神経根やヘルニアの周囲を双極凝固器（バイポーラー）にて十分に止血をしておくことです。ヘルニア操作中に出血しないようにします。また十分に神経根の癒着をとります。ヘルニア手術のコツは神経根をよけて神経根の周囲を完全に除圧することです。少々オーバーなくらいに神経根の周辺をとって、根の動きに余裕を持たせます。共著者の吉田先生のことばによれば神経根を「谷川にかかる橋のように宙に浮くくらいにする」という状態にします。こうすれば痛みがよくとれます。

　椎間板ヘルニアの切除も十分に行います。まれに神経根が先へ通る道、すなわち椎間孔の部分では、下の背骨（脊椎）の上関節突起の先端をこわすくらいにして除圧します。これは大変有効な除圧方法です。

　しかし、ヘルニアを切除して椎間板を大きく破壊しますと、その椎間はガタガタ（不安定）になります。また大きな穴を開けてヘルニアを切除すると再生された椎間板がまたこわれた時にヘルニアとして再脱出しやすくなります。そこで最近では小さいヘルニアの場合にはバイポーラで焼き固めるようにしています。椎間板の突出した部分を焼くと硬く縮まります。1～2mmは脊柱管が広くなります。また靭帯や線維輪が硬くなりヘルニアの再発を予防します。またヘルニア周辺まで焼くことで痛みのセンサーを破壊し、腰痛の原因を除去します。

11　人工椎間板はできましたか

　いろいろと人工椎間板が考えられ試作されています。実際に人に応用され手術をされた物もあります（図9-11）。

　神の作った椎間板でさえ長持ちしないのですから人間の作ったものは長くはもたないでしょう。歴史の古い股関節の人工関節でさえ20年もたせ

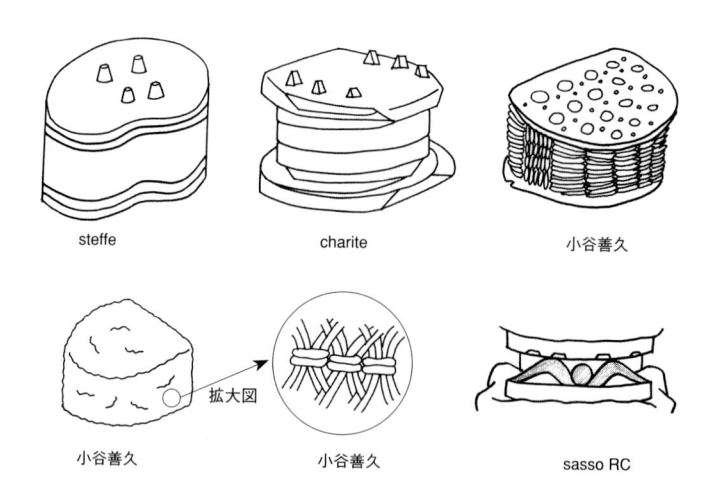

図9-11 人工椎間板
現在までにいろいろな人工椎間板が考えられています。また、人にも応用されていますが普及するまでには至りません。下の名前は研究者です。

るのは大変です。平均で10年、激しく使ったり、骨のもろい人に入れたり、手術時の挿入法が悪かったりした場合、数年しかもたないこともあります。股関節でも3回目の手術となると、よほど上手な人が手術をしないと4回目の手術までの時間が大変少なくなります。すぐ壊れます。腰の人工椎間板は、場所がら何回も手術をすることは困難です。せいぜい2回くらいが限度でしょう。まだ人工椎間板は研究段階です。成績は安定していません。

第10章　手術の合併症

　車の運転には危険がつきものです。車は走る凶器とまでいわれています。同じように手術にも危険がつきものです。それでも車には乗りますし、手術も行われます。車は控え目にゆずり合って運転すれば、よほどのことがないかぎり安全です。手術も無理をせずに、気を抜かずに、スタッフの協力で余裕のある手術をしたら安全です。でも数を多くすればある程度の割合で事故は生じてきます。3カ所でミスが続けば大事故につながります。医療スタッフはそれぞれの専門の持ち場で万全をつくしていますが時には事故が発生します。

1　死亡事故

　今までに数例ほど聞いたことがあります。ヘルニアの手術は全国で数えきれないほど毎年多数行われていますので、頻度としては本当にわずかです。しかし、皆無ではありません。熱心に椎間板の奥までヘルニアや椎間板をとり出した医師がヘルニアをとるパンチを入れすぎて、椎間板のすぐ前にある腹部大動脈を傷つけてしまった、というものです。大出血が生じます。椎間板につめ物をしますが、それでも足りなかったのでしょう。また腹の中にも出血したのでしょう。出血多量で死んでしまいました。まれな報告です。ただし、ヘルニアの手術に限らず一般状態の悪い人では手術中に異常事態が生じ、出血多量や全身麻酔で死亡することもあります。

2　神経根の引き抜き損傷

　椎間板のヘルニア手術は主としてLove法（第9章の2）といわれる方法

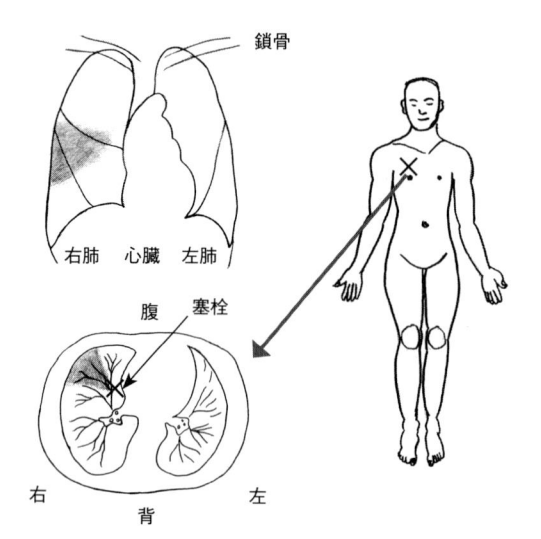

図10-3　肺塞栓
肺の血管がつまる（血栓、塞栓）とその血管の先の部分は血行不全となり細胞がむくみ死に至ります。レントゲンでは肺が白くなったり雲がかかったりします。心肺の循環系がうまく働かなくなり、気分不快、呼吸困難など重症な状態となります。

で行われます。直径15〜20mm程の骨の穴の底で手術は行われます。この穴を30cmほど上からのぞいて行います。ヘルニアで背中の方に神経根自体が圧迫されてうすくなっていると、視野が狭いのでヘルニアを切ったつもりでも神経を傷害してしまうこともあります。パンチでつかんで取り出す時に神経根を引っぱり出すこともあります。神経根を引っぱり出してしまった時には神経麻痺になります。足側（末梢側）の神経根であればその1本が犠牲になりますが、頭側の神経根を引っぱった場合には脊髄円錐という部分が強く引っぱられるので、両下肢の麻痺、排尿、排便障害、性機能の低下などいろいろの障害が出る場合があります。

3　肺の塞栓症

　心臓の悪い人、不整脈のある人、肥満、糖尿病、高血圧症のある人などでは手術後血栓ができていることがあります。この血栓が流れていって血管の細い所（毛細血管）でつまってしまうことがあります。つまるとこの先へは血が流れなくなって先の方の組織が死んでしまいます。呼吸困難、発熱などの症状が出ます（図10-3）。

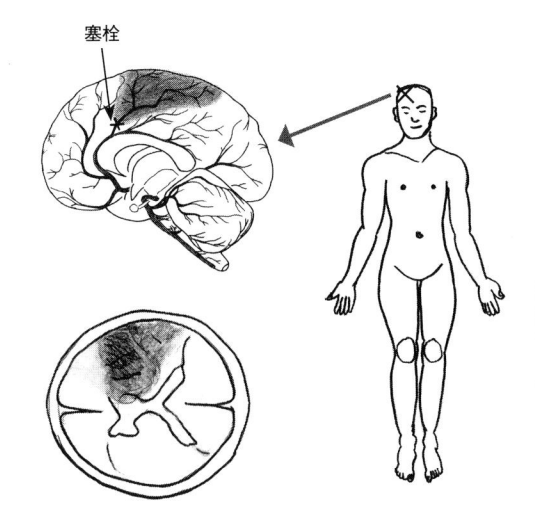

図10-4　脳梗塞（血栓）
脳の血管がつまる（血栓、塞栓）とその血管の先に栄養が行かなくなります。次第に硬く（梗塞）なり、脳の機能が消失します。手足が動かなくなったり、ことばが出なくなったり、食物が飲み込めなくなったりします。

4　脳の塞栓症

　血栓が脳にひっかかって血流不全となります（図10-4）。不整脈などの心臓病、高血圧、糖尿病、高齢、肥満など血管内にいろいろなものがたまっていたり、血管壁が粥状、アテローム様変化をしていたりしている場合に生じやすいのです。特に麻酔では血圧が上下しますので、その変化で血管の中の物が流れていって、脳の細かい血管にいってつまり、栓をしてしまいます。すぐに自然と血液が流れれば良いのですが、そのままつまったままの状態だと、つまった所の脳が死んで機能がなくなります。脳性の麻痺が生じます。つまる場所にもよりますが、通常は片側半身の麻痺となります。

5　血管の塞栓症

　下肢の動脈も静脈も時にはつまります（図10-5）。症状は、静脈塞栓では下肢がむくみ青黒くなるという状態です。30年前にはアメリカの話だったのですが、日本人の食物も洋食が多くなり、車の発達で運動不足と

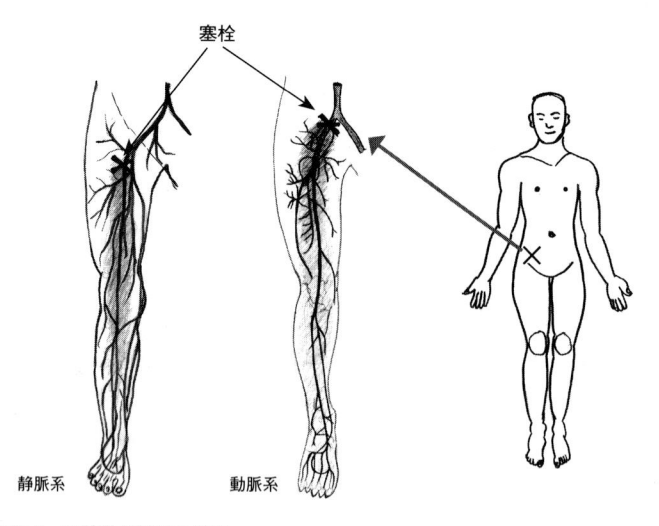

図10-5 下肢動脈静脈血栓症
動脈系がつまる（血栓、塞栓）とその先の血行が悪くなります（動脈血栓症）。徐々にバイパスができてきますが、一時的には血行のない組織はショック状態になります。バイパスができなければ、つまった先は死んでしまいます。最初は血行がなくなり白っぽくなります。やがて黒くなってきます。静脈系がつまると血液がもどりにくくなります。この時もバイパスが徐々に発達してきますが、つまった所は交通渋滞と同じく組織の機能不全となります。下肢は血液が流れなくなり、ふくらんだり、むくんだりし青黒くなります。

なり、とうとう日本でも最近発生するようになりました。高血圧、肥満、糖尿病、高齢などが影響します。現在は手術後なるべく早く起床させる、両足に弾力ある靴下をはかせる、両足を麻酔からさめたら動かすように促す、などで予防します。

6 手術をする椎間板レベルのあやまち

　ヘルニアの出た部分をめざして手術をするわけですが、レントゲンやMRIで見たようにはどこを手術したら良いのかそのレベルは皮膚の上からはわかりません。そこで手術部位を決定するために局所麻酔をして棘突起に印（注射針かキルシュナー鋼線）を入れます。印を入れてからレントゲン（X線）写真をとります（図10-6）。その写真を参考にして手術の時には浸入してゆきます。

　印をみてここで良いと思って手術をするわけですが、印が上と下のあい

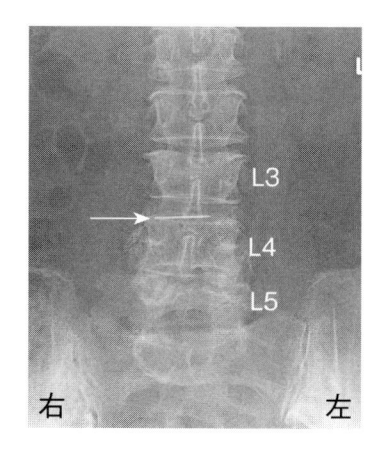

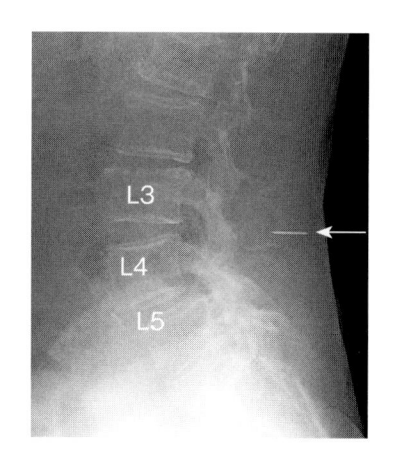

図10-6 手術部位のマーク打ち
手術前にはどこを手術したら良いのか間違いのないように印（キルシュナー鋼線）を入れます。棘突起に向かって横から刺入しますと割に容易に入ります。この症例ではL3に入っています。

まいな所に入っていたり、思い違いをしてしまってヘルニアのある部位とは違う所へ入ってしまうこともまれにはあります。ヘルニアがないので気がつけば良いのですが、間違って入った所にも小さいヘルニアがあったりすると、それをとって手術は完了したものと思い込んでしまうことがあります。症状が強ければ再度切り直し（再手術）です。

7　神経の障害

　ヘルニアの手術で神経傷害が生じやすいのは腹側にあるヘルニアを切除する時です。どうしても背側にある神経根を引っぱってよけなければなりません。術者が自分でよけている時は割に障害が生じませんが、対側にいる助手が引く時には要注意です。術者がやりやすいようにと思って強く長く引っぱると神経麻痺が生じやすいのです。軽いものでは引っぱった神経領域がシビレるくらいです。少し障害が大きくなると感覚がなくなったり力が入らなくなります。L4-5のヘルニアでは踵歩きができにくくなります。L5-Sのヘルニアでは爪先歩きができにくくなります（図4-3：76頁）。

手術前からシビレや力が入らなかった人は、すぐには治らなくても仕方ありません。ヘルニアによって長く圧迫されていた場合には、ヘルニアを切除しても神経がなかなか回復しないことがあります。手術後すぐに回復した人は圧迫時間が短かったか軽く圧迫されていた場合です。

8 手術後の血腫による神経麻痺

　手術の時には十分に止血をして手術を終えます。しかし手術後には血圧が上昇したり変動したりします。また、手術中には圧迫されていた所が解放されて、じわじわと筋肉等からは出血してきます。人間には止血機構があるので通常は血液は止まります。しかし、まれには止まらないことがあります。小さな動脈が切れていて、あとで出血し止まらないことがあります。出血した血液は吸引して体の外に出します（ドレナージ）が、この出す管がつまってもまだまだ出血が続くと、血が止まらなければ溜まって固まり、大きな圧迫となります。腰のヘルニアの部分でも時には神経麻痺が生じることもあります。神経麻痺の原因が血腫とわかれば再手術をして洗って除去することが必要です。

9 インスツルメントによる神経の障害

　気をつけてインスツルメント（金具）を入れますが、ねじくぎ（螺子、スクリュー）が神経根に触れたり、圧迫したりすることがあります。また、力を入れて背骨を強制するような操作がある時には神経根が骨と骨との間にはさまれてしまうことがあります。血行が悪くなると神経麻痺が生じます。インスツルメントが原因とわかれば、これを取り除くため再手術が必要になります。

10 術後感染症

　手術をする時には手術室もきれいにし、使う器械も十分に消毒します。

また、使う材料も十分に消毒されています。人もよく手を洗います。着るガウンも消毒されています。こうして細菌の感染がおきないように手を尽くしていますが、時には細菌感染が生じます。原因はわからないことが多いのです。消毒していない物が混入したとか、空気中の細菌が落下して手術で開いている所や手術器械の上に落ちたとかが考えられます。

　動物と動物は絶えず食うか食われるかの世界で生きています。食物連鎖の頂点に立つ百獣の王である人間は、ほとんどの物や動物を食べてこわい物なしですが、時には食べられます。森の中で大きな動物に食べられるなどということはめったにありませんが、目に見えない程の小さな動物にはよく食べられます。ノミ、シラミ、細菌、ビールスなどです。たとえ細菌やビールスが体の中に入っても人間に備わった抵抗勢力（免疫系）が抵抗をしてくれますが、一時的には態勢が追いつかなくて負けてしまうことがあります。また、全面的に負けて死んでしまうこともあります。負けないように対応するのが細菌を殺す抗生物質や全体の体力を増強する点滴、栄養剤、薬剤、安静などです。

　不幸にして細菌感染がおきたら、しばらくがまんして細菌と闘ってください。自己の免疫力も総動員されて増えてきます。医療スタッフはくっついた細菌を殺せる抗生物質を探し出して投与します。もし感染がおさまらなければ病巣を切ってとることも考えます。

　人類の作った抗生物質が効かない（耐性菌の）時には全身の感染症（敗血症）になり、死に至ることもあります。自己の持つ免疫力も及ばなかったということになります。

11　硬膜損傷、脊髄液のもれ

　腰の手術でも大切な神経を保護している、覆っている硬膜が時に手術中に破れることがあります。破れた所がわかって縫うことが可能であれば、糸で硬膜を縫合して中に入っている髄液のもれを防ぎます。もれている所

がわからなければ、また、縫合できない所であれば人工硬膜でパッチをあてるとか、小さな止血綿を置くとか、肉片や脂肪で覆うとかしてもれを少なくします。少ないもれであれば手術後の血腫でまたその後にできる肉芽で髄液も止まります。髄液のもれ（髄液瘻）が止まらなければ、起きていると頭痛が生じます。寝ると治ります。寝ているしか方法がないでしょう。もれがふさがってもれなくなるまで待つ必要があります。どうしても、いつまでももれが続けば、再手術をしてもれている部分を縫合して止めるか、硬膜外に血液を流し込んで止めることをします。

第11章　椎間板の科学

1　椎間板の構造

　椎間板は名前のとおり円柱と円柱の骨（椎体）の間にはさまれた板（Disc ディスク）です。この椎体の力が弱ると椎間板は水玉のように丸くなる性質があります。高齢の骨粗鬆の人でそれを見ることができます（図11-8）。丸いもの球（椎間板）が両側から円柱（椎体）で高い圧力で圧迫された状態と考えると椎間板の性質を考えやすくなります。円板状になった椎間板は椎体の終板に接触しています。椎間板の中心は髄核と呼ばれます。若い人では地球のマグマのようにドロドロとしています。横断像でみるとその周囲を軟骨で円状に覆い、またその外を線維輪で覆っています。地球でいうと地表の地殻のようなものです。またその外は背骨を縦に走る靭帯に覆われています。これは背骨の前では前縦靭帯、後では後縦靭帯と呼ばれています（図1-3：31頁）。

2　椎間板を作っているもの

　外の靭帯は硬いすじでメッシュ状になっています。中の軟骨は中心に向かう程軟らかく動き、1つの関節の役割をしています（図11-2）。すなわち、背骨は前方に椎間板という関節を、後方には2つの椎間関節があり、3つで動いています。背骨（脊柱）は1本の棒ではなくて動く棒なのです。

3　椎間板の微細構造

　椎間板の軟骨は中の髄核とそれを取り囲むコラーゲンの線維輪でできて

前屈位　　　　中間位　　　　後屈位

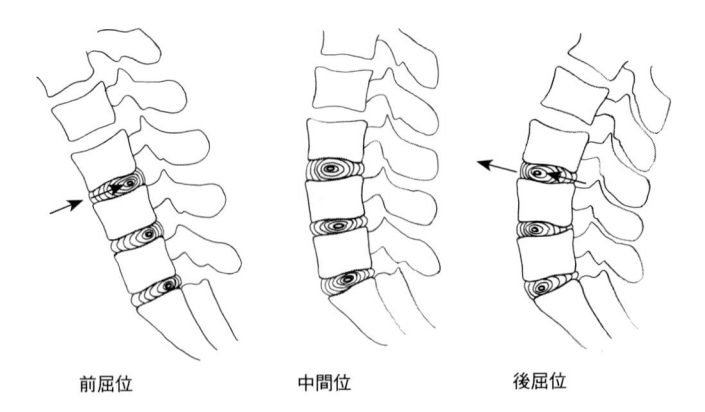

図 11-2　椎間板の構造とそのメカニズム
椎間板は 10 歳台では中心はドロドロとした軟骨になっています。これは髄核と名付けられています。外に行くほど弾力性のある線維輪となります。立位、中間位ではほぼ中央に髄核はありますが、前屈すると後方に、後屈すると前方に移動します（矢印）。少しオーバーに描いてありますが上図のようになります。椎間板は手足の関節のような役割をします。

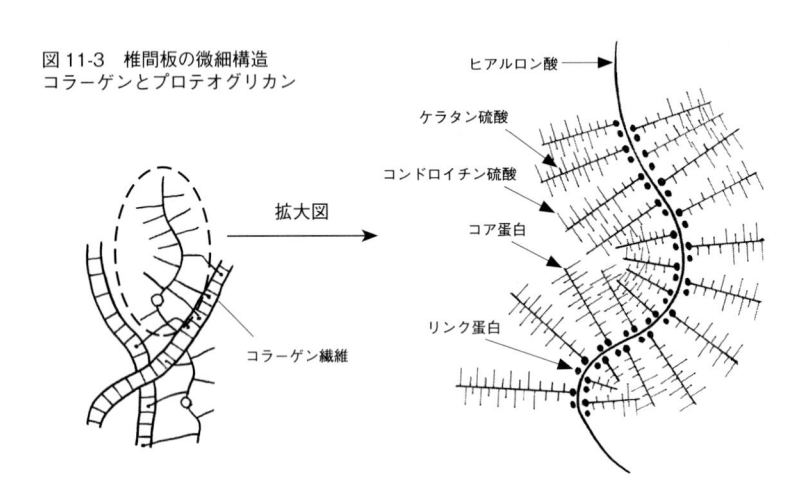

図 11-3　椎間板の微細構造
コラーゲンとプロテオグリカン

拡大図 →

ヒアルロン酸
ケラタン硫酸
コンドロイチン硫酸
コア蛋白
リンク蛋白

コラーゲン繊維

168　　　　　　　　　　　　　　　　　　　　　　　　第 11 章　椎間板の科学

います。この髄核は主として水草のような形をしたプロテオグリカン（ムコ多糖蛋白複合体）と呼ばれる物質からなっています。

　このプロテオグリカンは髄核の中で主に作られています。プリテオグリカンは核蛋白、コンドロイチン硫酸、ケラタン硫酸などの物質が連結蛋白を介して鎖のようにくっついています(図11-3)。外側の線維輪ではコラーゲンを主に作っています。コラーゲンの線維で網状になっていて、そのすき間にプルテオグリカンと水が入る状態になっています。この構造で椎間板はクッションのように弾力性を保っています(図11-3)。この線維輪(輪状靭帯)が破れる(ヘルニアになる)とクッション作用が弱くなります。

4　椎間板のメカニズム

　背骨は主として前方の骨（脊椎骨）と椎間板と後方の関節（椎間関節）とから成り立っています。これを結びつけているのが多種類の靭帯（図1-3：31頁）です。後方の両側の椎間関節（図1-3、図6-18-2-1：109頁）に対応して椎間板は前方の関節の役割をしています。円柱の骨で両方から圧縮されていますので、椎間板は円板状になっていますが、その圧縮力を弱めると球状になります（図11-8）。動きやすくなります。椎間板は圧縮されていても中心部は若い人ではドロドロと粘性の軟骨（髄核）です。このため、体を前に曲げた時（前屈、屈曲）には中味は後方に押しやられます。後ろに曲げた時（後屈、伸展）には中味は前方に押しやられます。このように柔軟な組織になっていますので、椎間板の所で可動性が出てくるのです。その動きは若い人で腰椎部では各椎間約10度です。

5　正常の椎間板

　若い人の椎間板は髄核と線維輪とが明確です。髄核は水分含量が多く、MRIでは中央がT_2強調画像で高輝度（白く出る）となります。椎間板

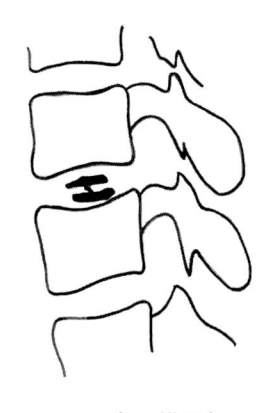

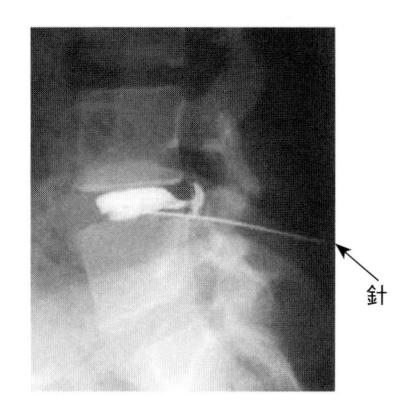

a　正常の椎間板　　　　b　椎間板ヘルニア

図11-5　正常の椎間板とヘルニア
aは正常の椎間板でこの字型、すなわちキスマークみたいに描出されます。bでは線維輪が破れて椎間板がヘルニアとなって後方に出ています。出てゆく道すじ（ヘルニア門）もわかります。初期のヘルニアです。

内に造影剤を注入してみますと、"こ"の字型に中が描出されます。椎間板に破れた所がないために1～2ccくらいで大きな圧力となり注射器で力を入れてもそれ以上は入りません（図11-5-a）。

6　椎間板の年齢による変化

椎間板に圧が加わって外の靭帯が破れるとひびが入ります。これは地震で地割れがしたのと同じで、ここから椎間板内の水分がもれて出ることになります（図11-5-b）。

すると椎間板の信号はT2強調画像で高信号から低信号に変化してゆきます。画像としては白かったのが徐々に黒くなります（図A3、A4）。椎間板が壊れてそこをよく使うと、骨のとげ（棘）が出てきます。機械でいうと磨り減って「バリ」が出てくるようなものです。椎間板が弱ったので骨がのびてきて椎間板を補強しようとします。もっと進むと椎間板の高さが減じてきます（図2-5-1：54頁）。骨棘がのびてきます。MRIでは信号が

170　　　　　　　　　　　　　　　　　　　　　　第11章　椎間板の科学

なく黒くなります。後方の後縦靭帯や線維輪はしわがよって脊柱管にはみ出します。このしわは手術の時によく観察すると硬くカマボコのようになります。脊柱管の前方がこのカマボコ様になります。神経に沿ってみてゆくと、中国は北京郊外の万里の長城の上（カマボコ）にのって横切って下りるようなものです。神経が圧迫されます。

　脊柱管が狭くなって正常の脊柱管の面積の 1/3〜 1/4くらいになると神経へのしめつけがひどくなってきます（図A10）。歩いた時に休み休み歩かなければならなくなります。これを間欠性跛行といいます。跛行というのはびっこをひくということです。歩く時には神経にも栄養が必要です。頭からの命令が神経の中を行ったり来たりします。この神経が万里の長城（骨棘）に横たわっていると、物質の輸送に支障をきたしてきます。軍隊でいうと後方支援からの物質が届かないので前線では継続して戦えない（歩けない）のです。休み休み戦う（歩く）ことになります。この状態を伴う症状は、脊柱管狭窄症という病名であらわされています（第6章の7）。

　では、もっとひどくなると椎間板はどうなるのでしょうか。骨棘がのびて上下がくっつきます。椎間板がさらに狭くなります。レントゲンでみると隙間があるように写るのですが、椎間板の中へ薬を入れようとして針を入れてもなかなか針は入って行きません。終板の軟骨がそこにはあり、レントゲンでは隙間があるのですが針が入らないのです。脊柱管のカマボコはさらに大きくなり、ますます脊柱管内にはみ出します。神経は耐えられなくなって両手をあげバンザイ（神経麻痺）をすることが多くなります。歩行がおぼつかなくなります。転倒して骨折をおこします。しかし、上下の骨棘がのびてくっついてしまうとそこの背骨は動かなくなります（図12-1-2：176頁）。安定化します。安定化すると神経は麻痺にならずに何とかほそぼそと生きてゆけることもあります。運動麻痺はなくてもシビレは続くことがあります。

7 椎間板の中（内）の圧力

　椎間板の中の圧力はどうして変化するのか知りたいところです。寝た時、座った時、立った時、物を持った時などです。約30年前に調べられたことがあります。日本の愛知県刈谷市にある豊田工機という会社で作られた細い針型の半導体で調べられました。日本の研究者（兼松、杉浦、後藤、三浦）によって先に研究されていましたが、スウェーデン人医師（Nachemson）によって先に英語で発表されてしまいました。残念なことです。遅れをとりました。

　椎間板に針を刺入します。この針の先端に圧半導体をとりつけて測定します。立っている時を100％としますと座った時は140％、立って30度前屈した時は190％、立って20kgの物を持った時は400％というデータが出ています（図11-7）。コルセットをつけた時はどうなることでしょうか（図14-7-7: 221頁）。

　以上のデータから考えますと、重い物を持つ時には背すじをしっかりのばして持つと椎間板にかかる負担がへります。バーベルを持ち上げる時の姿勢をみてみましょう。背骨をまっすぐにして持っていませんか。よく観

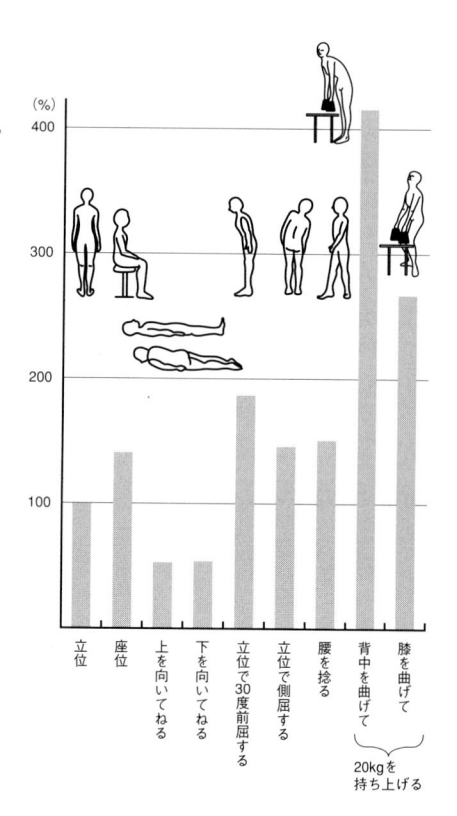

図11-7　各種動作時の腰椎椎間板内圧（L3-4）
（Nachemson 1970 より改変）
立位の内圧を100％とした時の比較です。重い物を持った時には腰を曲げずにまっすぐに持つことが大切です。第14章の7を参照して下さい。

察してみましょう。人の介護の時にも片方の足の膝をついて力を入れると腰がのびますので腰への負担は軽くなります。この椎間板の内圧の科学的データは第14章の7で詳細に述べています。

8　高齢者の椎間板

　若いうちは人は皆ほぼ一様ですが、歳をとるにつれて各人各様に年齢を重ねてゆきますので一人一人さまざまです。椎間板もさまざまです。若い人と違って椎間板の水分は消失し、椎間板は高さを減じています。その分後縦靱帯は短縮し、しわが寄ったようになります（図A8、A10）。ヘルニアが大きく出た所では椎間板ヘルニアは自然に消えてなくなった所もありますし、硬くかまぼこ状に突出している所もあります。骨のもろい女性では椎体の終板が折れて魚のような椎体（魚椎）になりますと椎間板は丸くふくらんできます。水玉のように丸くなる性質があるのです（図11-8）。この現象は椎体を硬いから男性、椎間板を軟らかいから女性、と考えるとおもしろくなります。夫婦の関係のようになります。すなわち、若い時には夫がしっかりと妻をリードして固めていますが、歳をとると女性の方が強くなり男性が相対的に弱くなります。骨粗鬆症の人の椎体と椎間板みたいです。丸くふくらみ勢力の増した椎間板は、さしずめ家庭の山の神（奥さん）といったら叱られるでしょうか？

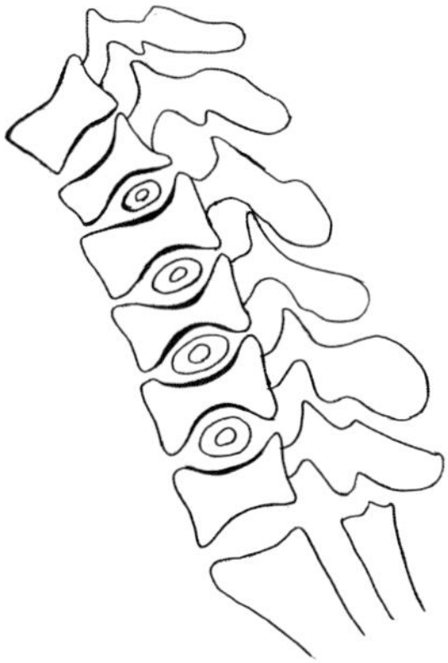

図11-8　高齢者の椎間板
高齢者では椎間板髄核の丸くなる力が強くなり、椎体の端の終板がへこんで（圧迫骨折）きます。あたかも夫婦でいえば剛の夫の力よりも柔の山の神（妻）の力が年とともに強くなるのに似ています。

第12章　ヘルニアの自然経過
（椎間板の一生、変性過程）

1　ギックリ腰

　ギクッとなって急に腰が痛くなることを一般にはぎっくり腰と呼んでいます。"魔女の一撃"ともいわれます。この時には腰に何がおこったのでしょうか。

　この急性腰痛は大半の人が1〜2週間で治ってきますので十分なデータはありませんが、一つには腰部のすじ（靭帯）の断裂があります。関節を作っているすじや上下の骨（脊椎骨）をつないでいるすじが一部切れるのです。足関節の捻挫と同じです。大きな力が加わったときには大きく、小さな力の時には数本のすじが切れるのでしょう。

　また、ここが一番重要ですが、椎間板を作っているこれもすじといえる線維輪（図1-3：31頁、図12-1-2-a）が切れることです。椎間板ヘルニアの初期です。この椎間板線維輪には神経が来ていますので、神経が痛みと

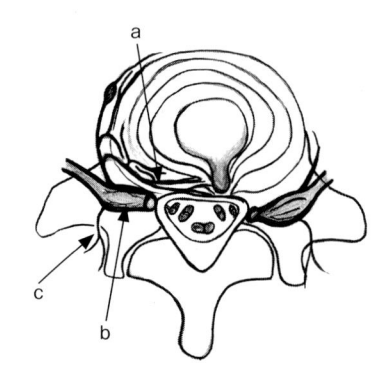

図12-1-1
椎間板の線維輪は神経根から反回してきた知覚神経、aが入り込んでいます。この線維輪（輪状靭帯）が切れる（壊れる）とこのaから信号が入り腰痛として感じます。bは足（下肢）の方に行く神経です。腰にヘルニアがあると足も痛く感じます。cは後ろにまわる枝（後枝）です。椎間関節や腰部の筋肉に入ってゆきます。これらが上下に重複していますので、腰の痛みはどこからくるのか大変難しくなります。

して知らせてくれます（図12-1-1）。すじ、線維輪が少し切れたときには手足の傷と同じく痛いことをしないようにそっとしておけば治ります。この切れた状態は画像の良い高磁場のMRIでとれば証明することができます（図A2）。

　痛みを無視して、がまんして仕事やスポーツなどで腰に負担をかけ続けると、線維輪の傷は大きくなって、やがて誰の目にも明らかな椎間板ヘルニアと判断できる画像（図A3、図12-1-2-b）となります。小さい腰のヘルニアと表現してもよいでしょう。

　ギックリ腰は上下の背骨（椎骨）を後方で連結している椎間関節の異常でもおこります。というよりも一般的にはこの椎間関節症（第6章の18）を指すことが多いのです。

　骨のもろくなった高齢者のギックリ腰は、背骨の椎体の骨折（第6章の3）です。最近は高齢者が増加し、流行病のように毎日病院に来られます。レントゲン（X線像）やMRIをとって骨折かどうかを確認する必要があります。

2　小さいヘルニアから大きなヘルニアへ

　ギックリ腰のあとも腰を休めずに働いたり、スポーツをしたりして腰に負担をかけると線維輪がさらに破れて傷が大きくなります。また、一度腰痛が治って線維輪が修復されても、突如として大きな力を腰にかけると同じことがおこります。線維輪が破れれば中味（椎間板の髄核）がはみ出してきます。その程度はさまざまです（図A3, 4, 5, 6、図12-2-c, d）。この中味がはみ出したときにいろいろの症状が出ます。火山の噴火と同じです。初めは火の山（炎症）ですが、時間の経過と共に次第に症状がとれてきます。しかし、ヘルニアが大きいと炎症がとれても神経を圧迫しますので症状が残ります。日常生活で社会的に活躍できなければ手術をしてヘルニアを切除する必要が生じます。

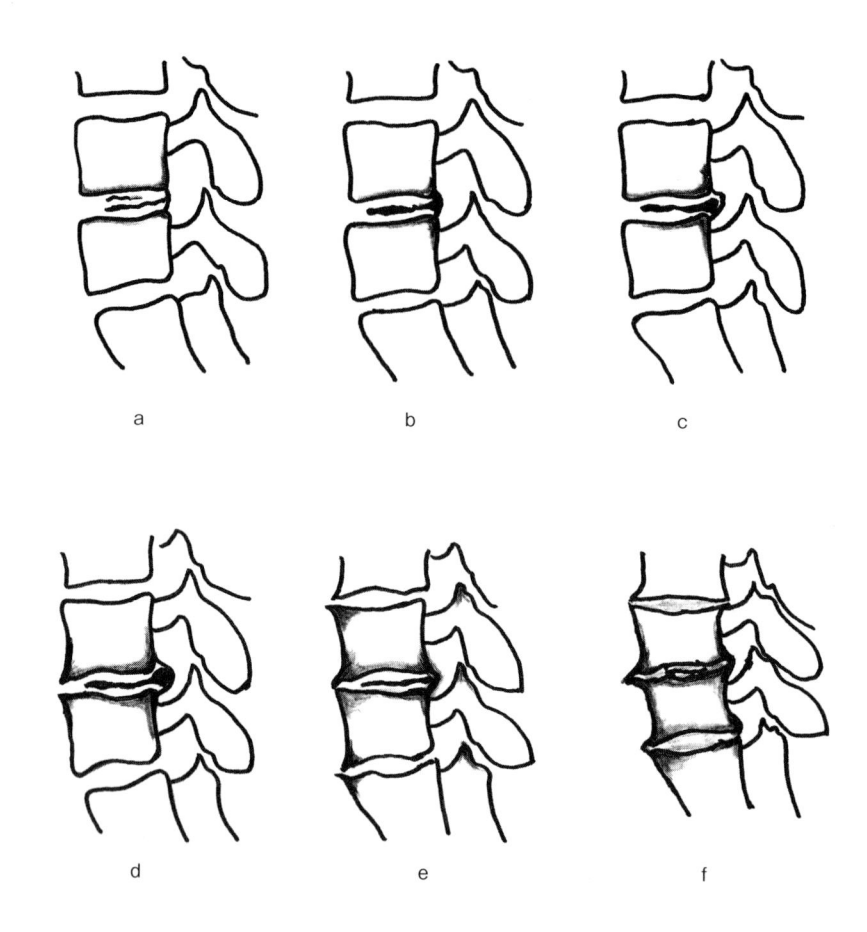

図12-1-2　椎間板の一生（変性過程）
　a：椎間板線維輪の断裂（腰の捻挫）
　b：断裂が大きくなり、多くの人が画像上椎間板ヘルニアと読むことができます。椎間板の髄核が突出しているのがよくわかります。
　c・d：何度も椎間板に大きな力が加わりますと、線維輪が破れてヘルニアは徐々に大きくなります。
　e：ヘルニアが大きくなって破れますと、免疫が働いてヘルニアは萎縮し消失します。椎間板の変性の期間が長くなりますと骨棘が出てきます。
　f：椎体の不安定性を予防するように骨棘がのびて最終的にはくっつきます。椎間は動かなくなります。椎間板はカマボコ状に突出し脊柱管を狭くします。

3　ヘルニアの消失

　すじ（線維輪や後縦靭帯）が破れてヘルニア（髄核）が脊柱管の中に出ると、体の方は自分の本来の組織（肉体）であるにもかかわらず外敵と判断し、やっつけます。すなわち、自分と違う異物であると免疫系が判断し、溶かして食べてしまうのです（図A6, 7, 8、図12-1-2-e）。脱出したヘルニアが食べられて消失すれば症状も消失します。しかし、ヘルニア周囲で神経がくっつき（癒着）ますと、また症状が出てくることがあります。

　すべてのヘルニアが食べられて消失するわけではありません。消失しなければヘルニアは硬く少し小さくなり、その出た場所にとどまります。症状がおさまるのには長くて4年くらいかかります。

4　脊柱管狭窄状態

　ヘルニアがある程度の大きさでとどまったまま年齢を重ねてきますと、よく使ってきた腰のすじ（黄色靭帯）が厚く丈夫になり、神経の入っている脊柱管の中が狭くなります（図A10）。休み休み歩く間欠性跛行（図8-1：131頁）などの症状が出やすくなります。日常生活に支障があれば手術が必要となります。

5　高齢者の腰部脊柱管狭窄症に伴うヘルニア

　歳をとると皮膚にはしわが寄ってきます。しわがない程皮膚がテカテカしている時は高度の肥満かむくみがある時です。椎間板も上下が短縮してきます。これによりすじ（後縦靭帯や黄色靭帯）が短縮し、脊柱管にもしわが増え大きくなります。すると神経の通る道は狭くなります。それが高度になると神経には栄養が行きわたらなくなります。じっとしている時は細々と栄養が行きますが、歩いたりすると神経への栄養が十分ゆき渡らなくなります。また上（頭）からの情報が途絶えます。それで休み休み歩か

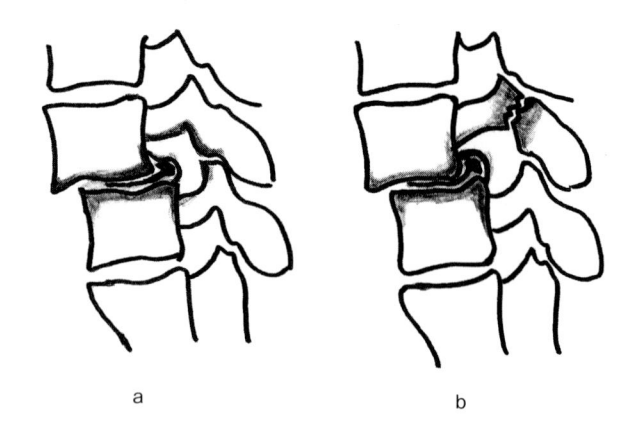

図 12-6　椎間板の一生（変性過程）
a：すべりのある部分の椎間板もこわれて突出してきます。脊柱管が狭くなります。
b：分離こり症の部分の椎間板もこわれて突出してきます。椎体と椎弓が分離して
　　離れているため脊柱管は狭くなりません。神経根の出る分離部の椎間孔に骨棘
　　が出てきます。この骨棘により神経根が圧迫されて痛みが出やすくなります。

なければならなくなります。椎間板はヘルニア様に突出した所もありますし、カマボコ状に堤のように突出した所もあります（図A10、12-1-2-f）。突然足が高度に痛くなったという訴えが時には高齢者にもあります。少し若い新鮮なヘルニアが急に後方に大きくなって出て、神経を圧迫した時です。

6　分離すべり症に伴うヘルニア

　腰椎の分離症は小学生から中学生にかけて毎日激しいスポーツをした人に多く発生します。成長期脊（腰）椎分離症と命名されています（図A11、第6章の5）。これは椎弓の疲労骨折です。この骨折は腰が痛くても知らずに運動を続けますと分離症となります。骨がつかなくなります。この分離症になった人がその後もスポーツを続けていますと、この分離部の動きが大きくなり靭帯まで疲労し、椎間板ヘルニアとなります（図12-6-a, b）。

ヘルニアとなっても神経との距離があってヘルニアが神経を圧迫しなければ、運動をやめれば1カ月くらいで痛みはおさまります。いつまでもおさまらない時にはヘルニアが大きくなって神経を圧迫しているかMRIでチェックする必要があります。痛みがどこから生じているか画像だけではわからない時があります。この時考えられる原因は、①分離部から発している痛み、②辷りにより分離部に骨棘ができ、そこを神経根が通っているのでその分離部の骨棘部が狭くなって神経根を圧迫するために痛みが出ていることです。①の証明は椎間関節に局所麻酔剤を入れて分離部に流し（図6-18-5：110頁）、痛みが止まるかどうか見ます。②の証明は、神経根ブロックをして（図5-8：87頁）痛みが止まるかどうかを検討します。いずれにしても注射で痛みが消えても、また症状が再発するようであればPLIF（図9-6-1：153頁）という手術が必要になります。骨棘を切除するだけであれば内視鏡でできると主張して一部の医師が始めています。

第13章　坐骨神経を引っぱるテスト
（Tension sign）のいろいろ

1　足を挙げるテスト（ラセグー氏テスト、SLRテスト）

　腰のヘルニアがあるかどうか坐骨神経を下（足の方）に引っぱって調べるテストです。神経は直接には下に引っぱることができませんので、膝をのばして下肢をまっすぐにし、持ち上げます。すると坐骨神経が下に引っぱられます。椎間板ヘルニアは腹側から背側に出ていますので、神経が引っぱられる時にはヘルニアに接触してヘルニアを押すことになります。初期のヘルニアがあって炎症が強いと痛みとしてよく反応します（図13-1）。足が上がらなくなります。足が何度持ち上げられたかによって程度を表現します。

　ヘルニアの出た腰のレベルによっても反応が変わります。少し持ち上げただけで痛みが出るのはL5-Sのヘルニア、S1ルートに当たったからです。中等度まで足が上がる時はL4-5のヘルニア、L5ルートに当たったか、L5-Sのヘルニアが急性期を過ぎた時です。60度も足が上がって痛みがあ

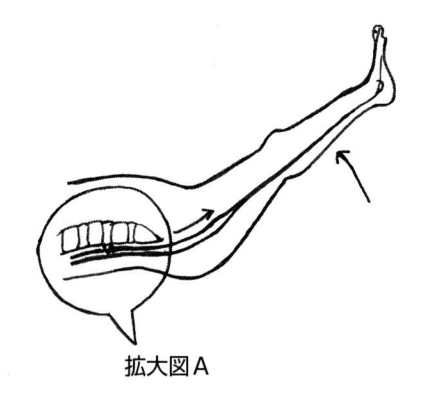

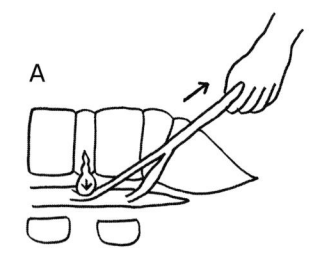

図13-1　足を挙げるテスト（ラセグー氏テスト、ＳＬＲテスト）
坐骨神経を足の方（下の方）に引っぱるテストです。図14-1-a-1参照。

る時には L3-4 のヘルニア、L4 ルートにヘルニアが当たった時か、L4-5 や L5-S のヘルニアが急性期を過ぎた時です。これは実際のデータからの科学的根拠に基づいてお話をしています。第 14 章の 1 の a を参照してください。

2　足首を急に反らす（背屈する）テスト（Bragard 氏テスト）

1 の SLR テストで足をまっすぐ持ち上げた時に痛いと表現されたら、さらに足首をグイと一気に背屈させます。すると坐骨神経はさらに急に引っぱられます。この時にも引っぱられた神経がヘルニアに当たります。すると痛みが増加します。その時の患者さんの反応をみて本当にヘルニアがあるかどうか判断します（図 13-2）。この時、痛みの反応がなければ先ほどの SLR テストの結果は何であったのか考える必要があります。患者さんが自分で力を入れて痛いといったのかも知れません。この Bragard テストでは神経根には実際にグイーと一時的に力が加わっていることが証明されました（第 14 章 1 b）。

3　膝の裏の神経を押すテスト（Cram 氏テスト）

前の Bragard 氏テストと同じように、SLR テストで痛いといわれてから行うテストです。膝の裏の筋肉（ハムストリング筋、すなわち大腿二頭筋、半腱様筋、半膜様筋、薄筋）が硬い人では十分膝がのびません（図 13-8-1：186 頁）。まっすぐにならないわけです。この硬い人では足をまっすぐにのばして持ち上げた時に本当に坐骨神経を引っぱっているのか、それとも膝がのびないためにハムストリングを引っぱっているのかわからないことがあります。それで膝がのびない体の硬い人にはこの Cram テストをします。SLR で痛いと表現されたら少し足を下にもどして、次には膝を少し曲げます。少し曲げた状態で足を再び持ち上げます。そしてまた、膝

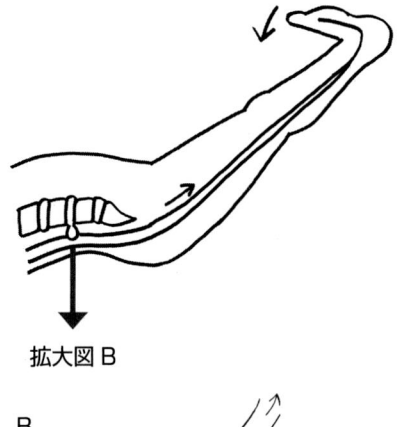

図13-2　足首を急に反らすテスト（ブラガード（Bragard　人名）テスト）
腰にヘルニアがある時には坐骨神経を引っぱりますと膨隆や脱出したヘルニアに神経根が強く触れて痛みを感じます。さらに足関節の背屈を強制しますと、より強く痛みを感じます。足首を急に背屈するということは坐骨神経をグイッと下（下肢の方）に引っぱることです。神経はヘルニアに当たります。

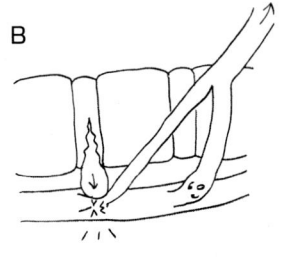

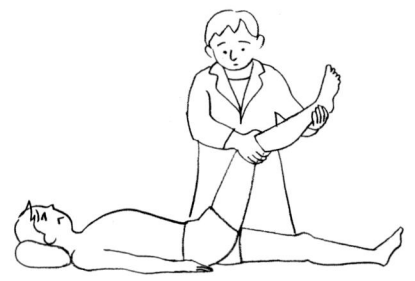

図13-3　クラム（Cram：人名）のテスト

を持ち上げた状態でも痛いという所まで足を持ち上げます。そこで膝の裏にある坐骨神経（膝窩神経）をグイと押します。するとヘルニアがあれば痛みが腰や足にひびきます。ヘルニアのサインが陽性でヘルニアありと判断されます（図13-3、第14章1ｃ）。本当にヘルニアがあるのかは腰MRIで実証されます。

4　大腿神経をひきのばすテスト（FNSTテスト）

このテストはL3-4のヘルニア、すなわちL4ルートにヘルニアがある場合に敏感に反応が出るテストです。まず腹這い（腹臥位）になります。体をリラックスさせて下肢を持ち、ゆっくり膝を曲げて上に引き上げます。

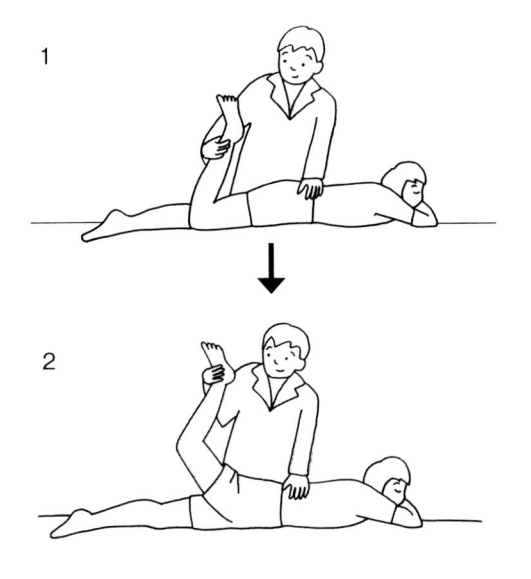

図13-4 大腿神経伸張テスト
（FNST: Femoral Nerve Stretch Test）
腹臥位になります。被検者に筋の緊張をとってもらいます。検者は左手で殿部をそっと押さえ、右手で足首を持って（1）上に10cm～15cmくらい持ち上げます。すなわち股関節を過伸展させます（2）。すると前方を通っている大腿神経が引っぱられます。比較的新しいL3-4のヘルニアでは敏感に大腿前面の痛みとして反応が出ます。

この動作は何をしているかというと腹側にある大腿神経を引っぱっているのです（図13-4）。実際に測定してみた結果、L3-4が最大に引っぱられて痛みとして感じます。L4-5が少し痛くL5-Sにヘルニアがあった場合にはほとんど痛みとしての刺激はありませんでした（図14-1-f：195頁）。

5　腰椎の第4神経根（L4ルート）の知覚の部位とはたらき

腰椎の4番目の枝です。通常L4ルートと呼んでいます。この神経の行き先（支配領域）は殿部から大腿外側を通り膝関節の外側から下腿の内側に至るところです（図13-5-1, 2）。この神経は大腿四頭筋に至り（支配し）膝関節をのばす（伸展）働きをします。体を大地に支える筋肉（抗重力筋）への支配ですから大事な神経です。この神経がマヒしますと、歩いている時にガクッと膝折れがしてびっくりします。不安定でとても片足で立てなくなります（図13-5-3）。痛みの訴える場所（皮膚知覚の図、大腿四頭筋の筋力の低下、大腿神経伸長テスト（図14-1-f：195頁）からL3-4のヘルニアと判断します。

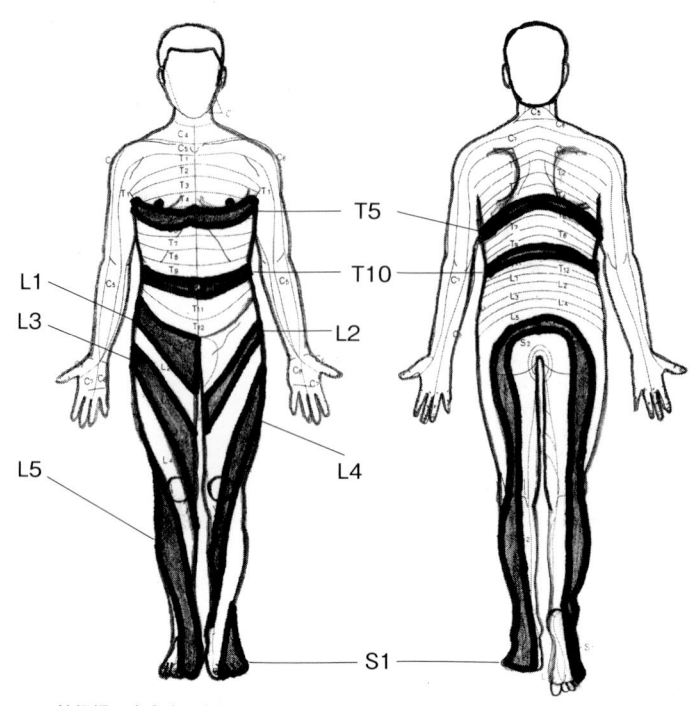

図 13-5-1　神経根の皮膚支配領域
Austin G : Spinal cord. 2nd eds, Chales. C. Thomas, Spring field. Illinois, 1972. より改変

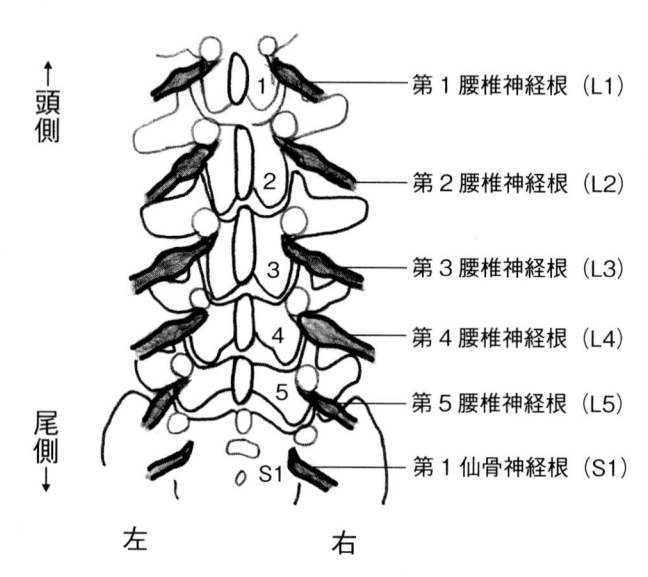

図 13-5-2　腰周辺の神経根の出口

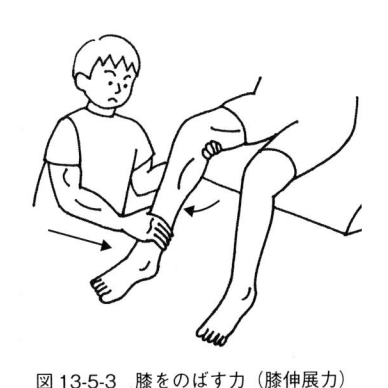

図 13-5-3　膝をのばす力（膝伸展力）の測定
人の手で行う筋力測定（徒手筋力測定、MMT）で膝の伸ばす力をみています。検者の手をグイグイ押す力があれば正常です。力が弱ければ運動不足かL4ルートのマヒを考えます。

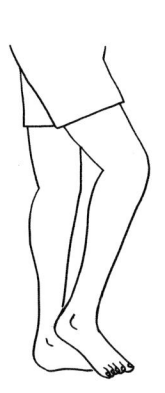

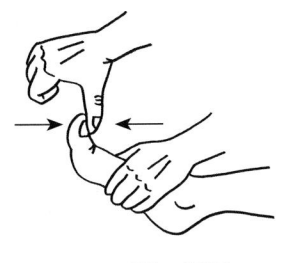

図 13-6-1　母趾の背屈力
母趾を上にそらす力（背屈力）を調べます。この力が弱いとL4-5の椎間板ヘルニアが疑われます。

図 13-6-2　下垂足（Drop foot）
足関節を中心に先が持ち上げられなくなり（背屈不能）、足がたれ下がった状態となります。第5腰椎神経（L5）のマヒか腓骨神経麻痺を考えます。

6　腰椎の第5神経根（L5ルート）の知覚の部位とはたらき

　この神経の行き先（支配領域）は殿部から大腿の外側です。膝の辺は少なくて、下腿の外側です。また、足の背から母趾にも行きます（図13-5）。この神経がヘルニア等で圧迫されると支配領域の痛み、シビレが出ます。神経障害が強いと足関節の上そらし（背屈）ができなくなります（図4-4-1：77頁）。母趾の背屈力も弱まります（図13-6-1）。踵(かかと)で歩けなくなります（図4-3：76頁）。また、膝を後に曲げる力も少し弱くなります。歩行時に膝を持ち上げての歩行で足がたれ下がった歩行（下垂足　図13-6-2）となり、歩行は不安定となります。腰が痛くない時には腓骨神経麻痺も同じような症状となります。膝下で外側に腓骨頭という骨がありますので、そこの辺をトントンと叩いてみて下さい。足背の方までひびくようであれば、この腓骨神経麻痺の疑いが強くなります。

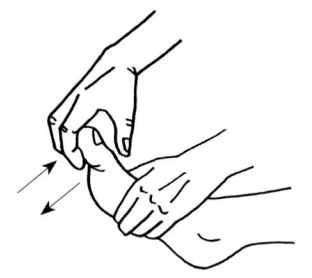

図13-7 母趾の底屈力
母趾の踏む力（底屈力）を調べます。この力が弱いとL5-Sの椎間板ヘルニアが疑われます。

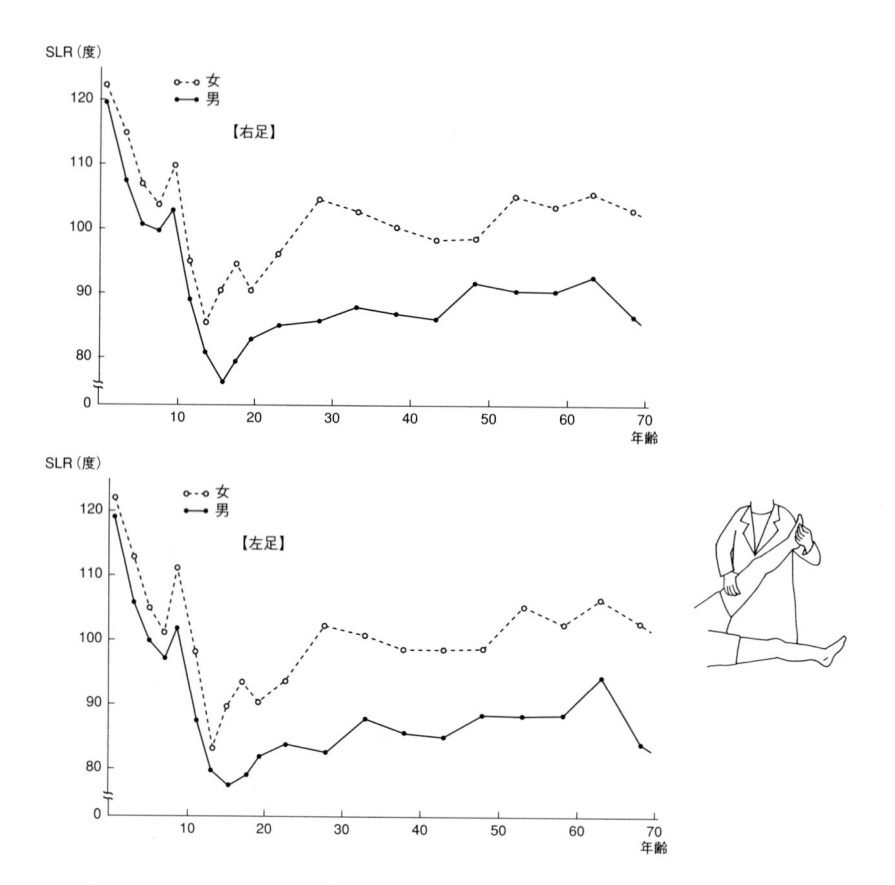

図13-8-1 他人が足を上げた時のSLRの角度
10歳台前半から30歳台までの角度は低く体が硬いことを示します。これは体の成長途上からくるものです。

7　仙骨第1神経根（S1ルート）の知覚の部位とはたらき

　この神経の行き先（支配領域）は殿部から大腿の後方また下腿の後方から足の裏（足底）小趾にかけてです。また、ふくらはぎの筋肉（下腿三頭筋）にも行きます（図13-5）。この神経がヘルニアで圧迫されますと、上記の部分に痛みやシビレが走ります。また、足関節の土を踏む力（底屈力）や母趾の踏む力（底屈力　図4-3：76頁、図13-7）が弱くなって歩くのに力が入りません。歩行は不安定になります。

8　年齢によるハムストリング筋の緊張 (Hamstring tightness)

　ハムストリングタイトネスというのは膝のうしろのすじ（筋）が硬い、体が硬いというのと同じです。ハムストリングというのは膝のうしろ、大腿骨のうしろにある筋肉の名前です。大腿二頭筋、半腱様筋、半膜様筋、薄筋から成ります。解剖の本にはこのハムストリングなる名前はありませんが、使用しやすいので臨床ではよく使っています。これらの筋肉がタイトである、十分のびない、きついという意味です。これは、これらの筋肉が骨盤と膝の下の脛骨にくっつく2つの関節にまたがる筋肉（2関節筋）なので少し長さが短いときつくなるのです。骨の成長と筋肉の成長とのバランスによって決まってきます。男性ではきつい人が多く、女性では柔らかく十分にのびる人が多いのです。人生の内では成長期の終わり頃、すなわち、10歳にきつく、その後ゆるみます（図13-8-1）。骨が少し先に成長し、筋肉や腱が遅れて成長するからでしょう。

　ハムストリングタイトネスがあると椎間板ヘルニアの初期に表れる下肢の挙上テスト（SLR）では注意して判断（判定）する必要があります。このハムストリング筋がのびないために筋が引っぱられて痛いという場合があります。この時、本当にこの痛みがヘルニアから来ているものかどうかの判断にはCramテストが有効となります（図13-3、図14-1-c：192頁）。

第14章　腰ヘルニアへの科学的追求

　この14章は腰のヘルニアに対し、より科学的に追究をしようとして努力した著者等の研究内容をお知らせする所です。研究項目は、

1．坐骨神経引っぱりテスト（tension sign）
　　a：SLR（straight leg raising）テスト
　　　　ラセグー（Lasegue　人名）テスト
　　b：ブラガード（Bragard　人名）テスト
　　c：クラム（Cram　人名）テスト
　　d：股関節内転・外転テスト
　　e：ブルジンスキー（Brudzinski　人名）テスト
　　f：大腿神経伸長（FNST）テスト
2．母趾筋力テスト
3．膝蓋腱反射（PTR）
4．アキレス腱反射（ATR）
5．膀胱機能測定
6．腰椎椎間板内圧　　　　です。

1　坐骨神経引っぱりテスト（tension sign）

a：SLR（straight leg raising）テスト
　　ラセグー（Lasegue　人名）テスト
　これは腰椎椎間板ヘルニアがあるかどうかチェックするテストです。被検者の筋の緊張を十分にとってから検者はゆっくりと下肢を持ち上げま

図 14-1-a-1
SLR テスト（下肢伸張テスト、坐骨神経引っぱりテスト）

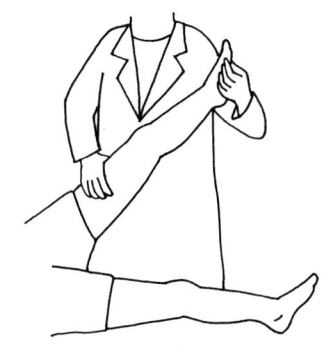

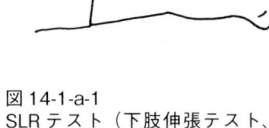

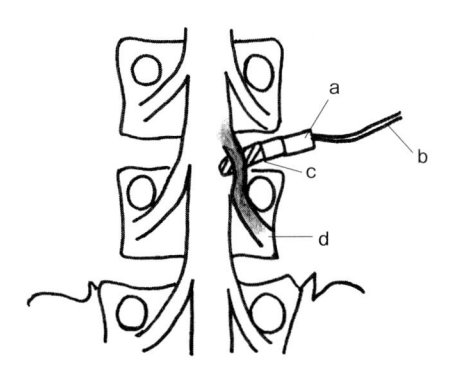

図 14-1-a-2
半導体センサーによるヘルニアの位置の神経根にかかる圧の測定
　a：半導体圧力センサー
　b：コード（アンプ、レコーダーへ）
　c：ゴム管
　d：神経根

す（図13-1：180頁）。持ち上げると坐骨神経が足の方に引っぱられることになります。神経の側に突出した物（ヘルニア）があると敏感な神経に触れて痛みが出ます（図13-1、図14-1-a）。痛いと訴えた時が陽性で角度はX度と判断します。

　ここに示す以下のSLR、Bragard、Cram、FNSTなどのデータは人の体のヘルニアの出る所、すなわち、神経根の腹側に半導体圧センサーを入れて実際に足を持ち上げたりして測定したものです。世界的にも貴重な資料です。

　半導体センサーの先にゴム管をつけ、ヘルニアの出る所、すなわち神経根の腹側に挿入します。足を持ち上げることによって神経根が引っぱられますとゴム管に圧力が加わります。その圧は半導体で電気に変えられ、増巾器（アンプ）を経て記録計に描出されます（図14-1-a-2）。以下、描出されたデータを示します。

　ゴム管の位置を変えてL3-4、L4-5、L5-S間に入れて＜下肢を30°、60°、

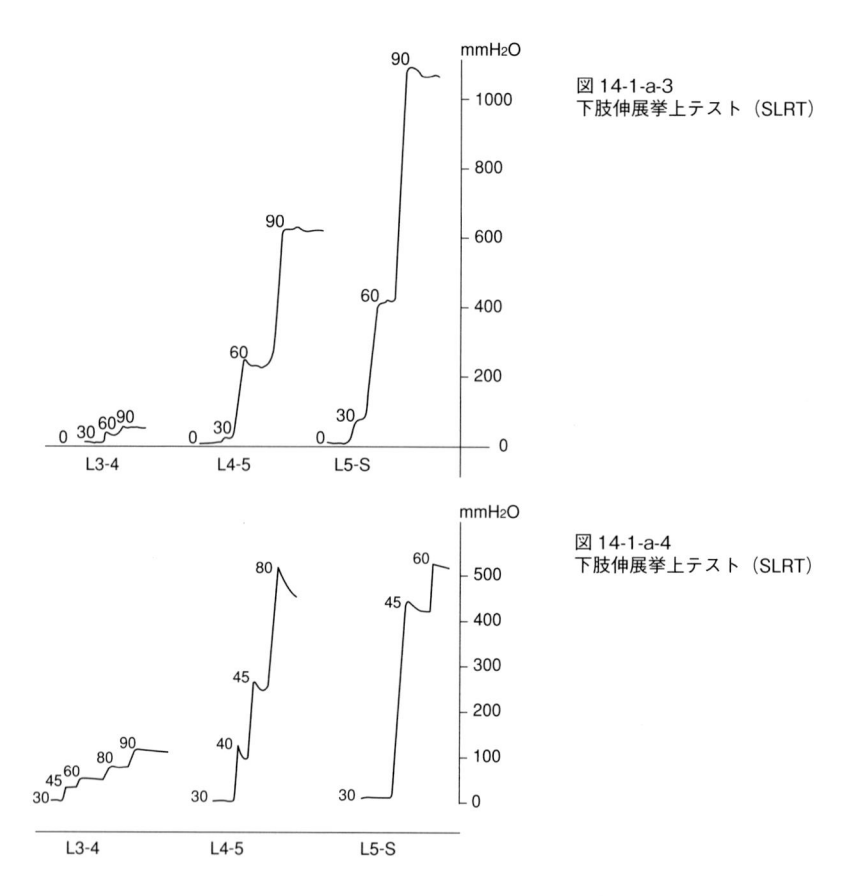

図 14-1-a-3
下肢伸展挙上テスト（SLRT）

図 14-1-a-4
下肢伸展挙上テスト（SLRT）

90°と持ち上げてみました。坐骨神経が引っぱられ、S1、L5、L4ルートの順に神経が強く引っぱられ圧が加わりやすいことを示しています。すなわち、SLRテストはS1神経根のヘルニアで一番敏感に反応するということです。次はL5です。その次はL4神経根です（図14-1-a-3、4）。

b：ブラガード（Bragard　人名）テスト

　これも坐骨神経けんいんテストです。腰椎椎間板ヘルニアがあるかどうかをみます。SLRテストに引続いて足（下肢）を持ち上げ、足関節を急に背屈強制します（図13-2：182頁）。この時に痛みが出れば陽性です。

190　　　　　　　　　　　　　　　　第14章　腰ヘルニアの科学的追求

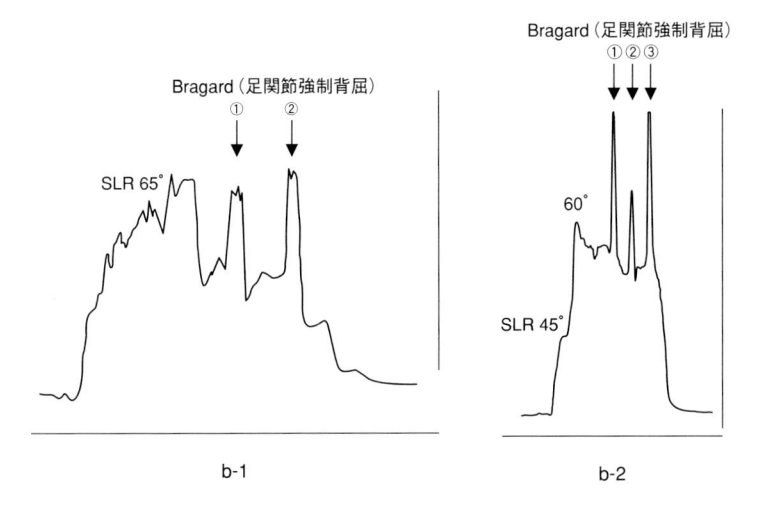

図14-1-b-1、2　ブラガード（Bragard　人名）のテスト

　ここでは65°に下肢を持ち上げた後、少し下げて、足関節の背側強制を2〜3回しました。ゴム管に圧が加わりました（図14-1-b）。すなわち足関節を急に背屈すると坐骨神経が引っぱられてヘルニアに当たるために痛みが出ます。ヘルニアの部位で坐骨神経にさらなる力が加わって痛みが出るということです。

c：クラム（Cram　人名）テスト
　膝のうしろの筋肉が硬くて伸びない時（ハムストリングタイトネス）（図13-8-1：186頁）にはこのクラムのテストをします。SLRで下肢をいっぱいまで持ち上げます。少し膝を曲げて、またいっぱいまで持ち上げます。この時に手指で膝のうしろの神経（膝窩神経）をグイと押して圧迫します（図13-3：182頁）。すると図13-2と同じことが生じ、痛みが出ます。痛みが出れば腰椎椎間板ヘルニアが有力になります（図14-1-c）。この図ではSLRで下肢を45°まで持ち上げています。そこでクラムのテストをす

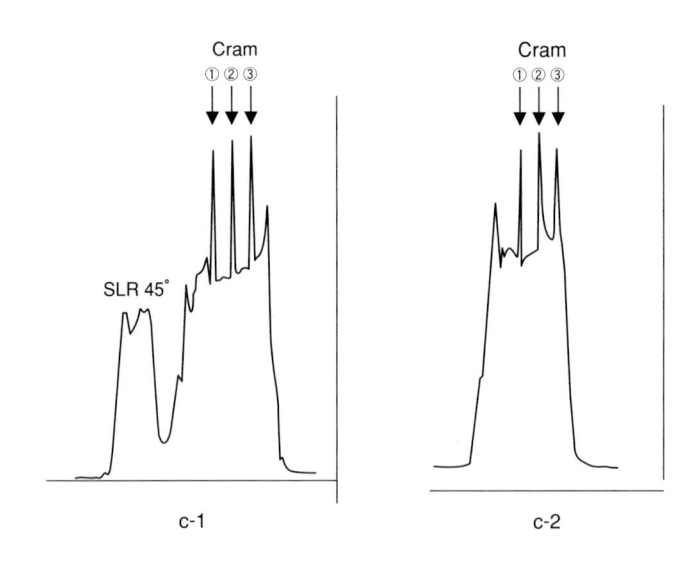

図 14-1-c-1、2　クラム（Cram　人名）のテスト
①②③は膝窩神経をグイーと強く圧迫したところです。

ると3回とも神経根の所に圧が加わったことを示しています。

d：股関節内転（Bonnet）・外転テスト

　SLRテストで痛みの出る角度で下肢の持ち上げを一時止めます。この持ち上げた角度で内転・内旋をしますとさらに痛みが増します。これはSLRの増強テストです。坐骨神経をSLRよりさらに足の方に引っぱることになります。逆に外転・外旋させますと症状がとれます。坐骨神経がゆるむからです（図14-1-d-1）。

　半導体による計測です。まず下肢を普通（中間位）にして持ち上げます。SLR45°とします。この時股関節を10°、20°と内転（股を閉じる方向に）しますと神経根に圧が加わります。ここからまた中間位に戻します。SLR45°にもどしてから10°、20°、30°と外転（股を開く方向に）しますと神経根に加わる圧は極端に下がります。すなわちヘルニアがある時に

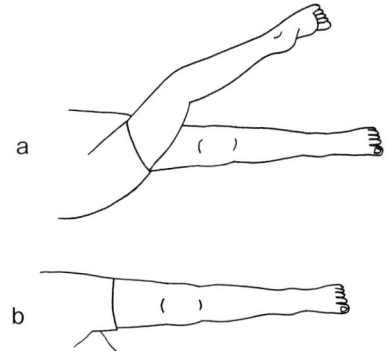

図14-1-d-1　股内転・内旋、外転・外旋テスト
SLRの検査で足を挙上しますとヘルニアがあれば痛みが出ます。この時、自分で力を入れて腰が痛いと訴える人もいます。本当にヘルニアのtension signなのかどうか見極めるためには、体の緊張をとってもらい、もう一度SLRをしてみます。痛いと訴える所で下肢を内転し、さらに内旋してみます（a）、坐骨神経の緊張を高めますのでヘルニアがあれば強く痛くなります。逆に外転外旋をしますとゆるみますので痛みはとれます（b）。

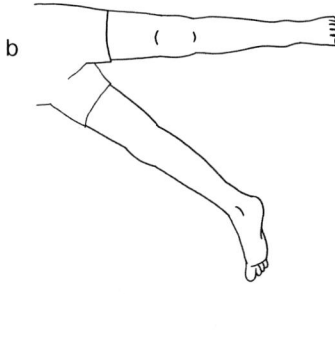

図14-1-d-2　SLRと股内転・外転の関係
股関節内転→中間位→外転

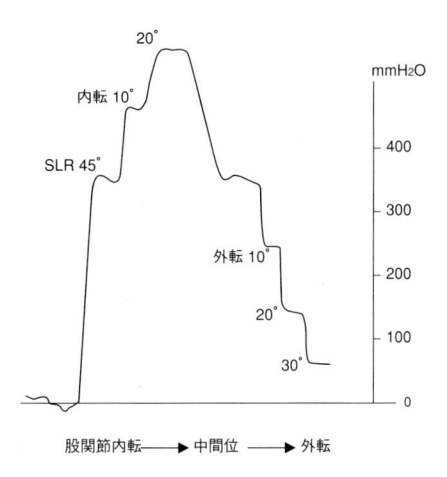

下肢を持ち上げて、ある角度で痛いと反応があればそこから少し内転してみます。内転をしてさらに痛みが強くなればヘルニアは本物なのです（図14-1-d-2）。

e：ブルジンスキー（Brudzinski　人名）テスト

　ブルジンスキーのテストはベッド上で足（下肢）をのばして座り（長座位）、首（頚椎）をグイッと前に曲げた時に腰にチカッと痛みが走るテストです（図14-1-e-1）。これを実際、腰のヘルニア部分に入れた半導体のセンサーでは図のように圧が高まって神経根を圧迫することがわかりました（図14-1-e-2）。

図14-1-e-1
ブルジンスキー（Brujinski 人名）のテスト

図14-1-e-2
ブルジンスキー（Brudzinski 人名）のテスト

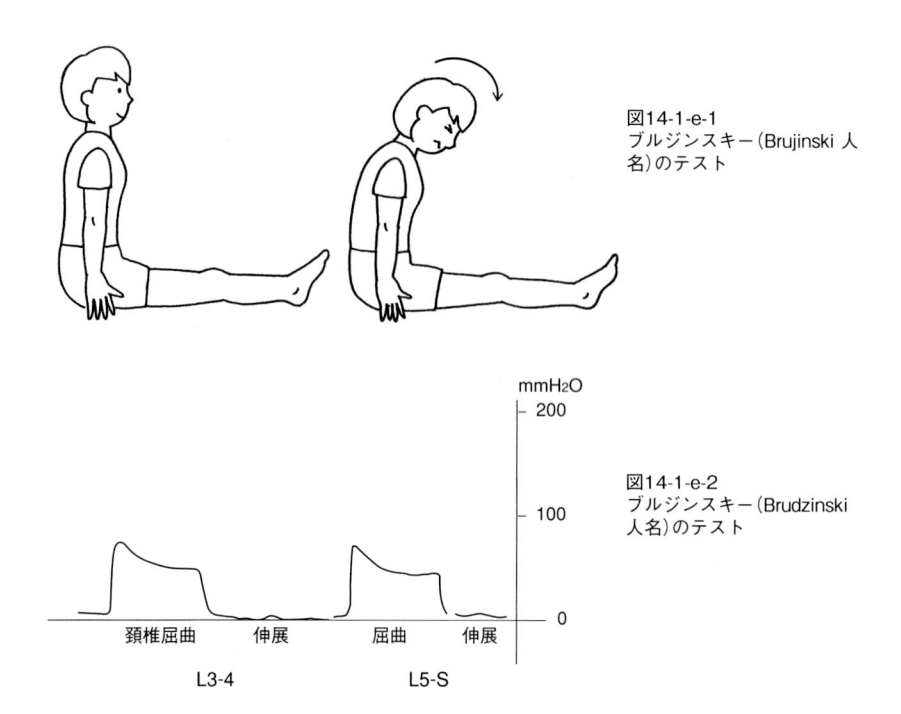

f：大腿神経伸長（FNST）テスト

　FNSTはL3-4のヘルニアにもっとも敏感で良い診断方法です。腹臥位になります。被検者に筋の緊張をとってもらいます。検者は左手で殿部をそっと押さえ、右手で足首をもって、上に10cm〜15cmくらい持ち上げます（図13-4：183頁）。すなわち股関節を過伸展させます。すると前方を通っている大腿神経が引っぱられます。比較的新しいL3-4のヘルニアでは敏感に大腿前面の痛みとして反応が出ます。

　このテストを半導体によって科学的に測定をしました。下向き（腹臥位）にします。大腿を10°、20°、30°と持ち上げ、股関節を過伸展させます。L3-4のヘルニアでもっとも反応が大きく、L4-5、L5-Sと続きます。すなわち大腿神経を下（足の方）に引っぱった時、各部所にかかる力の大きさを表現します（図14-1-f）。

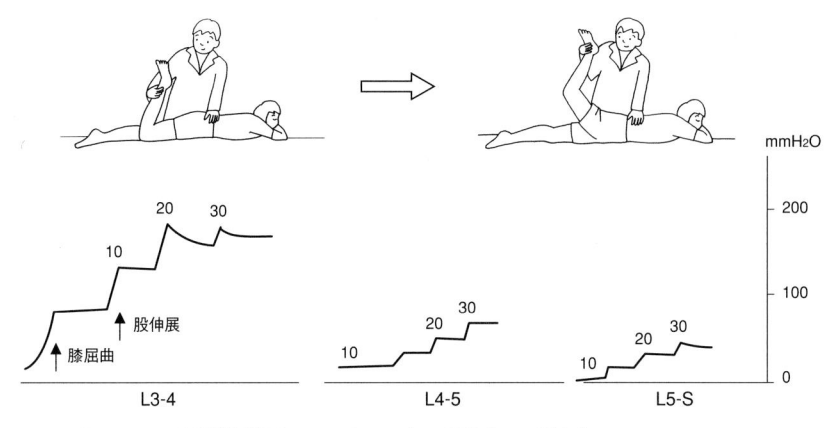

図14-1-f　大腿神経伸長テスト（FNST）の半導体での測定値

2　母趾筋力テスト

　腰椎椎間板ヘルニアの診察では足の親指（母趾）の力を測定します。この筋力は徒手筋力テスト（図13-6, 7：185-186頁）でも大変参考になります。なぜここを測るのかといいますと、ここを測ると腰椎椎間板ヘルニアによって神経の障害が生じ、力がなくなったかどうか、すなわち神経麻痺があるかないかがわかるからです。母趾を天にそらせる力（背屈力）は、すね（下腿）の筋肉（長・短母趾伸筋）が働いて生じます。ここには、第5腰椎神経根(L5) を通して命令が伝えられ筋肉が縮みます。L5神経根は、第4-5腰椎(L4-5) の間では脊柱管内の外側を通り、第5腰椎と第1仙椎の間から出てきます（図 13-5：184頁）。従ってこの L4-5でヘルニアが生じて、このL5神経根を圧迫すると力がなくなります。母趾が背屈できなくなります。この時には同じ神経で働いている足関節をそらせる筋（前脛骨筋）も力がなくなります（図4-4-1：77頁）。すなわち踵で歩けなくなります（図4-3：76頁）。

　この母趾の筋力を正確に測定してみることにしました。母趾の筋力を測定する足固定器具を作製しました。母趾の筋力だけを測定するのには周辺

図14-2-1　母趾筋力テスト　背屈　　　　図14-2-2　母趾筋力テスト　底屈

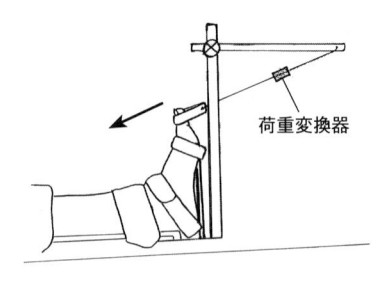

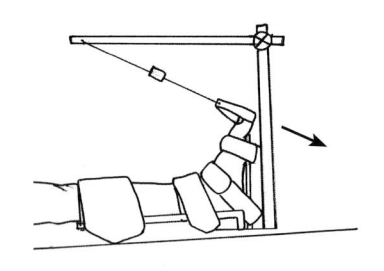

　の関節の動きを十分止めなければ不正確となります。上記の鉄製の器具とベルトによる下腿の固定具を作製しました。筋力の測定には荷重変換器（豊田工機50-Y）を使用しました（図14-2）。

　母趾が大地を踏みしめる動作を底屈といいます。母趾の底屈は、やはり膝下のすねの筋肉（長・短母趾屈筋）で行われています。この筋肉は、第1仙椎神経根（S1）を通して命令を受けています。第1仙椎神経根（S1）は、第5腰椎と仙椎の間の外側を通って第1、2仙椎の間から出てきます（図13-5：184頁）。従ってこの第5腰椎と仙椎（L5-S）間に椎間板ヘルニアが出ますと、このS1神経根を圧迫します（図A4、A5）。

　S1神経根は、圧迫されますと痛みが出ます。この痛みは殿部の外側や膝下（下腿）の外側から小指（趾）にかけて走ります。神経根が強く圧迫されますと神経麻痺になります。シビレていたところが感じなくなります（図13-5：184頁）。また、爪先立ちができなくなります（図4-3：76頁）。従って、この母趾の背屈力や底屈力を調べることは、椎間板ヘルニアがどこに発生しているのか、発生していないのかの判断に大変重要なのです。以下この足固定装置と半導体で測定したデータを示します。

　健常（正常）の男性、女性の筋力を測定しました。平均年齢30歳の男性では、母趾の背屈力は約7.7kg、底屈力は約29.5kgでした。左右の差は左側が少し低下し、背屈力で1.5kgくらい、底屈力では3.4kgくらいでした。底屈力は背屈力の約4倍でした（図14-2-3）。

第14章　腰ヘルニアの科学的追求

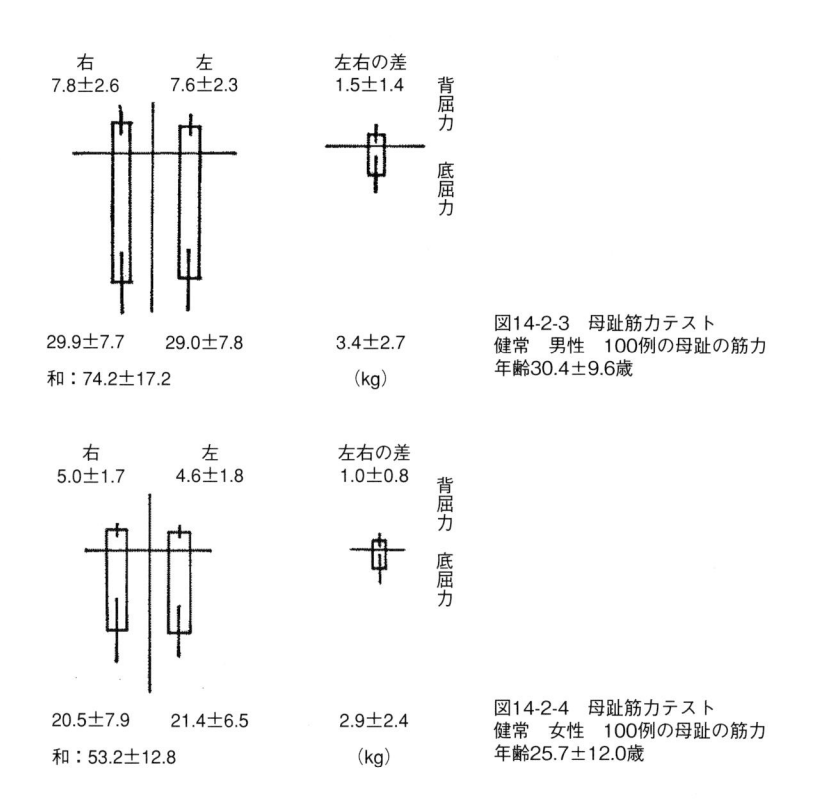

右　　　　左　　　　左右の差
7.8±2.6　　7.6±2.3　　1.5±1.4　　背屈力

底屈力

29.9±7.7　　29.0±7.8　　3.4±2.7
和：74.2±17.2　　　　　　（kg）

図14-2-3　母趾筋力テスト
健常　男性　100例の母趾の筋力
年齢30.4±9.6歳

右　　　　左　　　　左右の差
5.0±1.7　　4.6±1.8　　1.0±0.8　　背屈力

底屈力

20.5±7.9　　21.4±6.5　　2.9±2.4
和：53.2±12.8　　　　　　（kg）

図14-2-4　母趾筋力テスト
健常　女性　100例の母趾の筋力
年齢25.7±12.0歳

　平均年齢26歳の女性では母趾の背屈力は約4.8kg、底屈力は約21.0kgくらいでした。左右の差は背屈で1kg、底屈で2.9kgでした。底屈力は背屈力の5倍に近い値でした（図14-2-4）。

　次に2症例の実測値を示します。24歳、男性のL4-5右のヘルニア例です。診察ではSLRは右45度で徒手筋力テスト（図13-6, 7：185-186頁）では右母趾の背屈筋力は力が弱っていて4-（正常は5）でした。右L5神経根領域の知覚の低下がありました。脊髄造影像ではL4-5右正中の中位のヘルニア像です。半導体による筋力測定では右母趾の背屈力、底屈力が共に低下していました。L4-5の椎間板ヘルニアが大きいため、そのレベルの右L5神経根だけではなく、そのすぐ下に出る右S1の神経根まで圧迫していて筋力低下を示しました（図14-2-5）。厳密な下腿の固定で母趾の力

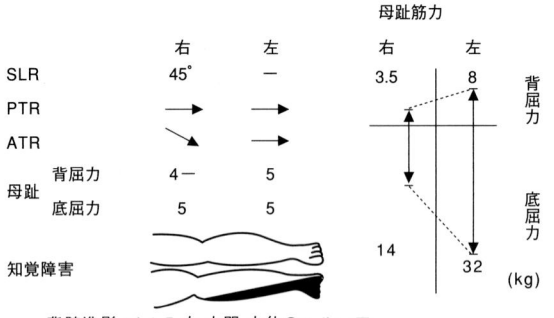

図14-2-5　24歳　男性　腰椎椎間板ヘルニア(L4-5右)の母趾筋力

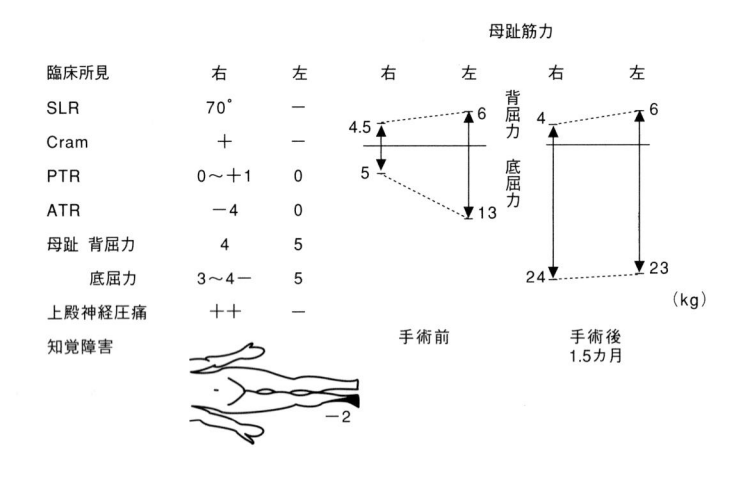

図14-2-6　48歳　男性　腰椎椎間板ヘルニア(L4-5右)の手術前後の母趾筋力の変化

だけが出るようにし、半導体で正確に測定しますと、右S1根まで筋力の低下があり、ヘルニアの影響があることがわかりました。

　第2例目は48歳の男性で、同じくL4-5右側のヘルニアです。初診の2カ月前より腰痛がありました。SLRは右70°でアキレス腱反射（ATR）の低下、右母趾背屈力、底屈力の筋力の低下がありました。L5神経根、

第14章　腰ヘルニアの科学的追求

S1神経根領域に知覚低下がありました。半導体による手術前の母趾筋力は右では背屈力、底屈力の低下。左では底屈力の低下がありました。手術前の低下していた両底屈力の筋力は手術後にはほぼ回復しましたが、両背屈力はまだ十分には回復していないと思われます（図14-2-6）。

　以上、母趾の筋力も半導体で厳密に調べますと、神経機能の詳細が把握できます。また画像と照らし合わせますと、より実態を評価することができます。

3　膝蓋腱反射（膝を叩くと足が飛び上がる反応PTR）とは

　膝蓋腱反射（PTR）は膝蓋腱を叩いて生じる筋肉（大腿四頭筋）の反応です。そのはね返り（反射）の中心は腰髄のL3、L4レベルです。このL4の神経はL3-4の椎間板ヘルニアの時に圧迫されて影響を受けやすくなります。この反射の低下があれば、L4神経根領域の病気を考えます。またL3、L4腰髄部の神経障害も考えます。

　一般にはお皿の骨といわれる骨の名前を、医学では膝蓋骨といいます。膝蓋骨というのは、膝のふたの役目をする骨という意味でしょう。太もも（大腿）の前面にある筋肉は4つから成り（大腿四頭筋）、その4つを束ねるのがこの膝蓋骨です。この膝蓋骨から先は、膝の下の脛骨という太い骨にすじ（腱）となってくっつきます。このすじを膝蓋腱といいます。またこの筋肉が縮むと膝が伸びる（伸展する）のです。膝蓋骨は四頭筋の力を束ねて1つの力に集めますが、膝関節の上をすべって滑車のような働きをして膝下に力を伝えます。とても大きな力となります。少し膝を曲げた位置でこの膝蓋腱を叩きますと、足（下腿）が前に動きます（伸展します）。この反応を腱反射と呼びます。膝蓋腱を叩いて起きますから膝蓋腱反射と呼びます。アキレス腱を叩いて起こる足の反応をアキレス腱反射といいます。反射というと学校で習った光の反射を思い出します。太陽の光を鏡で反射させて他の部位を照らして明るくすることができます。この鏡の部分

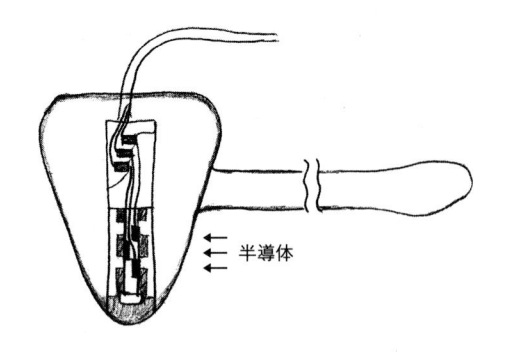

図 14-3-1　叩くハンマー
叩くゴム製のハンマーには半導体圧力センサー（WNS-5D、50H）を挿入しました。何Kgで叩いたかがわかるようにしました。

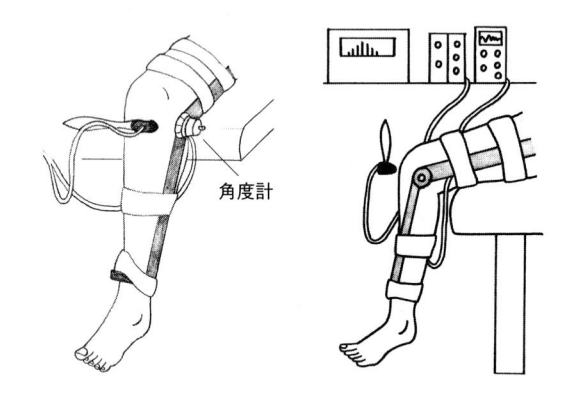

← 半導体

角度計

図 14-3-2
膝蓋腱反射（PTR）の器械での測定図
椅子に座って両膝を少し前方に出し検査をします。膝より下（下腿）の足がブラブラ振れるようにベッドを上げます。半導体の入ったハンマーで膝蓋腱を叩きます。下腿の反射の反応は角度計で測定します。腱や角度計の電気信号は増巾器（アンプ）を通して記録計（レコーダー）にて記録します。

　（光の反射がもどる部分）は腱反射の場合には脊髄になります。脊髄は背骨の中を通る太い神経です。光の進む方向に何か障害物があると光が届きません。腱反射でも同じです。腱を叩いた時におこる電気信号が椎間板ヘルニアによってさえぎられて脊髄に到達しなければ腱反射はおきません。腱を叩いて腱反射を観察すると、電気信号の通り路に異常があるかないかわかります。膝蓋腱反射の場合、この腱反射が弱いか消失した場合にはL3-4かL2-3の椎間板ヘルニアが疑われます。
　腱反射を科学的に計測するためには、腱を叩いた時刻と叩いた大きさがわかるようにする必要があります。日常臨床で使用されるゴム製のハンマーの中に半導体（WNS-5D 50H）を挿入しました（図14-3-1）。これで

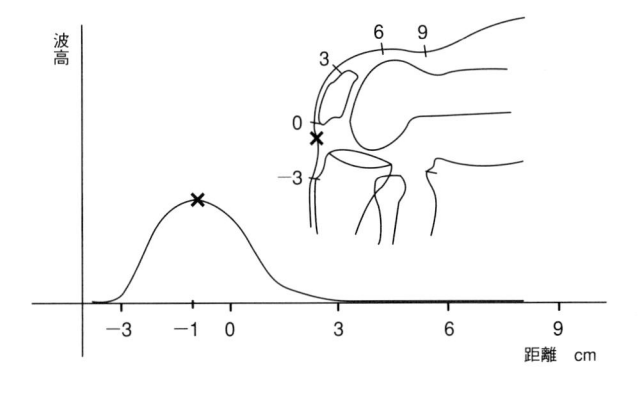

図14-3-3　膝蓋腱反射はどこを叩くと大きく出るか　叩く所は膝蓋腱の中央辺です（×印）。お皿の骨と膝下の脛骨との丁度中央部を叩くと最も大きな反射反応がでます。

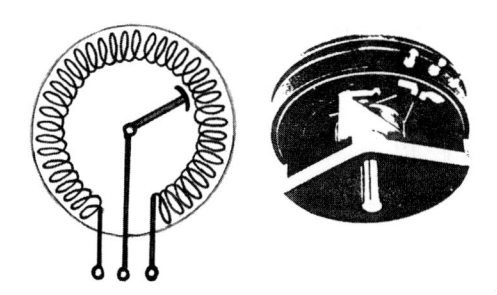

図14-3-4　膝蓋腱反射（PTR）の測定に使った角度計（ゴニオメーター CP-4M、ボリューム）　ハンマーで膝蓋腱を叩いた後に膝の下の骨が膝を中心に前に出ます。すなわち、膝関節で回転運動となって現れます。この回転運動を記録すれば腱反射が目で見えるように（画像化）なります。

叩打時刻と叩打力の大きさの記録をとりました。

　膝蓋腱反射は膝を90度に曲げた姿勢で測定しました（図14-3-2）。腱の叩く位置によって腱反射の大きさが変わりますので、一番反応のおこりやすい敏感な部分を探しました。その結果、お皿の骨の下端と腱のつく脛骨とのちょうど中央部分が良いことがわかりました（図14-3-3）。

　反射は下腿がブラブラとゆれる現象でとらえられます。膝関節の回転運動を正確に測るためボリューム（角度計CP-4M）としました（図14-3-4）。これを図14-3-2のように人体にとりつけられるようくふうし、自作しました。

　正常者の反射波形（PTR）はブラブラと下腿が振れて徐々に消えてゆく減衰振動になります（図14-3-5）。この波を計測します。反応時間（潜時）、

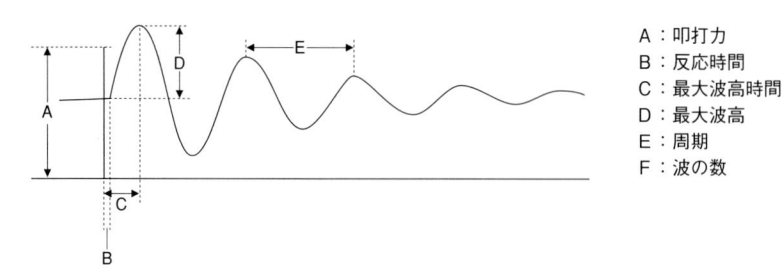

A：叩打力
B：反応時間
C：最大波高時間
D：最大波高
E：周期
F：波の数

図14-3-5　正常者（健常者）の膝蓋腱反射波形

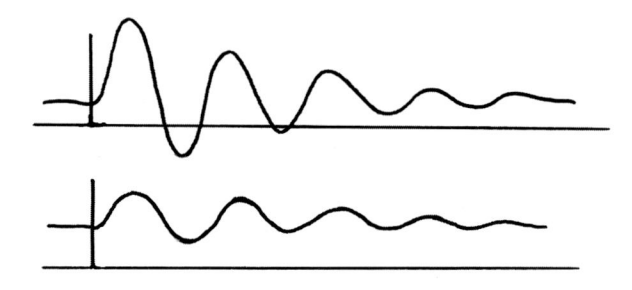

図14-3-6　膝蓋腱反射（PTR）の亢進（上）と低下（下）

最大波高、最大波高時間、波の数、周期です。

　腰よりも上の方（上位中枢）で神経の障害がありますと神経は過敏状態（痙性）となります。その時の膝蓋腱反射の波形は上下に大きくなります（図14-3-6の上の波）。腰のレベルで（L3かL4レベル）神経が障害されますと、反射は鈍感になります。その時の波形は小さくなります（図14-3-6の下の波）。また、高齢者では反射がよく出ないこともあります。

4　アキレス腱反射（ATR）とは

　アキレス腱を叩いたときに足が土を踏む動作、すなわち底屈の反応が生じます。この反応をアキレス腱反射と呼んでいます。アキレス腱を叩いたときに生じる電気信号は、坐骨神経を通って脊髄の反射中枢に至ります。

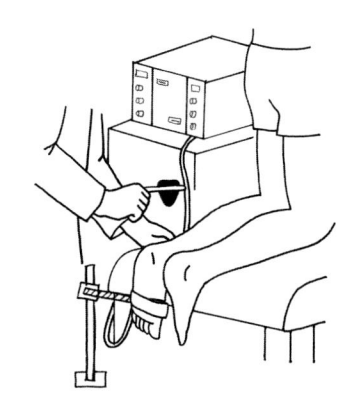

図14-4-1　アキレス腱反射（ATR）測定の図
椅子の上に立ち膝をしたバビンスキー（Babinski）の体位で行います。この体位はATRが一番よく出る体位です。

ここで運動神経に信号が伝えられます。この脊髄の反射中枢が光の反射の時の鏡に当たる部分です。運動神経に伝わった電気信号は、再び坐骨神経にもどってアキレス腱とつながっているふくらはぎの筋肉（下腿三頭筋、即ちひらめ筋、腓腹筋）に伝わります。それで下腿三頭筋の収縮が起こります（図4-7：80頁）。筋肉が収縮しますと足が底屈します。この一連の反応をアキレス腱反射と呼んでいます。

　この電気回路は、腰椎椎間板ヘルニアのよく生じる第5腰椎と第1仙椎との間（L5-S）の脊柱管の外側を通って第1仙椎神経（S1）として仙骨から出ます（図13-5：184頁）。このS1神経はL5-Sの椎間板ヘルニアで圧迫されやすいのです（図A4、A5）。S1の神経根が圧迫されてアキレス腱から行ったり来たりする電気信号が十分通過できなくなりますと、アキレス腱反射が出なくなります。また、立って爪先で歩くときに力が入らなくなります（図4-3：76頁）。下腿三頭筋の筋肉にも命令が行かなくなり力が入らないのです。

　すなわちアキレス腱を叩いてみて足の反応が鈍かったりなくな（消失す）れば、電気回路の故障に気づくわけです。他の病気のこともありますが、一番良く起こる病気として腰椎椎間板ヘルニアが疑われることになります。

　アキレス腱反射の測定は、臨床ではベッドで上向きで寝た（背臥位）姿勢で便宜上行います。しかし、不正確になりやすいので、ここでは高い椅

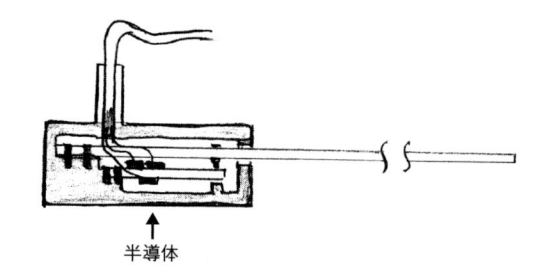

図14-4-2 アキレス腱反射測定器械
（変位変換器　LAS-0.1H）
叩く力（叩打力）の測定には半導体センサーを入れたハンマーを使いました（図14-3-1）。足の動きはこれも半導体を貼りつけた足の動きを調べる変位変換器を使いました。

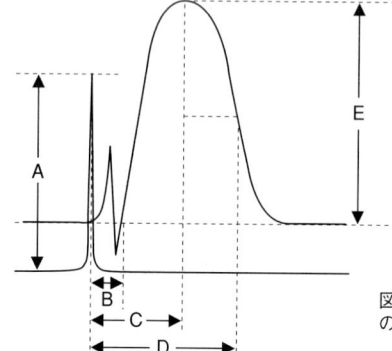

半導体

A：叩打力
B：反応時間
C：最大波高時間
D：1/2 弛緩時間
E：最大波高

図14-4-3　アキレス腱反射（ATR）の正常の波形と波の計測部分

子の上にひざまずく体位（Babinskiの体位）で行いました（図14-4-1）。

　叩くハンマーは膝蓋腱反射の所で述べたゴム製のハンマーに半導体を挿入したものを使用しました（図14-3-1）。

　アキレス腱反射は腱を叩くと足底が動きますのでその動きを臨床では医師が見て判断します。この足底の動きをとらえる（測定する）ものには、光、磁場、加速度計などがありますが、豊田工機で作製していただいた変位変換器（LAS-0.1H）を応用しました（図14-4-2）。

　このシステムで得られたアキレス腱反射の波形です（図14-4-3）。ゴム製のハンマーで叩くと高さ（叩打力）が出ます。この叩いたことによる物理的な動きが足底に伝わり小さな波が出て上下します。続いてアキレス腱反射波が描出できます。ハンマーの叩打力（A）反応時間（B）、波の高さまでの時間（C）、波が半分の高さになる時間（1/2 弛緩時間 D）、最

204　　　　　　　　　　　　　　　　　　第14章　腰ヘルニアの科学的追求

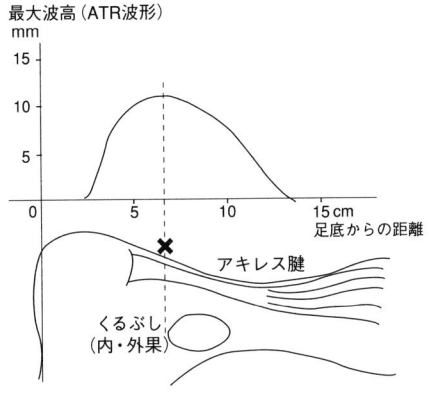

図14-4-4 ハンマーで叩く場所によってアキレス腱反射の反応の大きさが変わる
足の踵の所で足底を0としアキレス腱を頭側に向かって叩いてみました。くるぶし（内果、外果の中央）の所（×印）が最も大きくアキレス腱の波（ATR）が出ました。

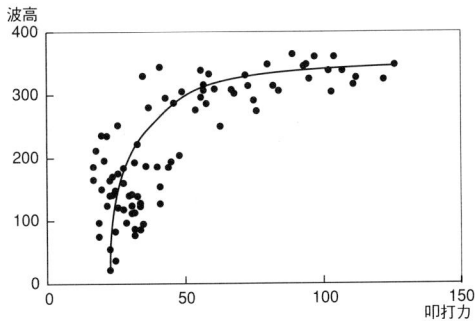

図14-4-5 アキレス腱反射の叩打力と反射波の高さとの関係（左側）
これは頚の悪い（神経障害のある）例です。反射が大きく出る（亢進する）痙性のある人です。ハンマーの力を強くしてゆき、アキレス腱を徐々に大きく叩いてゆきますと、波高は放物線状に大きくなります。

大波高（E）を測定しました。

アキレス腱反射も膝蓋腱反射の時と同じように腱の叩く場所（位置）によって反射の反応が変わります。最適の位置を調べてみました。内、外、両くるぶしの足底に近い所、ここが一番よく反射が大きく出ました。従って、ここを叩くことにしました（図14-4-4）。

アキレス腱を叩く所は平坦ではありません。従ってハンマーの叩く角度によっても、叩く力によっても、また叩くスピード（加速度のようです）によっても反射の大きさが変化します。ここでは叩く力を小から大へ変化させてみました。叩く力を徐々に大きくしてゆきますと反射が徐々に大きくなり、放物線のように立ち上がってゆきます。ある所からは叩く力が大きくなっても波高はほぼ一定になります。さらに強く叩くと痛みが強くな

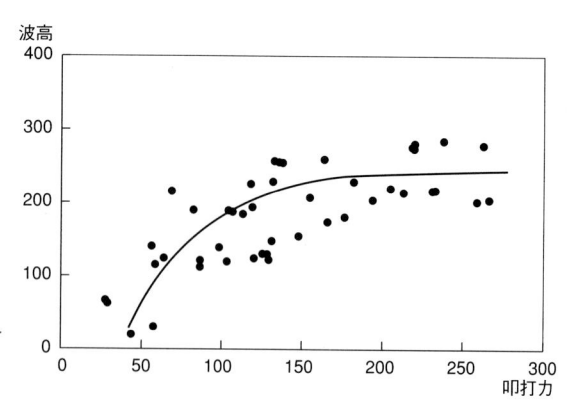

図14-4-6 健常者の左足のアキレス腱反射、叩打力による違い

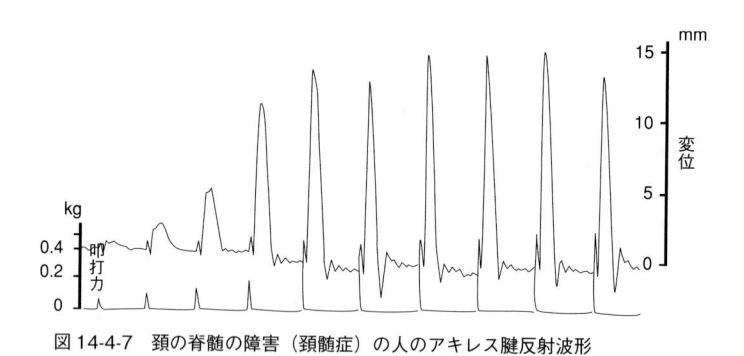

図14-4-7 頚の脊髄の障害（頚髄症）の人のアキレス腱反射波形

図14-4-8 頚髄症の人の足のびんぼうゆすり状態（クローヌス）
小さな力でアキレス腱を叩いても反射が止まらなくなります。

206　第14章　腰ヘルニアの科学的追求

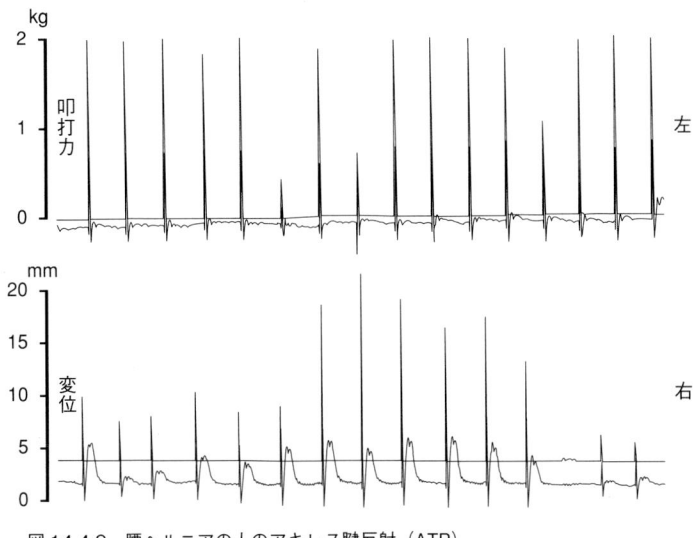

図14-4-9 腰ヘルニアの人のアキレス腱反射（ATR）
神経麻痺のため鈍感となり波高が小さくなります。右側はまだ反射の反応がありますが、左側は反応がありません。ヘルニアで神経麻痺があると考えます。

り波高は少し小さくなります（図14-4-5）。

　痙性の人はバラつきが少なく特徴的に出ますが、健常者（図14-4-6）や低下した人ではバラつきが大きくなります。精密さを求めると腱を叩く方向、叩くスピードの影響が大きくなるのでしょう。頚の悪い人（頚髄症）のアキレス腱反射は小さな叩打力でもアキレス腱を叩くと反応が敏感で高くなります（図14-4-7）。

　さらに痙性が強くなると歩くのも大変で、雲の上を歩くようにふわふわとした歩行になります。雲の上の上人とあだ名をつけて呼んでいますが、この状態ではびんぼうゆすりが大変上手になります。アキレス腱を叩かなくても、少しの刺激で自動的に腱反射が起きてしまうのです（図14-4-8）。これは医学ではクローヌス（間代）といいます。わずかな足の刺激で反射が止まらなくなります。

　これに反して、腰のヘルニアの人のアキレス腱反射は大きく叩いてもよく出てきません。神経麻痺があると反応は全く出ません（図14-4-9）。高

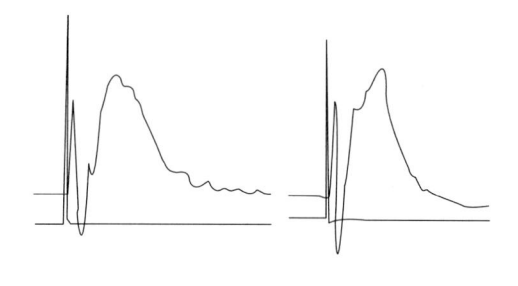

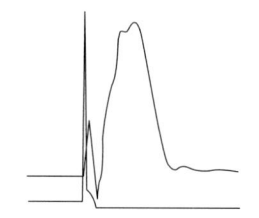

図 14-4-10
緊張した時の
アキレス腱反射波形

齢者ではヘルニアがなくてもアキレス腱反射が出ない人が多くなります。神経の老化や血行障害が考えられます。糖尿病、動脈硬化症、脊柱管狭窄症、下肢血行障害などのチェックが必要です。

　臨床の場では少しおかしい反射だなとわかるくらいですが、この半導体を使った腱反射では検査を受けている人の心理状態も見えてきます。本人は気がつかなくても心（精神）の緊張があると正常の波形とは違ってきます。緊張した時の反射です。波形にスムーズさがなくなってきます。波形にノッチが入っていたり、頂上（山）が欠けたり、変形したり、小さくなったりします（図14-4-10）。

　頚や胸髄が悪い人（痙性のある人）、正常（健常）者、腰の悪い人、即ちヘルニア等がある脊柱管狭窄症の人、の3グループにわけてみました。

　反応時間（A）と1/2弛緩時間（D）は正常の人に比べ腰より上の方で頚髄や胸髄に脊髄障害のある人は時間が早くなります。すなわち反応は速く激しくなります。この波高のデータでは変わりませんが、通常は波が大きく高くなります。

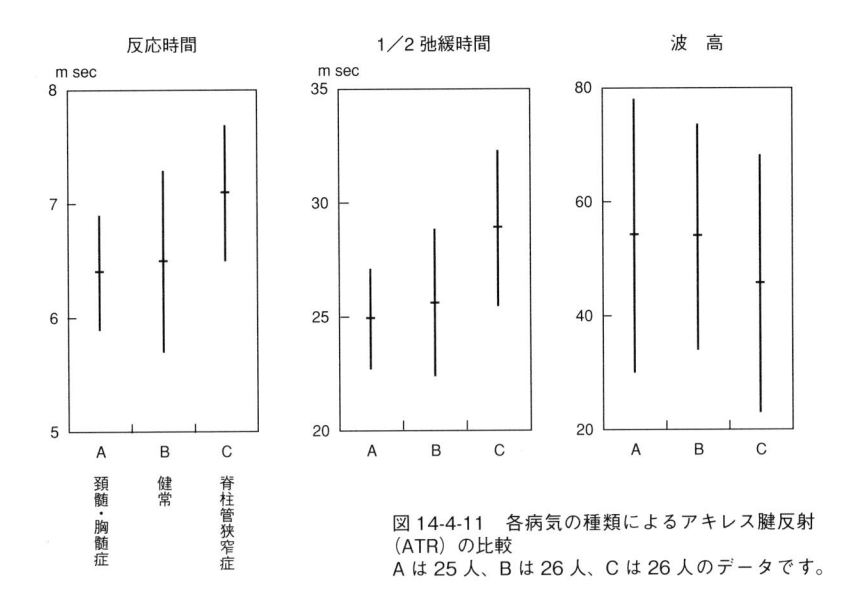

図 14-4-11　各病気の種類によるアキレス腱反射（ATR）の比較
Aは25人、Bは26人、Cは26人のデータです。

　反対に、腰のヘルニアのある人、腰の脊柱管の狭い人では反射そのものに関わる神経が圧迫されて神経内の血液循環が悪くなります。したがって、反応時間や1/2弛緩時間は遅くなります。また波も低くなります。勢いがなくなります（図14-4-11）。

5　休み休み歩く（間欠性跛行）のは何がおこっているのか

　57歳、女性でこの症状のある人に協力してもらいました。アキレス腱の反射を正確精密に測定したデータからお話をします。

　まず歩く前にアキレス腱の反射を計測しました（図14-5-1）。その後、ベルトの上（トレッドミル）で1時間に2kmの速さで歩いてもらいました。5分くらいで足がシビレて歩けなくなりました。そこで歩くのを中止して、またアキレス腱反射を測定しました。反応はでませんでした。そのまま腰かけの上で少し腰を曲げていてもらい、アキレス腱反射を時々測定すると6分半くらいでやっと反射が回復してきました。回復にはこのくら

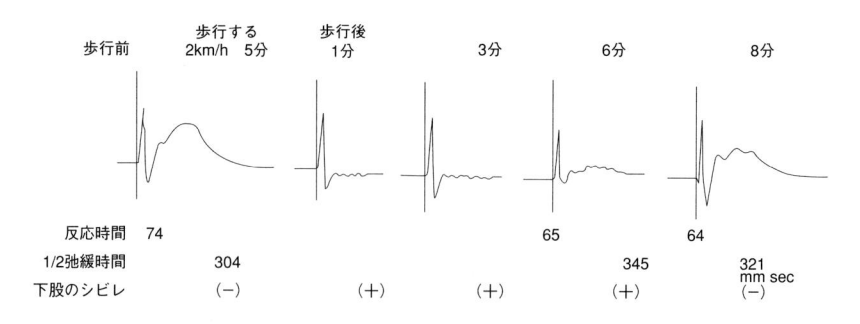

	歩行前	歩行する 2km/h 5分	歩行後 1分	3分	6分	8分
反応時間		74			65	64
1/2弛緩時間		304			345	321 mm sec
下肢のシビレ		(−)	(+)	(+)	(+)	(−)

図14-5-1　間欠性跛行の実際
トレッドミルの上で歩いた時のアキレス腱反射（ATR）の変化

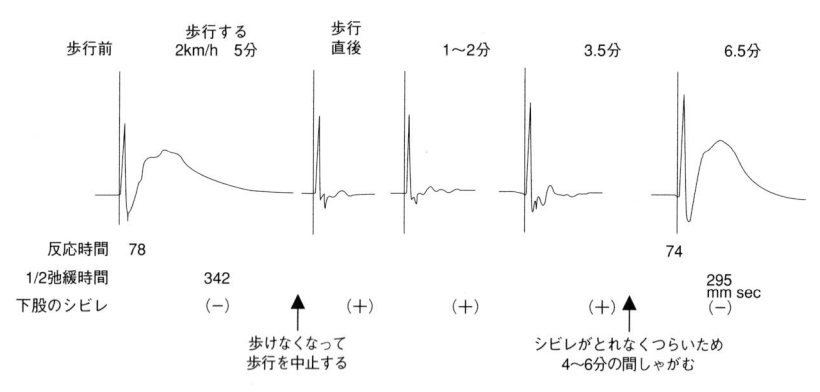

	歩行前	歩行する 2km/h 5分	歩行 直後	1〜2分	3.5分	6.5分
反応時間		78				74
1/2弛緩時間		342				295 mm sec
下肢のシビレ		(−)	(+)↑	(+)	(+)↑	(−)

↑歩けなくなって歩行を中止する
↑シビレがとれなくつらいため4〜6分の間しゃがむ

図14-5-2　間欠性跛行の実際
歩行した時のアキレス腱反射（ATR）の変化

い時間がかかりますが、もとにもどるということです。

　2回目をしてみました。同じように5分で下肢のシビレが出て歩けなくなりました。歩行を中止した直後には同じくアキレス腱反射は出ませんでした。そのまま椅子の上で立ち膝をし、腰をのばして立ってもらいました。3分半の立膝（Babinskiの体位）ではシビレがとれないということです（図14-5-2）。4〜6分の間の2分間、腰を曲げてその場でしゃがんでもらいました。6分半後のアキレス腱反射の測定で反射がもとにもどりました。

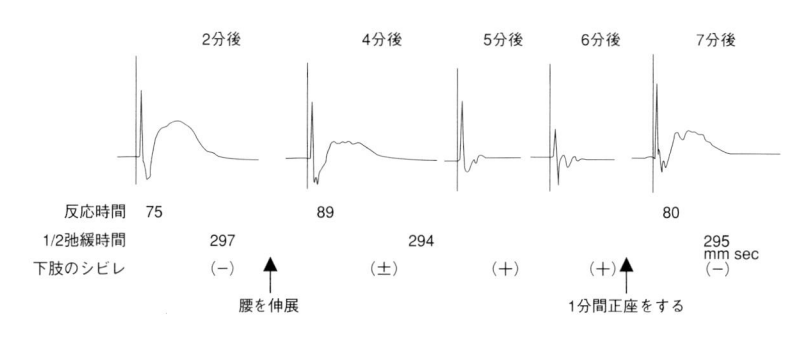

	2分後	4分後	5分後	6分後	7分後
反応時間	75	89		80	
1/2弛緩時間	297	294			295 mm sec
下肢のシビレ	(−)	(±)	(+)	(+)	(−)
	↑腰を伸展			↑1分間正座をする	

図14-5-3 間欠性跛行の実際
立膝で腰を反った時のアキレス腱反射（ATR）の変化

どうしてこうなるのでしょうか。腰部の脊柱管が狭いため、腰をのばして良い姿勢で歩くと腰の神経の血行が悪くなり、腱反射も出なくなります。この時、腰を曲げて脊柱管を広げるとまた血行が良くなってもとにもどるということです。正座をしていると足の血行が悪くなりシビレが増大し感覚がなくなります。正座をくずすとまた足が自分の足にもどってシビレがとれてきます。同じことが腰の中でおこっているのです。

腰部脊柱管狭窄症の強い人では、歩かなくても腰をのばして反るようにしただけでも同じことになります（図2-10：57頁）。立ち膝をして2分後にはまだ腱反射は正常でしたが、4分後には小さくなり、5分後には消失しました。6分後にはがまんができなくなり、1分間正座をして腰を曲げるとまたもとにもどりました（図14-5-3）。

腰部脊柱管狭窄症の原因は、腰のヘルニアがあってヘルニアが古くなったために硬くなり、脊柱管を複数ヵ所で狭くしているものです。休み休み歩くのは1ヵ所の腰のヘルニアが長く続いている時にもおこります。ヘルニアによって歩く時に神経根が押され、神経根の血行が悪くなるからです。

6 おしっこが出にくくなるとは（膀胱内圧曲線）

おしっこは、試験前とか試合の前とか緊張したときにはたくさん貯まっ

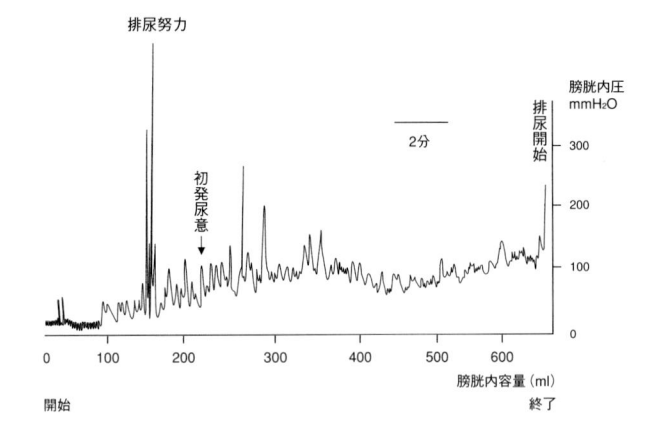

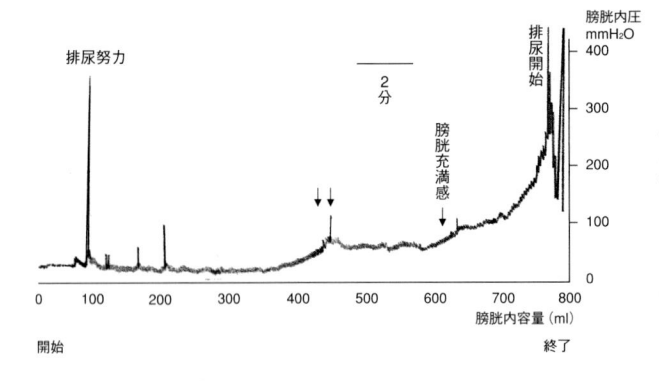

図14-6-1 腰椎椎間板ヘルニアの人の膀胱機能
神経が鈍感になっていて尿意は230mlくらいで出ましたが、650mlくらい以上尿がたまらないと排尿に至りません。それだけ膀胱に麻痺があるのです。この膀胱の軽い麻痺は、本人は異常と気づかないことが多いのです。

図14-6-2 35歳 男性 腰椎椎間板ヘルニア（L5-S 正中）手術前
35歳、男性。L5-Sに大きな正中ヘルニアがあります。手術前には尿意もなく、ただ膀胱に尿がたまってきたという感じだけでした。膀胱内圧測定では尿も800ml近くたまらないと排尿してきませんでした。手術後の測定は図14-6-7参照。

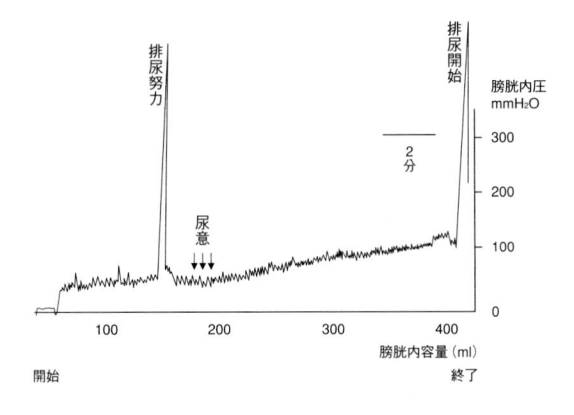

図14-6-3 正常の膀胱機能
30歳、男性。尿意のない150mlでおしっこをしてもらいました（排尿努力）。すると膀胱が縮んで圧が高まりました。膀胱に180mlくらい尿がたまってくると尿意をもよおします。420mlくらいにもなると排尿が始まります。膀胱が収縮し、圧が高まります。排尿運動でカテーテルから尿がもれるくらいです。

ていなくてもしたくなります。また夏などで汗を多量にかいた時には少なくなります。水分をとらなければ少なくなりますし、多量にとった時には多くなります。痛くもかゆくもありませんので、おしっこが少なくなってもわからないことが多いのです。腰椎椎間板ヘルニアで神経根が圧迫されますと反射が鈍くなり反応が遅れます。従っておしっこは多量に（700〜800ccくらいまで）膀胱にたまってしまうことがあります（図14-6-1, 2）。しかし、通常はヘルニアによって膀胱の機能が悪くなることはないと医者も思っていますので、なかなかていねいに聞き出すことはありません。実際困っていなければ良いのですが、ていねいに膀胱機能検査をしてみると膀胱機能が低下している人が見られます。足関節の背屈力や底屈力が弱っても少しふらつくくらいにしか気づかない人も多いので、おしっこなどは気づかなくても無理もないかも知れません。

　腰椎椎間板ヘルニアでもL4-5かL5-Sの正中ヘルニアでヘルニアが大きい時には、実際に本人が気付くほどおしっこの出が悪くなります。

　健常の人は尿が膀胱の中に約350〜400ccもたまってくるとおしっこがしたくなるという感覚が生じます。次いで膀胱の筋肉が収縮しはじめます（図14-6-3）。膀胱と尿道との境にある扉（括約筋）が開くとおしっこが出せるのです。この排尿反射の電気信号は、第3・4仙骨神経根を通ります。腰椎椎間板ヘルニアが大きいと、この神経を少し上で圧迫することになります。

　膀胱機能の検査（Cystmetry）は膀胱の中にカテーテルを尿道から入れて測定します。このカテーテルには3本の管が必要で（三又バルーンカテーテル）、1本は風船をふくらませて抜けないようにする空気の通る管、1本は外から点滴で温水を入れるための管、もう1本は膀胱の内圧を測るための半導体圧センサー（PMS 0.5）の管です（図14-6-4）。

　計測の準備が完了したら点滴で温水を膀胱の中に流し込みます。痙性の強い人は100ccも膀胱内に水がたまらない内に排出しようと尿意が出てき

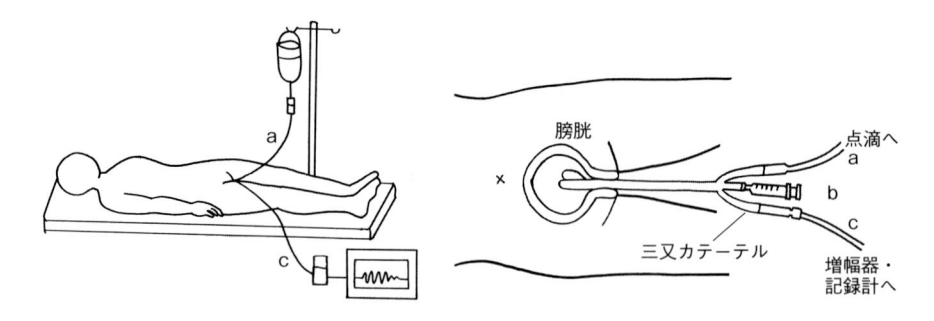

図 14-6-4　膀胱機能測定全体図
膀胱に三つ又のカテーテルを入れます。一つの管は風船をふくらませて抜けないようにします（ｂ）。二つ目に圧センサーを挿入します（ｃ）。三つ目の管から温水を点滴セットにて膀胱内に流し込みます（ａ）。

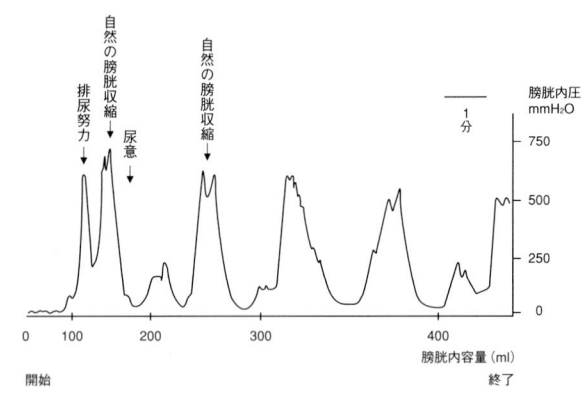

図 14-6-5　頚髄に障害のある人の膀胱機能
60歳、男性。膀胱に110ml入ったところでおしっこをしてもらいました（排尿努力）。するとこのくらいの量でも続いて膀胱が収縮しました。少しおさまりますが、以後繰り返して収縮してきます。おしっこが実際には出ないので冷汗が出てきます。本人は大変苦しそうでした。

ます。100ccもたまってきたら、おしっこをさせてみる（排尿努力する）とそのまま膀胱が収縮してしまいます（図14-6-5）。脊髄損傷のある人では感覚がないため冷や汗が出たり、動く所では自然と体の動きが出てきます。血圧も高くなります。危険です。検査の中止が必要です。

　痙性の軽い人では100ccもたまって排尿努力をしてもらいますと、小刻みに何度も反射反応が小さく来ます。250ccもたまると膀胱が大きく収縮してきます（図14-6-6）。通常の頚髄症で頚の手術をするくらいの人は、障害されてもこの反応のようになります。

　腰椎椎間板ヘルニアの人を手術し神経を解放（除圧）してやりますと、

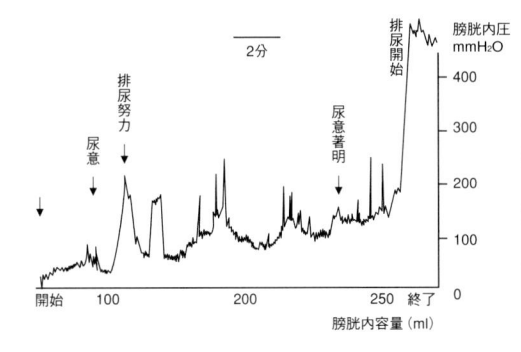

図14-6-6 頸髄に障害のある人の膀胱機能
50歳、男性、高度の頸髄症です。120mlくらいでおしっこをしてもらいました（排尿努力）。この少しの刺激で何度も排尿状態となり、膀胱内圧が高まります。270mlで排尿が始まりました。膀胱は神経過敏状態です。

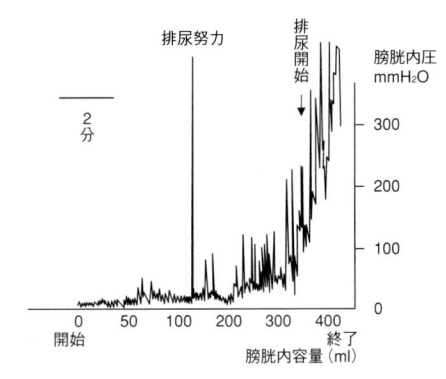

図14-6-7　35歳　男性　腰椎椎間板ヘルニア（L5-S　正中）手術後2カ月
手術後は尿意は350mlくらいでまだ鈍感ですが、400mlを超えた頃から排尿機能が出てきて手術前（図14-6-2）の半分ぐらいの量で排尿開始となりました。膀胱の機能は一度麻痺するともどりにくいといわれていますが、この例は幸運でした。手術前の測定は図14-6-2参照。

通常の機能にもどりやすくなります（図14-6-2, 7）。しかし、いつまでも神経麻痺を放置しておきますと元の機能にはもどりません。腰のヘルニアの手術後にもシビレが残ったり、筋力が回復しなかったりするのも、手術前の神経麻痺が高度であったり、麻痺の時間が長いとなかなか元にはもどりません。特に膀胱の機能は麻痺すると（自分でおしっこがでないと）治りにくいといわれています。自尿がなかったり、不十分だと社会的活動も困難となります。

7　いろいろな動作と腰椎椎間板内圧

　人類が四つ足から二つ足（2本足）になって立ち上がってから腰の椎間板には圧力が強く加わるようになりました。腰より頭側の体重を支える必

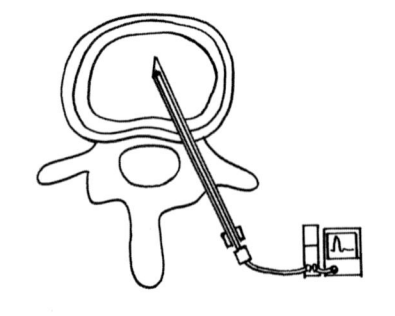

図 14-7-1　椎間板内圧の測定
椎間板の中に針を刺入します（図5-6）。この針の中にさらに小さい半導体をうめ込んだ針（マンドリン）を刺入し計測します。この電気信号は増巾器（アンプ）を経て記録計にて記録します。

要があるからです。それどころではありません。手で重い物を持ったり、力を入れたりしますので椎間板の中には大きな圧力がかかります。日本の豊田中央研究所で注射針の中に半導体を入れて先の細い針型半導体センサーができてからこの研究が進みました。地元名古屋でも兼松、杉浦、後藤、三浦のグループでこの椎間板内圧の研究が始まっていましたが、スウェーデンのナッケムソン（Nachemson）という人に先を越されて英語で発表されてしまいました。大変残念なことです。

　椎間板内圧の測定には、まず椎間板の中にディスコ（図5-6：86頁）と同じように後側方から針を刺入します。この針の中のマンドリンを変えて半導体センサーを挿入し、椎間板の内圧を測定します（図14-7-1）。この椎間板内の圧力は腰のヘルニアに関しても非常に大切なデータですので詳しく紹介します。Nachemsonの論文よりの紹介です。

　まず体重と椎間板内圧の関係です。体重が増加すると椎間板の内圧は上昇するということです（図14-7-2）。生まれた時からの体の大きさ、丈夫さに比べ、あとで成人してから体重が増加すると、それなりに腰椎椎間板に負担が大きいということです。肥満は腰にも良くありません。重量物を両手に持って腰をまっすぐにして立った時もこの直線に近い関係となります。

　この椎間板の内圧をいろいろな人と動作と姿勢で検討したデータです（表14-7）。論文の数値を著者等が計算して出した値も入っています。

　立位の静止時の椎間板内圧を100％としますと、立ち上がる時には

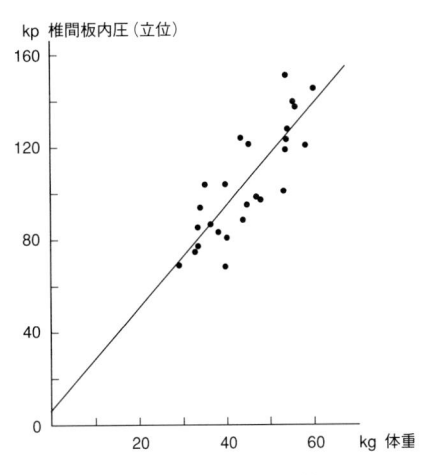

図 14-7-2 体重と椎間板内圧の関係
（Nachemson 1970 より改変）
体重が増加しますと内圧は高くなります。

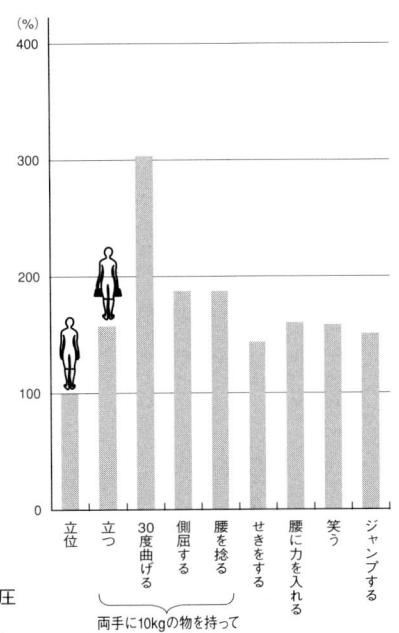

図 14-7-3 各種動作時の腰椎椎間板内圧
（L3-4）（Nachemson 1970より改変）
立位の内圧を 100％とした時の比較です。腰を曲げた時に内圧は高まります。

150％くらい、30度腰を曲げると300％くらいになります。この時の値が一番高くなります。側屈や捻転では185％くらいです。せき、笑う、力を入れる、ジャンプするのは150％くらいです（図14-7-3）。

　立位よりも臥位では内圧が減りますが、90％くらいです。寝ての水平けんいんでは40％くらいに下がります。寝ていても本人が力を入れると筋が短縮し腹圧がかかり、それが椎間板の内圧に反映します。それよりも膝、腰を曲げての長座位では220％くらいに上昇します（図14-7-4）。とにかく腰を曲げると腰椎椎間板の内圧はすぐに高まります。

　立位で垂直にけんいんした場合にはけんいん力に応じて椎間板内圧は下がりますが、直線的ではありません（図14-7-5）。放物線のような下がり方です。

　これ以下は、日本の名古屋の整形外科研究者（兼松弘、杉浦皓、後藤亨、

217

表 14-7 各種動作時の腰椎椎間板(L3-4)内圧(Nachemson 1970 より改変)

腰椎椎間板内圧の測定	症例数	椎間板内圧平均値 (kp/cm²)	立位を100%とした時 (%)
座位	7	10.2	141
両手に10kgの物を持って座位で前屈する	6	21.4	296
立位	10	7.2	100
10kgを持って立つ	8	11.4	158
せきをする	7	10.4	144
腰に力を入れる	6	11.7	161
笑う	3	11.5	159
ジャンプする	9	10.9	151
歩行	4	8.2	114
立って30度前屈する	3	13.5	187
立って両手に10kgの物を持って30度曲げる	6	21.9	304
立って側屈する	2	10.6	146
立って両手に10kgの物を持って側屈する	5	13.6	188
立って腰を捻る	1	10.9	151
立って両手に10kgの物を持って腰を捻る	4	13.6	188
背中を曲げて20kgを持ち上げる	6	30.0	416
膝を曲げて20kgを持ち上げる	6	19.3	267
上を向いてねる(背臥位)	7	3.8	53
ねて両足をまっすぐに上げる(SLR)	6	12.0	167
長座位	6	16.0	221
膝を曲げての長座位	6	16.3	225
膝を曲げてねて腹に力を入れる	6	10.9	151
膝を曲げてねる	3	7.0	96
下を向いてねる(腹臥位)	5	3.9	54
腹臥位になり自分で背中を反らす	4	14.5	201
腹臥位になり他人が背中を反らす	2	6.4	89
ねて水平にひっぱる　30kg3秒間	2	3.0	42

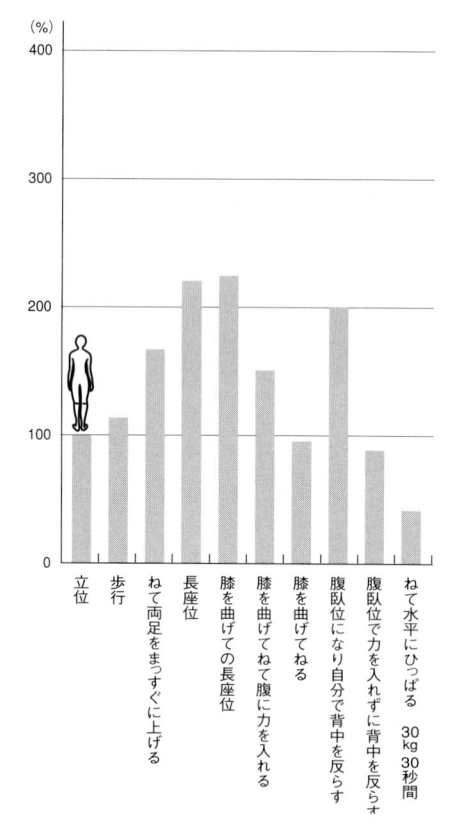

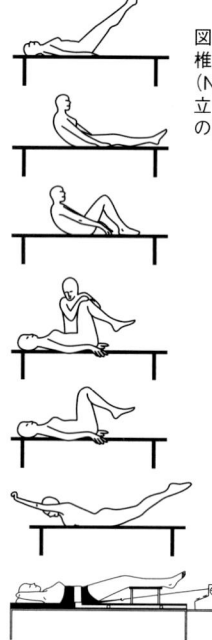

図 14-7-4　各種動作時の腰椎椎間板内圧（L3-4）
（Nachemson 1970より改変）
立位の内圧を100%とした時の比較です。

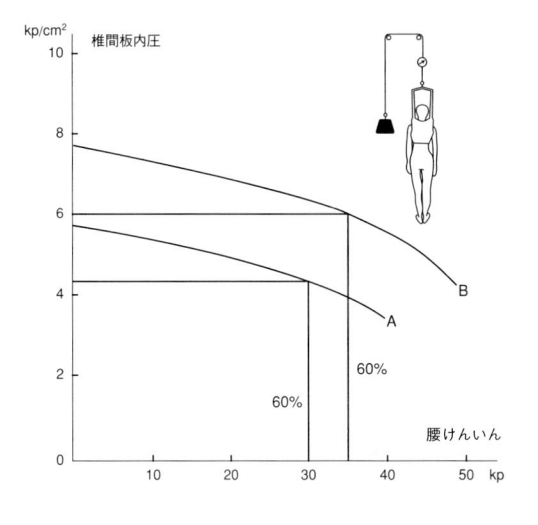

図 14-7-5 立位での垂直けんいんと椎間板内圧
（Nachemson 1970より改変）
A、Bの2症例のデータです。垂直牽引を始め、徐々に引っぱる力を加えてゆくと内圧はゆっくり減少します。体重の60％で引っぱると内圧は25％くらい低下します。

三浦隆行）による腰椎椎間板内圧の研究結果です。一つのグループですのでまとめてみました。

　1970年、兼松によれば、圧迫骨折では内圧は約50％減少するとしています。

　1971年、兼松によれば、膝を曲げて腰をのばして重い物を持ち上げる時には、前かがみで持つ時の1/2の内圧になります。軟性コルセットをつけると25％くらいの内圧減少がみられます。腹臥位で頭尾側にけんいんすると、内圧は10％くらい減少しました。せきをすると内圧は20％くらい増加しました。Nachemsonのデータとは少し違いがあります。

　1972年、後藤によれば、軟性コルセットをつけると内圧は減少しますが効果には限界があるということです。起立位で重量物を持った時にはコルセットにより内圧が上がるのを防ぐ効果（内圧上昇抑制効果）はありませんでした。10kgの荷物を持っての足踏みではコルセットをつけても変わりませんでした。

　以下は兼松の基礎的研究です。

　針型の半導体をL3-4椎間に刺入し計測したものです。前屈では徐々に

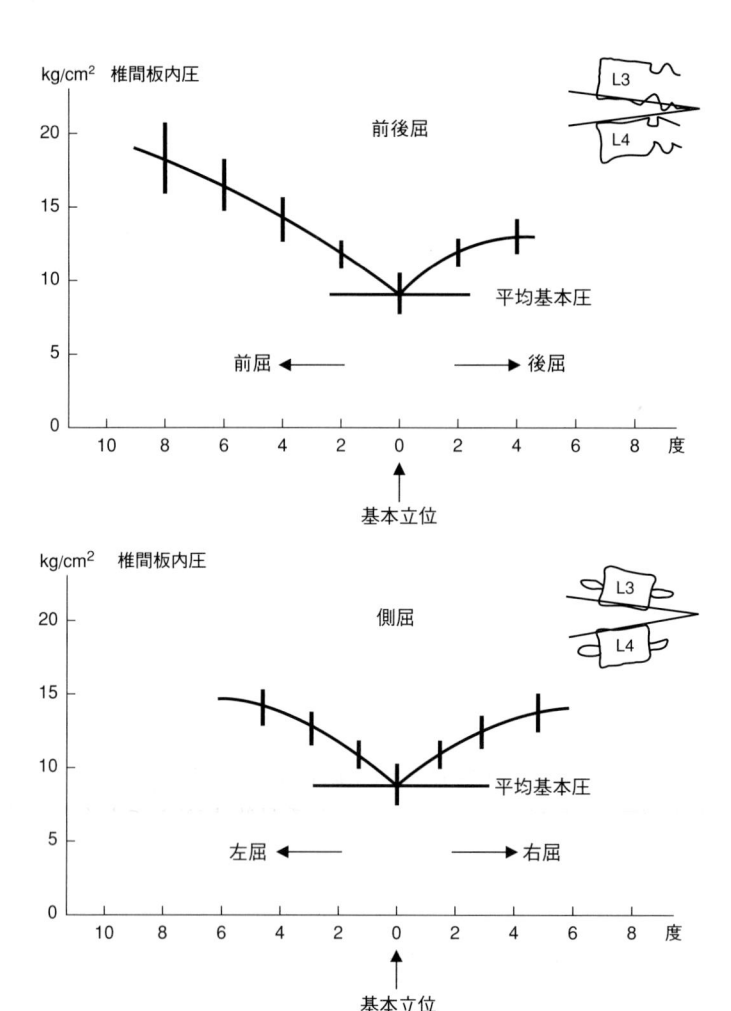

図14-7-6　腰椎の椎間板内圧前後屈と側屈（1971年　兼松弘による）

圧が上昇し、9度も角度がつくと2倍近くなります。後屈では4度くらいの角度で1.6倍くらいになります。側屈では左右とも同じく徐々に内圧は高くなります。6度くらいで1.5倍くらいになります。

　前後、左右どちらに屈曲しても椎間板内圧は上昇しますが、前屈が最大であるということです（図14-7-6）。

　兼松の臨床的研究です。中腰で10kgの荷物を持ち上げる動作をした時

第14章　腰ヘルニアの科学的追求

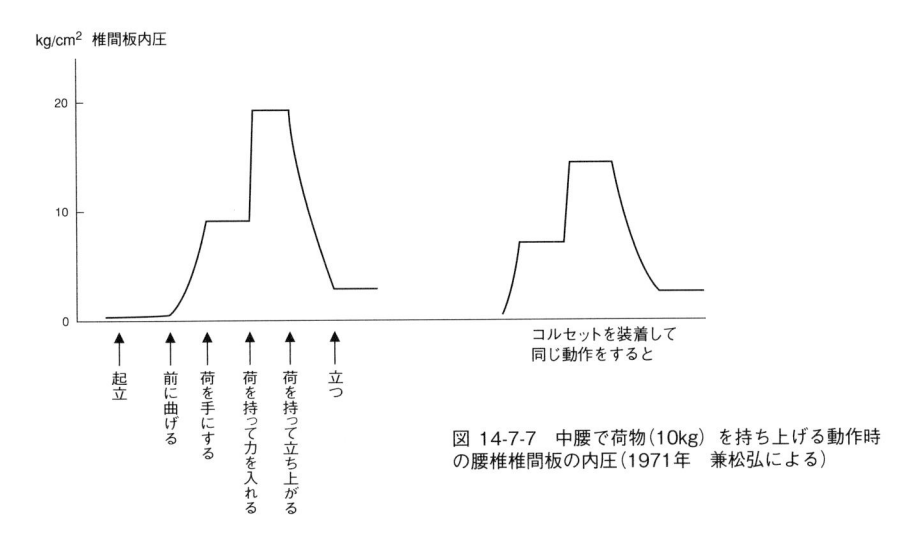

kg/cm² 椎間板内圧

矢印ラベル（左から）: 起立、前に曲げ、荷を手にする、荷を持って力を入れる、荷を持って立ち上がる、立つ

コルセットを装着して同じ動作をすると

図 14-7-7　中腰で荷物（10kg）を持ち上げる動作時の腰椎椎間板の内圧（1971年　兼松弘による）

の腰椎椎間板内圧です。針型の半導体をL3-4椎間に刺入して計測したものです。腰を曲げたり、荷を持って腰を曲げたまま力を入れると内圧は高くなります。背すじをまっすぐにして立ち上がると内圧は低くなります。軟性のダーメンコルセットをつけて同じ動作をすると約26％くらい内圧が減少します（図14-7-7）。5、10、20kgと重量物を変えても大きな変化はありません。1972年、後藤亨によるとコルセットが長いと短い物の時より8％くらい内圧の減少がありました。

　杉浦はNachemsonと同じく動作時や姿勢での椎間板内圧を測定しています。椎間板の高さによる違いや、中等度変性した椎間板の内圧も検討しています。前屈では立位中間位の約2倍くらいの高さの椎間板内圧になるということです。左右屈や回旋では約1.2〜1.4倍になるというデータです。立位や前屈時に5kg、10kgと重量物を持つと、その分内圧は上昇しています（図14-7-8, 9）。

　杉浦の論文の数値を使って、立位を100％にして計算しました。腰を前屈させたときにはL3-4の椎間板よりもL4-5の椎間板の方が少し高い圧が示されました。ほとんど変性のないものと、中等度変性のあるもののグ

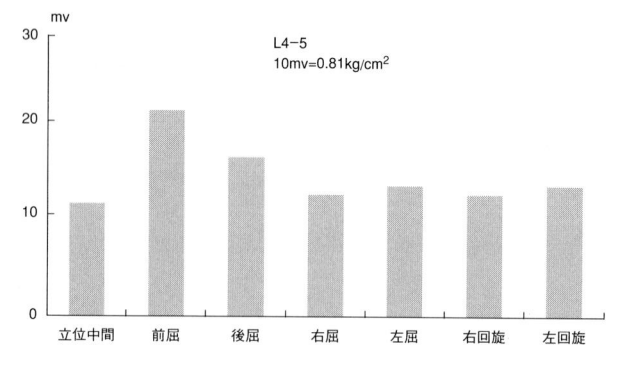

図14-7-8 各種動作時の腰椎椎間板(L4-5)の内圧の計測　—ほとんど変性のない一症例の測定値—(1971年　杉浦皓のデータから)

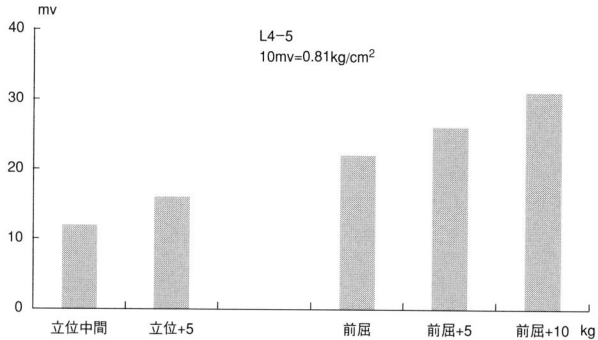

図14-7-9 重量物を持った時の腰椎椎間板(L4-5)の内圧の計測　—ほとんど変性のない一症例の測定値—(1971年　杉浦皓のデータから)

ループ間には大きな違いはありませんでした。頭の中では変性のあるものの方が内圧が低いであろうと考えがちですが、否定的でした（図14-7-10, 11, 12, 13）。5kg, 10kg, 15kgの重量物を持ったときにはL3-4よりもL4-5に内圧の上昇が少々高く出ました。重量物を持った時には、このレベルの差が大きくなりました。また、変性のない椎間板の方が中等度の変性のある椎間板より内圧が高まるのが見られました。これは椎間板の変性があると内圧が半導体に反映しにくいのかも知れません（図14-7-14, 15, 16, 17）。

以上、腰椎椎間板内圧の研究からは、常識的ですが、中腰の前屈姿勢で重い物を扱うな、ということを科学的にしめしたものといえます。ついつい持ち上げてしまうことがありますが注意しましょう。

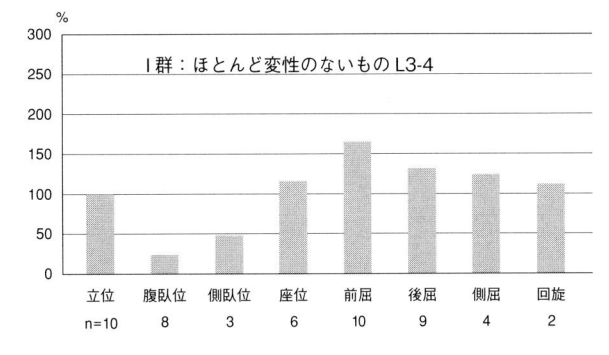

図 14-7-10
腰椎椎間板内圧の測定
体位・運動による椎間板内圧の変化
立位（10.6kg/c㎡）を100%とした時の比較です。前屈時が最大でした（1971年 杉浦皓のデータから）。

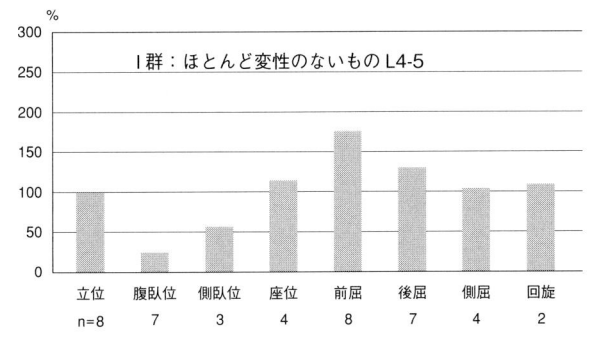

図 14-7-11
腰椎椎間板内圧の測定
体位・運動による椎間板内圧の変化
立位（10.2kg/c㎡）を100%とした時の比較です。L3-4と大きな違いはありませんでした（1971年 杉浦皓のデータから）。

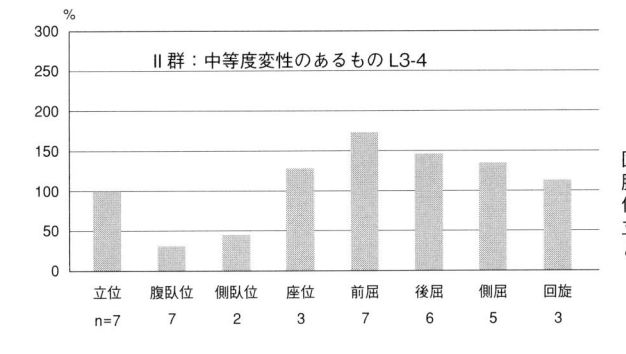

図 14-7-12
腰椎椎間板内圧の測定
体位・運動による椎間板内圧
立位（10.2kg/c㎡）を100%とした時の比較です。

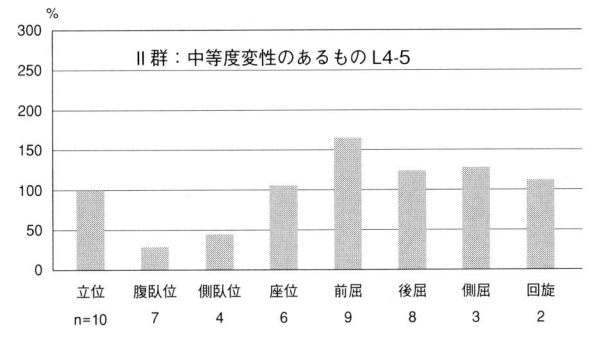

図 14-7-13
腰椎椎間板内圧の測定
体位・運動による椎間板内圧
立位（10.7kg/c㎡）を100%とした時の比較です。L3-4と大きな違いはありませんでした。

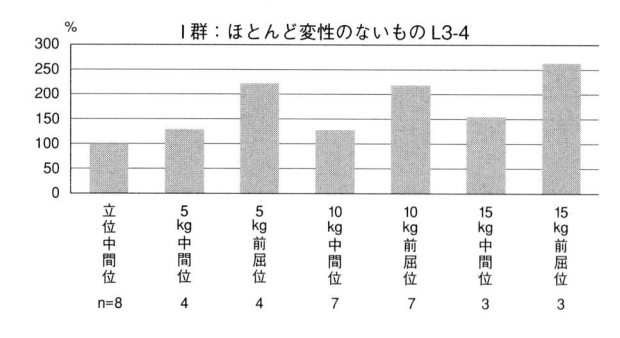

図 14-7-14
腰椎椎間板内圧の測定
物を持った時の椎間板内圧
立位中間位（10.6kg/c㎡）を100％とした時の比較です。

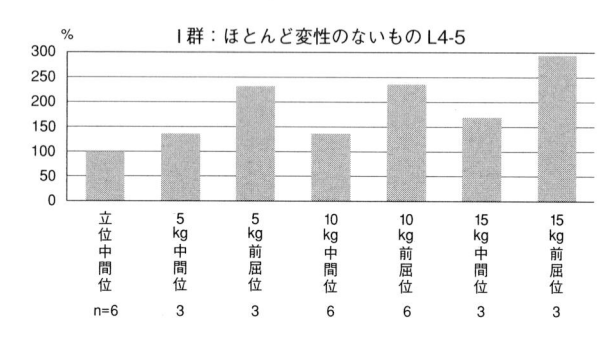

図 14-7-15
腰椎椎間板内圧の測定
物を持った時の椎間板内圧
立位中間位（10.2kg/c㎡）を100％とした時の比較です。これもL3-4と大きな違いはありませんでした。

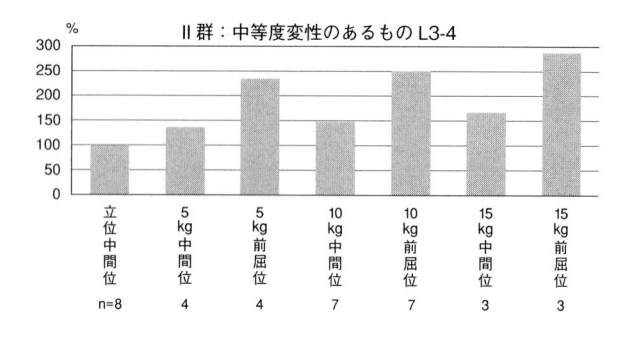

図 14-7-16
腰椎椎間板内圧の測定
物を持った時の椎間板内圧
立位中間位（10.0kg/c㎡）を100％とした時の比較です。

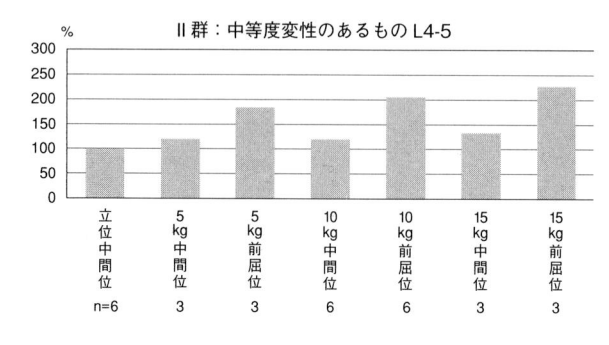

図 14-7-17
腰椎椎間板内圧の測定
物を持った時の椎間板内圧
立位中間位（11.5kg/c㎡）を100％とした時の比較です。L3-4と比較して内圧の上昇が軽度でした。

参考文献・参考資料（著者等の勉強、研究したこと）
この本に書いた内容のもとになる記述など

【疾患別】
1．腰ヘルニア関連
1 － 1　外傷性腰椎椎間板ヘルニアの1例
　　　安藤智洋，見松健太郎，加藤文彦：東海脊椎外科7：84-85，1993
1 － 2　Traumatic lumbar disc herniation. A case report
　　　Tosihiro Ando, Kentaro Mimtsu：Spine18：2355-2357，1993
1 － 3　脊椎，脊髄疾患の画像診断　腰椎椎間板ヘルニア，脊柱管狭窄症　—診断と手術をふまえて—
　　　見松健太郎，矢崎進：骨・関節・靭帯1：177-187，1988
1 － 4　腰椎椎間板ヘルニアのMRI —診断価値ならびに髄核像の形態分類—
　　　矢崎進，村松哲雄，見松健太郎，原田敦，加藤文彦：別冊整形外科13：191-195，1988
1 － 5　MRIシリーズ：椎間板ヘルニア，脊椎圧迫骨折
　　　見松健太郎：現代医学39：179-185，1991
1 － 6　腰椎椎間板ヘルニアにおけるMRI横断像の有用性について
　　　矢崎進，松村哲雄，見松健太郎，川上紀明：東海脊椎外科6：51-52，1992
1 － 7　MRIでpseudoenhancementを呈した脱出型腰椎椎間板ヘルニアの4例
　　　松山幸弘，見松健太郎，加藤文彦，川上紀明，安藤智洋，三浦隆行，河村守雄：東海脊椎外科8：3-6，1994
1 － 8　腰部椎間板ヘルニアにおけるLove法手術後のMRI所見の変化
　　　加藤文彦，見松健太郎，川上紀明，斎藤晴彦，佐藤公治：中部整災誌34：803-804，1990
1 － 9　腰椎椎間板ヘルニアにおける術後MRI横断像の検討
　　　矢崎進，村松哲雄，見松健太郎，川上紀明：中部整災誌34：805-806，1990
1 － 10　Serial changes on MRI in lumbar disc herniations treated conservatively
　　　Y. Matsubara, F. Kato, K. Mimatsu, G. Kajino, S. Nakamura, H. Nitta：Neuroradiology37：378-383, 1995
1 － 11　腰部椎間板ヘルニア診断でのCT像の重要性
　　　吉田徹，南場宏通，見松健太郎，笠井勉，太田進：中部整災誌42：1495-1496，1999
1 － 12　腰部椎間板ヘルニア症のtension sign—Popliteal compression testについて—
　　　吉田徹，加藤晋，杉浦皓，見松健太郎，鈴木絋俊：整形外科25：790-796，1974
1 － 13　超小型半導体圧力変換器による腰椎椎間板内圧の測定
　　　杉浦皓：中部整災誌14：137-147，1971
1 － 14　A study on tension signs in lumbar disc hernia
　　　Koh Sugiura, Tohru Yoshida, Susumu Katoh, and Kentaro Mimatsu：International Orthopedics 3：225-228，1979

1－15　腰部椎間板ヘルニアの tension sign　—当該椎間高位の影響と手技上の問題点について—
　　　　吉田徹，加藤晋，杉浦皓，見松健太郎：中部整災誌 15：761-763，1972
1－16　腰部椎間板ヘルニアの手術適応について
　　　　杉浦皓，見松健太郎，鈴木紘俊：中部整災誌 19：1193-1194，1976
1－17　腰椎椎間板ヘルニア症と第1趾筋力障害
　　　　見松健太郎，杉浦皓，蟹江純一，浅田祐功：中部整災誌 23：241-242，1980
1－18　腰椎部正中型ヘルニアの治療経験
　　　　吉田徹，加藤晋，見松健太郎，鈴木紘俊：臨床整形外科 9：921-922，1974
1－19　酵素による椎間板ヘルニアの新しい治療法
　　　　加藤文彦，岩田久，見松健太郎，三浦隆行，宮田博夫：現代医学 35：77-86，1987
1－20　腰椎椎間板ヘルニアの治療　—最近の動向— 経皮的療法　加圧注射療法適応例の選択
　　　　吉田徹，見松健太郎，南場宏通，笠井勉，下村啓，太田竜夫：骨・関節・靭帯 14：707－713，2001
1－21　腰椎椎間板ヘルニアの治療　—現状と展望—　種々の治療法の使い分け
　　　　吉田徹，見松健太郎：第12回腰痛シンポジウム講演記録集：20－31，2002
1－22　経皮的腰部椎間板ヘルニア腫瘤内穿刺法の工夫
　　　　吉田徹，見松健太郎，南場宏通，笠井勉，下村啓，太田竜夫：中部整災誌 43：649－650，2000
1－23　腰部椎間板ヘルニアに対するヘルニア腫瘤内加圧注射療法　—その適応と限界—
　　　　吉田徹，見松健太郎，笠井勉，南場宏通，太田竜夫：中部整災誌44：1179－1180，2001
1－24　Ring apophysis を伴った腰椎椎間板ヘルニアの摘出の工夫　—叩きん棒の応用—
　　　　見松健太郎，河村守雄，原田敦，加藤文彦，佐藤公治：東海脊椎外科7：58-59，1993
1－25　腰部椎間板ヘルニアに対する神経根椎体面除圧について
　　　　吉田徹，見松健太郎，笠井勉：東海脊椎外科14：24－27，2000
1－26　腰椎椎間板ヘルニアの治療　—最近の動向—　ヘルニア剔出術　再発ヘルニアの手術
　　　　見松健太郎，吉田徹，南場宏通，笠井勉，下村啓，太田竜夫，和泉聖子：骨・関節・靭帯 14：739－744，2001

2．腰痛関連

2－1　脊柱変性疾患と腰痛
　　　　見松健太郎：薬局 41：271-277，1990
2－2　腰痛疾患の診察手技（ビデオ）
　　　　見松健太郎：日本整形外科学会卒後研修用ビデオライブラリー，1997.6．
2－3　膀胱内圧曲線よりみた脊髄疾患
　　　　吉田徹，加藤晋，杉浦皓，見松健太郎：整形外科 22：805-808，1971
2－4　腰椎の不安定性と日整会腰痛症治療成績判定基準との関係
　　　　見松健太郎，原田敦，村上英喜，加藤文彦，村田盛郎，中村滋：中部整災誌 30：746-747，1987
2－5　腰痛の評価に対するVASチャートの応用

　　　　　　見松健太郎，吉田徹，笠井勉：東海脊椎外科 15：3 – 7，2001
2 – 6　特集　骨粗鬆症と腰痛　70歳以上の急性腰痛の診断と治療
　　　　　　見松健太郎，吉田徹：骨・関節・靭帯 15：335 – 339，2002
2 – 7　特集　必見腰痛学　外来での腰痛診断のコツ
　　　　　　見松健太郎，吉田徹：骨・関節　・靭帯 16：821 – 828，2003
2 – 8　特集　必見腰痛学　SLRテストとその関連脊髄神経根伸展テスト
　　　　　　吉田徹，見松健太郎：骨・関節・靭帯 16：835 – 843，2003
2 – 9　急性腰痛の診断と治療
　　　　　　見松健太郎，吉田徹：骨・関節・靭帯 17：577 – 584，2004
2 – 10　外来での急性腰痛の診断
　　　　　　見松健太郎：Monthly Book Orthopaedics18：1 – 8，2005
2 – 11　腰痛とリハビリテーション
　　　　　　見松健太郎：理療 19：92-98，1989
2 – 12　疼痛緩解を目的とした治療器ソノトロンの腰痛症にたいする有効性
　　　　　　和田千秋，中村康夫，村松哲雄，佐藤公治，見松健太郎：理療 23：208-212，1994
2 – 13　腰痛
　　　　　　見松健太郎：各科に役立つ救急処置・処方マニュアル　医歯薬出版株式会社，181-184，2005
2 – 14　腰痛の評価に対するVASの応用
　　　　　　見松健太郎，吉田徹，南場宏通，笠井勉，下村啓：骨・関節・靭帯 14：355 – 360，2001
2 – 15　急性腰痛（ぎっくり腰）に対する治療　—90-90牽引療法を中心に—
　　　　　　吉田徹，見松健太郎：Monthly Book Orthopaedics 18：37 – 45，2005
2 – 16　やさしい肩こり・腰痛・シビレの話　第2版
　　　　　　見松健太郎，河村守雄：名大出版会：2008.12
2 – 17　腰痛の診断と治療
　　　　　　恩地裕，小野啓郎：医師薬出版（株），東京：1967
2 – 18　目で見る腰痛
　　　　　　小野啓郎監修：武田薬品工業（株）：1975
2 – 19 腰痛治療成績判定基準　　日整会誌 60：391-394，1986
2 – 20 日本整形外科学会腰痛評価質問票
　　　　　　川上守ほか：日整会誌 82：62-86，2008

3．腰部脊柱管狭窄症関連
3 – 1　腰部脊柱管狭窄症の単純X線所見とCT像
　　　　　　見松健太郎，中神和賀雄：Monthly Book Orthopaedics 4：5-9，1988
3 – 2　Achondroplasiaに合併する腰部脊柱管狭窄症の予後と胸・腰椎部の後弯変形について
　　　　　　中神和賀雄，見松健太郎，原田敦，河村守雄，岸精一，川上紀明：東海脊椎外科

3：12-17，1989
3 - 3　腰部脊柱管狭窄症における MRI と脊髄造影の比較検討
　　　　伊藤敏範，見松健太郎，加藤文彦：脊椎脊髄ジャーナル5：145-149，1992
3 - 4　腰部脊柱管狭窄症の画像診断
　　　　見松健太郎：LSCS 2：10-14，1993，小野村敏信，蓮江光男 編
3 - 5　MRI からみた腰部脊柱管狭窄症の術後5年経過
　　　　加藤文彦, 見松健太郎, 川上紀明, 出口正男, 佐藤公治：中部整災誌38：199-200, 1995
3 - 6　腰部脊柱管狭窄症における Achilles 腱反射と下肢皮膚温について —歩行前後を測定して—
　　　　見松健太郎，杉浦皓，平光尚志，前田博司：中部整災誌 19：638-646，1976
3 - 7　腰部脊柱管狭窄症の保存療法の限界 —手術前，腰 JOA score からの検討—
　　　　見松健太郎，吉田徹，笠井勉：東海脊椎外科18：27 - 29，2004

4．分離症・すべり症関連

4 - 1　腰椎すべり症の instability　量的評価方法の追究
　　　　見松健太郎：医学のあゆみ144：37-37，1988
4 - 2　成長期脊椎分離の早期診断 —MRI と CT 像の検討—
　　　　山根智哉，吉田徹，Rong Yuan，見松健太郎：中部整災誌36：651-652，1993
4 - 3　Early diagnosis of lumbar spondylolysis by MRI
　　　　Tomoya Yamane, Tohru Yoshida, Kentaro Mimatsu：J. Bone Joint Surg. 75-B：764-768，1993
4 - 4　脊椎分離症に対する対処法の基本原則
　　　　吉田徹，見松健太郎，林典雄，鵜飼建志：整形・災害外科48：625 - 635，2005
4 - 5　発育期脊椎分離症からすべり症へ進展した症例についての考察
　　　　吉田徹，南場宏通,見松健太郎,笠井勉,太田竜夫：中部整災誌46：579 - 580, 2003
4 - 6　成長期脊椎分離症
　　　　吉田徹，南場宏通，見松健太郎，笠井勉，杉下英樹：整形災害外科43：1249 - 1259，2000
4 - 7　思春期脊椎分離症の保存療法での骨癒合パターン —骨疲労後の骨吸収期の影響について—
　　　　吉田徹，南場宏通，見松健太郎，笠井勉，山田高士：日本小児整形外科学会誌14：26 - 29，2005
4 - 8　第5腰椎分離すべり症の手術成績
　　　　出口正男，見松健太郎，加藤文彦，川上紀明，青木正幸，松山幸弘，岩田久：整形外科46，1349-1352，1995，東海脊椎外科9：98-99，1995
4 - 9　腰椎の instability について（第2報）—医師の評価のばらつきの検討—
　　　　見松健太郎，中村滋，原田敦，村上英喜，加藤文彦，村田盛郎：中部整災誌31：448-450，1988
4 - 10　腰椎の instability について（第3報）—多変量解析法の応用—
　　　　見松健太郎，原田敦,村上英喜,加藤文彦,村田盛郎:中部整災誌31：1618-1619, 1988

5．脊椎の骨折関連

5 - 1　胸椎・腰椎骨折
　　　　見松健太郎：骨折の臨床. 91-114, 中外医学社, 1996
5 - 2　腰椎縦裂骨折の1例
　　　　杉浦皓, 見松健太郎, 鈴木紘俊：整形外科と災害外科 25：147-150, 1976
5 - 3　著しい椎体圧潰変形に陥った骨粗鬆症性脊椎骨折例について
　　　　吉田徹, 見松健太郎, 南場宏通, 笠井勉, 太田竜夫：中部整災誌 45：473 - 474, 2002
5 - 4　高度の骨粗鬆症に伴う脊椎圧迫骨折にtilt bedを用いて起立, 歩行にまで到達した1例
　　　　見松健太郎, 加藤文彦, 川上紀明, 斉藤晴彦, 佐藤公治, 荒尾和彦：整形外科 42：1799-1802, 1991
5 - 5　骨粗鬆症の脊椎圧迫骨折に対する外固定法 —ギプス固定, 硬性軟性コルセットの差—
　　　　金村德相, 見松健太郎, 安藤智洋：東海脊椎外科 13：50-51, 1999
5 - 6　骨粗鬆症性脊椎圧迫骨折の治療 —保存療法とその限界—
　　　　吉田徹, 見松健太郎, 南場宏通, 笠井勉, 杉下英樹：Clinical Calcium 10：805 - 810, 2000
5 - 7　特集 骨粗鬆症と腰痛 骨粗鬆症性脊椎骨折の椎体骨癒合不全 —成因と治療—
　　　　吉田徹, 見松健太郎, 南場宏通, 笠井勉, 太田竜夫：骨・関節・靭帯 15：317 - 325, 2002
5 - 8　VASチャートよりみた脊椎椎体骨折の疼痛と治療効果
　　　　見松健太郎, 吉田徹, 南場宏通, 笠井勉, 下村啓：東海脊椎外科 16：3 - 5, 2002
5 - 9　脊椎圧迫骨折の疼痛評価と保存療法のクリニカルパス
　　　　見松健太郎, 吉田徹：関節外科 23：345 - 349, 2004
5 - 10　私のすすめる整形外科治療法, 脊椎破裂骨折に対する後方からの前方除圧, 脊柱再建法
　　　　見松健太郎：整形外科 Mook 増刊 2：114-117, 金原出版, 東京, 1993

6．脊髄腫瘍関連

6 - 1　円錐部脊髄・馬尾部の腫瘍
　　　　見松健太郎：腰痛・坐骨神経痛診療マニュアル. 全日本病院出版会. 266-273, 1997
6 - 2　馬尾腫瘍の臨床
　　　　見松健太郎：マルホ整形外科セミナー 104：19-21, 1994
6 - 3　脊髄腫瘍の画像診断の進め方
　　　　見松健太郎：整形外科 Mook 65：177-191, 金原出版, 東京, 1993
6 - 4　脊髄腫瘍におけるMRIの経験
　　　　見松健太郎, 原田敦, 村上英喜, 加藤文彦, 村田盛郎, 岸精一, 村松哲雄, 矢崎進：別冊整形外科 13：146-150, 1988
6 - 5　脊髄腫瘍におけるMRIの経験
　　　　見松健太郎, 笠井勉, 河村守雄, 村上英喜, 坂賢二, 加藤文彦, 村松哲雄：中部整災誌 29：1906-1908, 1986

7．脊椎炎，その他
7－1　化膿性脊椎炎77例の検討
　　　青木正幸,河村守雄,見松健太郎：日本骨・関節感染症研究会記録誌9：83-84, 1995
7－2　化膿性脊椎炎の経験
　　　見松健太郎，加藤文彦，榊原健彦，笠井勉，村松哲雄，河村守雄，坂賢二，村上英喜，服部祥明，三浦隆行：中部整災誌28：1317-1319，1985
7－3　MRIが早期診断に有用であった化膿性脊椎炎の1例
　　　加藤文彦，見松健太郎，河村守雄，川上紀明，斉藤晴彦，荒尾和彦，三浦隆行，金物壽久：東海脊椎外科6：74-76，1992
7－4　化膿性脊椎炎の診断と治療　―自験例について―
　　　河村守雄，見松健太郎，原田敦，村田盛郎，中神和賀雄，岸精一：中部整災誌32：1641-1643，1989
7－5　X線診断Q＆A　胸椎黄色靭帯骨化症
　　　見松健太郎：整形外科37：853-854，1986.

8．脊髄造影（ミエログラフィー）関連
8－1　腰椎麻酔を必要としない水溶性造影剤conrayによるmyelo-radiculography
　　　加藤晋，吉田徹，杉浦皓：臨床整形外科5：717-727，1970
8－2　水溶性造影剤によるMyelography
　　　吉田徹：あすへの整形外科展望'75，金原出版，東京，1975
8－3　水溶性造影剤による腰仙部myelographyと腰部椎間板ヘルニア症診断上の問題点
　　　吉田徹，加藤晋，杉浦皓，見松健太郎：整形外科24：87-94，1973
8－4　水溶性造影剤による頚部脊髄腔造影について
　　　吉田徹，加藤晋，杉浦皓，見松健太郎：整形外科24：985-994，1973
8－5　脊髄造影と眼症状
　　　杉浦皓，吉田徹，加藤晋，見松健太郎：整形外科24：211-212，1973.
8－6　水溶性造影剤methylglucamine iothalamateおよびmethylglucamine iocarmateによるミエログラフィーの副作用について
　　　杉浦皓，吉田徹，加藤晋，見松健太郎：臨床整形外科8：968-977，1973
8－7　髄腔内に注入した水溶性造影剤Conray(methylglucamine iothalamate)の動態について—Conray-Myelographyの副作用軽減に関する研究—
　　　吉田徹，加藤晋，杉浦皓，見松健太郎，若菜久男，可児伊和男：中部整災誌14：828-835，1971
8－8　水溶性造影剤によるミエログラフィからみた腰椎椎間板ヘルニアの予後
　　　見松健太郎，杉浦皓，蟹江純一，酒井敏光：中部整災誌24：259-261，1981
8－9　Methylglucamine IothalamateおよびMetylglucamine Iocarmateの蜘蛛膜下腔投与に関する実験的研究
　　　杉浦皓，吉田徹，加藤晋，見松健太郎，若菜久男，可児伊和男：中部整災誌15：968-986，1972

9．MRI 関連

9-1　磁気共鳴画像診断法
見松健太郎：マルホ整形外科セミナー 59：22-25，1986

9-2　脊椎脊髄疾患における MRI の臨床経験
見松健太郎，坂賢二，笠井勉，小西伸夫，河村守雄，村上英喜，加藤文彦：中部整災誌 29：307-309，1986

9-3　Chymopapain 注入後椎間板の MRI 所見の変化
加藤文彦，伊藤敏範，見松健太郎，岩田久，三浦隆行：中部整災誌 32：179-181，1989

9-4　高令者の腰椎 MRI 画像における硬膜外脂肪像の検討
佐藤公治，村松哲雄，見松健太郎：中部整災誌 35：949-950，1992

9-5　MRI からみた chymopapain 療法後の椎間板の変化
加藤文彦，見松健太郎，岩田久，三浦隆行：脊椎脊髄ジャーナル 3：383-389，1990．

10．その他の検査

10-1　腰痛疾患におけるコンレイペリドログラフィー
吉田徹，加藤晋，杉浦皓：臨床整形外科 5：235-245，1970

10-2　腰痛の画像診断　ディスコグラフィーと CTD
矢崎進，見松健太郎：Monthly Book Orthopaedics 5：27-34，1992

10-3　脊椎，脊髄領域における超音波診断
見松健太郎，川上紀明：関節外科 12：506-514，1993

10-4　腰痛疾患の硬膜外造影について
吉田徹，杉浦皓，加藤晋，見松健太郎：中部整災誌 14：793-794，1971

10-5　CT-discography の真価は何か
見松健太郎，佐藤公治，村松哲雄：中部整災誌 36：537-538，1993

10-6　高度急性腰痛症に対し椎間関節造影・注射を行った経験
見松健太郎，吉田徹，南場宏通，笠井勉，下村啓，太田竜夫，丸山聖子：東海脊椎外科 17：15－18，2003

11．叩きん棒関連

11-1　脊椎疾患に対する叩きん棒の使い方
見松健太郎，加藤文彦，川上紀明：脊椎脊髄ジャーナル 6：361-366，1993

11-2　胸腰椎後方からの前方除圧に対する叩きん棒の使用経験
見松健太郎,原田敦,村上英喜,村田盛郎,岸精一：中部整災誌 32：214-215,1989

11-3　脊椎破裂骨折に対する叩き込み棒の使用経験
見松健太郎，加藤文彦，川上紀明，斉藤晴彦，荒尾和彦：中部整災誌 34：1953-1954，1991

12. Bone saw 関連

12 - 1　micro bone saw による一塊椎弓切除術のコツ
　　　　見松健太郎：整形外科治療のコツと落とし穴 —脊椎・骨盤. 中山書店, 34-35, 1997

12 - 2　Micro bone saw を用いた椎弓切除, 形成術
　　　　見松健太郎, 松山幸弘, 松原祐二, 加藤文彦, 川上紀明, 三浦恭志, 青木正幸, 出口正男, 岩田久：東海脊椎外科 10：63-64, 1996

12 - 3　Micro bone saw による椎弓切除術の検討 —解剖実習死体の全椎弓切除を試みて—
　　　　見松健太郎, 佐藤公治, 出口正男, 徐枚, 三浦恭志, 青木正幸, 住田憲治, 岩田久：日本パラプレジア医学会雑誌 9：258-259, 1996

12 - 4　bone saw による一塊椎弓切除術及び PLLA ピンによる椎弓形成術
　　　　見松健太郎：日本パラプレジア医学会誌 10：44-45, 1997

12 - 5　Micro bone saw を用いる椎弓切除術の工夫
　　　　見松健太郎, 加藤文彦, 川上紀明, 佐藤公治, 岩田久：中部整災会誌 38：1527-1528, 1995

12 - 6　Laminectomy performed usiong a micro bone saw
　　　　K.Mimatsu, T.Yoshida, K.Namba, T.Kasai：International Orthopaedics (SICOT) 24：54 - 57, 2000

13. 化学的椎間板溶解術

13 - 1　Experimental chemonucleolysis with chondroitinase ABC
　　　　Fumihiko Kato, Hisashi Iwata, Kentaro Mimatsu, and Takayuki Miura：Clin Orthop. 253：301-308, 1990

13 - 2　Changes seen on magnetic resonance imaging in the intervertebral disc space after chemonucleolysis：a hypothesis concerning regeneration of the disc after chemonucleolysis
　　　　Fumihiko Kato, Kentaro Mimatsu, Noriaki Kawakami, and Takayuki Miura：Neuroradiology 34：267-270, 1992

13 - 3　Serial changes observed by magnetic resonance imaging in the intervertebral disc after chemonucleolysis：a consideration of the mechanism of chemonucleolysis
　　　　Fumihiko Kato, Kentaro Mimatsu, Noriaki Kawakami, Hisasi Iwata, and Takayuki Miura：Spine 17：934-939, 1992

13 - 4　Comparison of tissue reaction with chondroitinase ABC and chymopapain in rabbits as the basis of clinical application in chemonucleolysis
　　　　Fumihiko Kato, Kentaro Mimatsu, Hisashi Iwata, Takayuki Miura：Clin. Orthop. 288：294-302, 1993

13 - 5　The increased signal intensity at the vertebral body endplates after chemonucleolysis demonstrated by magnetic resonance imaging
　　　　Fumihiko Kato, Tosihiro Ando, Noriaki Kawakami, Kentaro Mimatsu, and Hisashi Iwata：Spine 18：2276-2281, 1993

13 － 6　Changes in the intervertebral disc after discography with intradiscal injection of corticosteroids observed by magnetic resonance imaging (MRI)
　　　　Fumihiko Kato, Kentaro Mimatsu, Noriaki Kawakami, and Tosihiro Ando：J. Neurol. Orthop. Med. Surg. 14：210-216, 1993

13 － 7　Effects of chondroitinase ABC on degenerative intervertebral discs
　　　　Tosihiro Ando, Fumihiko Kato, Kentaro Mimatsu, Hisashi Iwata：Clin. Orthop. Relat Res. 318：214-221, 1995

13 － 8　Experimental chemonucleolysis with chondroitinase ABC in monkeys
　　　　Tsuneto Sugimura, Fumihiko Kato, Kentaro Mimatsu, Osamu Takenaka, Hisashi Iwata：Spine 21：161-165, 1996

13 － 9　Histologic changes in the intervertebral disc after intradiscal injections of methylpredonisolone acetate in rabbits
　　　　Masayuki Aoki, Fumihiko Kato, Kentaro Mimatsu, and Hisashi Iwata：Spine 22：127-131, 1997

13 － 10　関節軟骨の粘弾性について—グアニジン塩酸処理による影響—
　　　　鈴木紘俊，岩田久，中川正，杉浦昌，古川武光：中部整災誌 23：1794-1796, 1980

13 － 11　Chemonucleolysis と Chemonucleolysis 後椎間板の骨形成因子（BMP）に対する反応
　　　　加藤文彦，岩田久，村上英喜，見松健太郎，三浦隆行：臨床整形外科 22：965-974, 1987

13 － 12　Chondroitinase ABC による chemonucleolysis —Chymopapain との比較検討—
　　　　加藤文彦，岩田久，見松健太郎，三浦隆行：整形・災害外科 31：63-71, 1988

14．その他手術など

14 － 1　New vertebral body impactors for posterolateral decompression of burst fracture
　　　　Kentaro Mimatsu, Fumihiko Kato, Noriaki Kawakami：Spine 18：1366-1368, 1993

14 － 2　Anterior decompression of burst fractures from the posterior approach using new impactors
　　　　Kentaro Mimatsu, Fumihiko Kato, Noriaki Kawakami：J. Neurol. Orthop. Med. Surg. 14：65-72, 1993

14 － 3　New laminoplasty after thoracic and lumbar laminectomy
　　　　Kentaro Mimatsu：J. Spinal Disorders. 10：20-26, 1997

14 － 4　腰部脊柱管狭窄症の手術のくふう
　　　　見松健太郎，金村徳相：交通医学 51：32-32, 1997

14 － 5　腰部脊柱管狭窄症に対する一塊椎弓切除，顕微鏡下の除圧，椎弓形成術
　　　　見松健太郎：中部整災誌 40：455-456, 1997

14 － 6　腰部脊柱管狭窄症の新しい手術方法
　　　　見松健太郎，吉田徹：日本パラプレジア医学会雑誌 14：212 － 213, 2001

14 － 7　腰部脊柱管狭窄症に対する神経根全周性除圧の効果
　　　　見松健太郎，吉田徹，南場宏通，笠井勉，下村啓，太田竜夫，丸山聖子：東海脊椎外科 18：23 － 26, 2004

14 - 8 　腰椎変性すべり症に対する金属性インスツルメントを用いない固定術の経験
　　　　　見松健太郎，吉田徹，笠井勉：日本腰痛会誌 10：116 - 120，2004
14 - 9 　Chymopapain 療法後の椎間板腔の変化
　　　　　加藤文彦，見松健太郎，川上紀明，斎藤晴彦，佐藤公治：中部整災誌 33：
　　　　　1935-1937，1990
14 - 10　半導体小型荷重変換器を利用した第1趾筋力測定の試み
　　　　　見松健太郎，吉田徹，加藤晋，杉浦皓：中部整災誌 16：342-344，1973
14 - 11　半導体小型荷重変換器を利用した筋力測定の試み（第1報）
　　　　　見松健太郎，吉田徹，加藤晋，杉浦皓，浅田祐功，田内隆三，藤田定治：整形外
　　　　　科 25：548-553，1974
14 - 12　腱反射測定の定量化について　—Achilles 腱反射についての研究—
　　　　　見松健太郎：日整会誌 53：457-470，1979
14 - 13　脊椎疾患と膀胱機能障害　—膀胱内圧曲線からの考察—
　　　　　吉田徹，加藤晋，杉浦皓，見松健太郎：中部整災誌 15：70-71，1972
14 - 14　麻薬の硬膜外腔持続投与によって脊椎手術後疼痛の軽減が得られるかどうかの検討
　　　　　見松健太郎，吉田徹，笠井勉：東海脊椎外科 14：3 - 7，2000
14 - 15　痛みの評価・診断法　—1) Visual analogue scale (VAS) —
　　　　　見松健太郎，吉田徹：整形外科 51：897 - 901，2000
14 - 16　痛みの評価法
　　　　　見松健太郎，吉田徹：リウマチ科 25：528 - 532，2001
14 - 17　Intra-vital dynamic pressure measurements in lumbar discs
　　　　　Nachemson A., Elfstörm G：Scan. J. Med Supp 1，1970
14 - 18　椎間板内圧に関する実験的研究
　　　　　兼松弘：日整会誌 44：589-599，1970
14 - 19　椎間板内圧の測定　第2報
　　　　　杉浦皓，三浦隆行，兼松弘：中部整災誌 13：215-217，1970
14 - 20　超小型半導体圧力変換器による腰椎椎間板内圧の測定
　　　　　杉浦皓：中部整災誌 14：137-147，1971
14 - 21　椎間板内圧の測定（第3報）
　　　　　兼松弘，三浦隆行，杉浦皓ほか：日整会誌 45：855-856，1971

附図1　腰痛疾患治療成績新評価基準

最近1週間ぐらいを思い出して、設問ごとに、あなたの状態にもっとも近いものの番号に○をつけてください。日や時間によって状態が変わる場合は、もっとも悪かったときのものをお答えください。

問1-1　腰痛を和らげるために、何回も姿勢を変える
　　1）はい　　2）いいえ

問1-2　腰痛のため、いつもより横になって休むことが多い
　　1）はい　　2）いいえ

問1-3　ほとんどいつも腰が痛い
　　1）はい　　2）いいえ

問1-4　腰痛のため、あまりよく眠れない
　　（痛みのために睡眠薬を飲んでいる場合は「はい」を選択してください）
　　1）はい　　2）いいえ

問2-1　腰痛のため、何かをするときに介助を頼むことがある
　　1）はい　　2）いいえ

問2-2　腰痛のため、腰を曲げたりひざまづいたりしないようにしている
　　1）はい　　2）いいえ

問2-3　腰痛のため、椅子からなかなか立ち上がれない
　　1）はい　　2）いいえ

問2-4　腰痛のため、寝返りがうちにくい
　　1）はい　　2）いいえ

問2-5　腰痛のため、靴下やストッキングをはく時苦労する
　　1）はい　　2）いいえ

問2-6　あなたは、からだのぐあいが悪いことから、からだを前に曲げる・ひざまずく・かがむ動作をむずかしいと感じますか。どれかひとつでもむずかしく感じる場合は「感じる」としてください
　　1）とてもむずかしいと感じる　　2）少しむずかしいと感じる
　　3）まったくむずかしいとは感じない

問3-1　腰痛のため、短い距離しか歩かないようにしている
　　1）はい　　2）いいえ

問3-2　腰痛のため、1日の大半を、座って過ごす
　　1）はい　　2）いいえ

問3-3　腰痛のため、いつもよりゆっくり階段を上る
　　1）はい　　2）いいえ

問3-4　あなたは、からだのぐあいが悪いことから、階段で上の階へ上ることをむずかしいと感じますか
　　1）とてもむずかしいと感じる　　2）少しむずかしいと感じる
　　3）まったくむずかしいとは感じない

問3-5 あなたは、からだのぐあいが悪いことから、15分以上つづけて歩くことをむずかしいと感じますか
　　1）とてもむずかしいと感じる　　　2）少しむずかしいと感じる
　　3）まったくむずかしいとは感じない

問4-1 腰痛のため、ふだんしている家の仕事を全くしていない
　　1）はい　　2）いいえ

問4-2 あなたは、からだのぐあいが悪いことから、仕事や普段の活動が思ったほどできなかったことがありましたか
　　1）いつもできなかった　　　　　2）ほとんどいつもできなかった
　　3）ときどきできないことがあった　4）ほとんどいつもできた
　　5）いつもできた

問4-3 痛みのために、いつもの仕事はどのくらい妨げられましたか
　　1）非常に妨げられた　2）かなり妨げられた　3）少し妨げられた
　　4）あまり妨げられなかった　5）まったく妨げられなかった

問5-1 腰痛のため、いつもより人に対していらいらしたり腹が立ったりする
　　1）はい　　2）いいえ

問5-2 あなたの現在の健康状態をお答えください
　　1）よくない　2）あまりよくない　3）よい　4）とてもよい　5）最高によい

問5-3 あなたは落ち込んでゆううつな気分を感じましたか
　　1）いつも感じた　　　　2）ほとんどいつも感じた　3）ときどき感じた
　　4）ほとんど感じなかった　5）まったく感じなかった

問5-4 あなたは疲れ果てた感じでしたか
　　1）いつも疲れ果てた感じだった
　　2）ほとんどいつも疲れ果てた感じだった
　　3）ときどき疲れ果てた感じだった
　　4）ほとんど疲れを感じなかった
　　5）まったく疲れを感じなかった

問5-5 あなたは楽しい気分でしたか
　　1）まったく楽しくなかった　　　2）ほとんど楽しくなかった
　　3）ときどき楽しい気分だった　　4）ほとんどいつも楽しい気分だった
　　5）いつも楽しい気分だった

問5-6 あなたは、自分は人並みに健康であると思いますか
　　1）「人並みに健康である」とはまったく思わない
　　2）「人並みに健康である」とはあまり思わない
　　3）かろうじて「人並みに健康である」と思う
　　4）ほぼ「人並みに健康である」と思う
　　5）「人並みに健康である」と思う

問5-7 あなたは、自分の健康が悪くなるような気がしますか
　　1）悪くなるような気が大いにする
　　2）悪くなるような気が少しする
　　3）悪くなるような気がするときもしないときもある
　　4）悪くなるような気はあまりしない
　　5）悪くなるような気はまったくしない

「痛み（しびれ）が全くない状態」を0、「想像できるもっとも激しい痛み（しびれ）」を10と考えて、最近1週間で最も症状のひどい時の痛み（しびれ）の程度が、0から10の間のいくつぐらいで表せるかを下の線の上に記してください。

腰痛の程度　　　　　　　　0　　　　　　　　　　　　　　　　10

殿部（おしり）・下肢痛の程度　0　　　　　　　　　　　　　　　10

殿部（おしり）・下肢のしびれの程度　0　　　　　　　　　　　　　　10

痛みがまったくない気持ちのよい状態

想像できるもっとも激しい痛み（しびれ）

著者紹介

見松　健太郎　（みまつ　けんたろう）
　　1943 年　愛知県豊明市に生まれる
　　1965　　名古屋大学医学部卒業
　　1984　　名古屋大学医学部整形外科講師
　　1994　　名古屋大学医学部整形外科助教授
　　1996　　ＪＲ東海総合病院主任医長
　　1998　　ＪＲ東海総合病院副院長
　　1999　　吉田整形外科病院副院長（現在に至る）
　　　　　　整形外科専門医・脊椎脊髄外科医（指導医）

足立　忍（あだち　しのぶ）
　　1958 年　愛知県豊田市に生まれる
　　1974　　松平高校入学
　　1975　　野球部にて活躍中腰痛出現し、吉田整形外科病院にて治療を受ける
　　1977　　松平高校卒業
　　1977　　吉田整形外科病院へ就職
　　1980　　神取学園医療技術専門学校（現東海医療技術専門学校）卒業
　　1994　　放射線科技師長

島本　麻希　（しまもと　まき）
　　1972 年　愛知県豊田市に生まれる
　　1993　　トヨタ看護専門学校卒業
　　1993　　看護師の資格を得る
　　1993　　トヨタ記念病院に勤務
　　2000　　吉田整形外科病院に勤務
　　　　　　趣味：旅行、テニス、絵を描くこと

吉田　徹　（よしだ　とおる）
　　1934 年　福井県に生まれる
　　1958　　鳥取大学医学部卒業
　　1959　　名古屋大学医学部整形外科入局
　　1959　　静岡済生会病院勤務
　　1964　　名古屋大学医学部整形外科副手、助手
　　1968　　刈谷豊田病院整形外科部長
　　1971　　名古屋大学医学部整形外科非常勤講師
　　1974　　愛知県豊田市に吉田整形外科病院設立　　院長
　　2004　　同病院　理事長
　　　　　　整形外科専門医・脊椎脊髄外科医

装幀＊夫馬デザイン事務所

やさしい腰ヘルニア物語

2009年8月20日　第1刷発行　　（定価はカバーに表示してあります）

編著者	見松健太郎
発行者	稲垣　喜代志

発行所　名古屋市中区上前津2-9-14　久野ビル　　風媒社
　　　　振替 00880-5-5616　電話 052-331-0008
　　　　http://www.fubaisha.com/

乱丁・落丁本はお取り替えいたします。　　＊印刷・製本／モリモト印刷
ISBN978-4-8331-5198-6